脑科疾病的防治指南

主　编　温秀玲

副主编　贾汝福　范金环　姚俊朝　项　蓉

编　者（以姓氏笔画为序）

王　晨	王永森	王志峰	田耀辉
刘丽娜	李　严	杨　明	杨　倩
谷聚贤	张文高	张玉林	张红霞
张俊玲	张海柳	陈永汉	范金环
项　蓉	赵二江	胡金树	姚　彦
姚俊朝	贾汝福	姬春雪	韩丽丽
温秀玲	魏金栋		

人民卫生出版社

图书在版编目（CIP）数据

脑科疾病的防治指南/温秀玲主编. —北京：人民卫生出版社，
2017

ISBN 978-7-117-24436-7

Ⅰ.①脑⋯ Ⅱ.①温⋯ Ⅲ.①脑病-防治-指南
Ⅳ.①R742-62

中国版本图书馆 CIP 数据核字（2017）第 102647 号

| 人卫智网 | www. ipmph. com | 医学教育、学术、考试、健康，
购书智慧智能综合服务平台 |
| 人卫官网 | www. pmph. com | 人卫官方资讯发布平台 |

脑科疾病的防治指南

主　　编：温秀玲

出版发行：人民卫生出版社（中继线 010-59780011）

地　　址：北京市朝阳区潘家园南里 19 号

邮　　编：100021

E - mail：pmph @ pmph. com

购书热线：010-59787592　010-59787584　010-65264830

印　　刷：北京铭成印刷有限公司

经　　销：新华书店

开　　本：710×1000　1/16　印张：20

字　　数：370 千字

版　　次：2017 年 6 月第 1 版　2017 年 6 月第 1 版第 1 次印刷

标准书号：ISBN 978-7-117-24436-7/R · 24437

定　　价：49.00 元

打击盗版举报电话：010-59787491　E-mail：WQ @ pmph. com
（凡属印装质量问题请与本社市场营销中心联系退换）

当今时代，慢性非传染性疾病（简称"慢病"）是人类健康的主要威胁，给人类带来了巨大的负担和危机。在慢性非传染性疾病谱中，脑血管疾病近年来发病率呈现上升趋势，成为严重威胁中国居民健康的重大社会问题。我国第三次居民死因抽样调查结果显示，疾病死因构成中，脑血管病为第一位死亡原因。沧州市中心医院脑科医院是国家卫计委高级卒中中心、脑卒中筛查与防治基地、河北省医学重点发展学科。脑科医院以"未病先防，既病防变"为出发点，组织编写了《脑科疾病的防治指南》。

《脑科疾病的防治指南》从读者需求入手，把握脑科疾病发展的动态及前沿信息，结合我国脑科疾病的最新标准，汲取国内外经典教材的最新内容，坚持科学性、先进性、系统性。本书围绕脑科疾病组织知识框架，构建知识模块，将疾病预防保健、病因分析、发病机制、症状识别、临床表现、治疗护理措施、常用检验检查、慢病管理以及家庭急救等进行串接，使读者充分理解各知识点之间的有机联系，便与掌握。另外，本书在人体神经系统、物质代谢等方面也进行了详细介绍，以帮助读者更好地了解脑科疾病的发生基础。

全书主要内容包括：人体养生、人体神经系统、人体物质代谢与凝血机制、脑科疾病预防、神经内、外科常见病、脑病常用检验、脑病常用检查篇、家庭急救、体检指导、新技术项目介绍等。

本书各位编者精诚合作，精益求精，得到所在科室主任的大力支持，由神经内、外科学科带头人的严格审核，在此致以诚挚的感谢！

由于时间仓促，学识有限，本书中不妥之处，恳请各位同仁指正。

编　者

2017 年 3 月

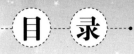

目 录

第四篇　认识人体神经系统

第五篇　人体物质代谢

第六篇　预防篇

第七篇　就医篇

第八篇　脑病常用检查检验篇

第九篇 家庭急救篇

第十篇　体检指导与回访篇

第十一篇　新技术项目介绍

第一篇

认识脑科医院

沧州市中心医院脑科医院

　　沧州市中心医院脑科医院是国家卫生计生委脑卒中筛查与防治基地、全国住院医师规范化培训基地、全国全科医生规范化培养基地、天津医科大学国际医学院教学医院、河北医科大学沧州临床医学院、河北省医学重点发展学科（神经内科专业）、河北省临床重点建设专科（神经外科专业）、河北省急救医学会神经内科专业委员会、河北省癫痫规范化诊疗示范单位、原卫生部中日友好医院三叉神经痛面肌痉挛微创治疗中心技术合作单位、沧州市神经介入研究所、沧州市神经外科研究所。

　　乘京津冀一体化东风，让老百姓在"家门口"即可享受国内一流大医院的医疗服务。2014年12月4日，中国人民解放军总医院（301医院）与沧州市中心医院签约开展全面对接合作。301医院在学科建设、高新技术开展、科研创新、人才培养、医院管理等多方面给予沧州市中心医院重点帮扶，通过设立"疑难病会诊中心""远程会诊中心""急诊救治绿色通道"等服务项目，为沧州以及周边区域患者提供更为便捷、高效、优质的医疗服务。在沧州市中心医院百年发展的历程中，这是一个光辉的亮点，我们与强者携手，不断攀登医学高峰。

　　2015年5月9日，沧州市中心医院被国家卫生计生委脑卒中防治工程委员会授予"国家卫生计生委脑卒中筛查与防治基地"。这是一项利国利民的工程，任重道远，其工作方向主要是通过健康宣教、高危筛查、多学科参与、有效治疗等手段，建立科学筛治体系来降低脑卒中的发病率、致残率、致死率，从而提高广大人民群众的生活质量。沧州市中心医院根据脑卒中防治基地的工作要求，制定了相关制度、组织机构、工作流程等，并且深入到基层卫生院和社区街道，通过院前宣教、院中救治以及康复训练，医院多学科参与、齐心协力做好脑卒中筛查与防治工作。

　　"情系一方热土，服务八方百姓"。沧州市中心医院脑科医院全体职工祝患者朋友们早日康复！

第二篇

门诊就诊指导

一、挂号

需要就诊的患者，请先到门诊挂号，1~2层门诊均设有挂号、收费窗口及自助机。我院实行挂号就诊实名制，首次就诊者请据实填写个人信息，先办理就诊卡，再挂号。

首次就诊或未带门诊病历本者，请在挂号时一并购买。

需就诊的患者可提前拨打12580预约挂号。

二、就诊

挂号后，请您至2层门诊就诊，我院门诊设置智能化排队呼叫系统。到达相应诊区后，请在候诊区等候。

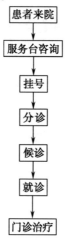

三、交费

门诊1~2层均设有收费窗口。1层收费窗口可以进行挂号和门诊收费，2层收费窗口可以办理医保、农合出入院结算。

四、检查

经医生诊查后，需做检查的患者，请交费后到相应的检查科室检查。部分项目可直接在门诊收费处交费，部分项目需到相应的检查科室划价、登记，具体情况可咨询门诊导医人员。

肝功能、血糖、血脂、生化全项、乙肝五项、腹部彩超、腹部CT等检查项目，要求空腹采血或检查，请您留意。

五、取检查结果

各项检查结束后，请您按提示的时间、地点领取结果。医院设有自助打印化验报告单设备（位置在2层门诊区），请您在自助机上扫描"检验报告取单凭证"，自助打印化验报告单。

六、取药

需取药的患者，均可直接到收费处交费，药房设在1层。

七、便民措施

（一）简易门诊

只需取药或做简单检查的患者，可到1层简易门诊开处方或者检查申请单。

（二）服务台

免费提供轮椅、平车（凭挂号凭证在服务台登记、交押金后使用轮椅或平车）、一次性水杯，为患者提供诊断证明盖章等服务。

八、帮助

一楼大厅设有一站式服务中心，您在就诊过程中如遇到困难和问题，可直接与导诊护士联系。

就 诊 流 程

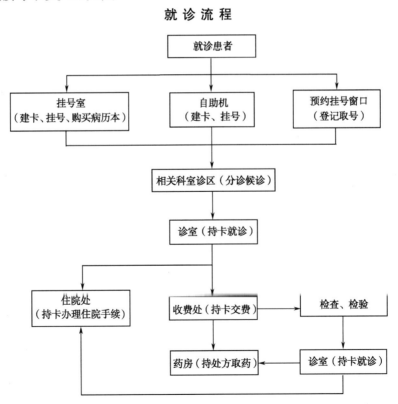

第三篇

养 生 篇

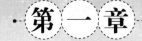

饮食与营养

1. 人体需要的营养素有哪些?

人活着就需要营养,人体所需要的营养通过饮食供给。目前已经证实,人类必需的营养素多达40余种,这些营养素必须通过摄入不同的食物来满足人体需要。概括起来,我们把这40余种营养素分为七大类:

（1）蛋白质。

（2）脂类（包括脂肪和类脂）。

（3）碳水化合物（即糖类）。

（4）无机盐（又叫矿物质,包括常量元素和微量元素）。

（5）维生素（包括脂溶性维生素和水溶性维生素）。

（6）水。

（7）膳食纤维。

七大类营养素在人体内各自具有不同的生理功能,共同维护人体的健康。

2. 合理营养的重要性

人的一生离不开营养,从胚胎发育到生命终止都需要营养的支持。

胎儿在母亲体内生长,主要依靠母体血液中的营养成分输送到胎盘,胎儿从胎盘中吸取营养。如果母亲在孕期营养充分,就能为胎儿正常生长以及出生后的健康打下良好的基础;如果母亲在孕期营养不足、不合理,不仅婴儿先天虚弱,而且容易引起流产、早产、死胎和其他各种不良后果。

儿童时期生长旺盛,所需的营养素比成年人还要高,如果营养不足,就会使个体生长受到阻碍。成年后即使增加营养往往也改变不了儿童时期因营养不良遗留下的生长发育方面的缺陷。

营养是保证成年人劳动能力的主要"能源"。食物的质和量对一个人精力、体力的影响非常明显。营养不良,人体易疲倦乏力,注意力不集中,记忆力减退，体力严重减弱，甚至不能坚持劳动，患营养缺乏症时，还会丧失劳动能力。

营养与长寿的关系很密切，平时营养欠佳，或饮食结构不合理，直接影响身体健康，可缩短人的自然寿命。

营养与疾病也有着很密切的关系。如果营养不良，疾病就容易发生；如果改善营养，有病也容易痊愈。例如：肝炎患者的饮食中蛋白质供给不足时，则易患贫血、肝硬化、肝坏死等。日常膳食中如果长期缺乏维生素，则会降低对疾病的抵抗力，并引起多种缺乏维生素的症状。反之，如果饮食无度，营养过剩则会导致肥胖、高血压、高脂血症等疾病。

因此，饮食与人体健康息息相关，而饮食的重点在于合理营养，其核心是营养素要全面、平衡、适度。

3. 哪些营养素给人体提供能量？

人体无论从事什么活动都需要消耗能量，给人体提供能量的营养素为蛋白质、脂肪、碳水化合物，这三种营养素称为产能营养素。

每克蛋白质给人体提供的能量为 4kcal（16.7kJ），每克脂肪给人体提供的能量为 9kcal（37.7kJ），每克碳水化合物给人体提供的能量为 4kcal（16.7kJ）。

4. 中国居民膳食指南内容是什么？

《中国居民膳食指南》是根据营养学原理，结合我国居民膳食消费和营养状况的实际情况制定的，目的是指导居民合理饮食，改善人们的营养和健康状况，提高居民的健康素质。2016 年中国营养学会发布了最新的《中国居民膳食指南》，为一般人群的膳食提供了 6 条"经典"，适合于 6 岁以上的正常人群，内容为：

（1）食物多样，谷类为主。
（2）吃动平衡，健康体重。
（3）多吃蔬果、奶类、大豆。
（4）适量吃鱼、禽、蛋、瘦肉。
（5）少盐少油，控糖限酒。
（6）杜绝浪费，兴新食尚。

5. 食物是如何分类的？

人类的食物是多种多样的，各种食物所包含的营养成分也不完全相同。除母乳适宜 0~6 个月的婴儿外，任何一种天然食物都不可能提供人体所需要的全部营养素。因此，合理营养提倡人们广泛食用多种食物。

我们日常所吃的食物在营养学上大体可分为五大类：

第一类为谷类及薯类。谷类包括米、面、杂粮，薯类包括马铃薯、甘薯、木薯等，主要提供碳水化合物、蛋白质、膳食纤维及 B 族维生素。

第二类为动物性食物。包括畜肉、禽肉、鱼、奶、蛋等，主要提供优质蛋白质、脂肪、矿物质、维生素 A、维生素 D 和 B 族维生素。

第三类为豆类和坚果。包括大豆、其他干豆类及花生、核桃、杏仁等坚果类，主要提供蛋白质、脂肪、膳食纤维、矿物质、B 族维生素和维生素 E。

第四类为蔬菜、水果和菌藻类。主要提供膳食纤维、矿物质、维生素 C、胡萝卜素、维生素 K 及有益健康的植物化学物质。

第五类为纯能量食物。包括动物油、植物油、淀粉、食用糖和酒类，主要提供能量。动植物油还可提供维生素 E 和必需脂肪酸。

6. 为什么要供给足够的优质蛋白质？

蛋白质是生命的物质基础，人体参加运动的肌肉首先需要蛋白质，身体各种组织的维护不能缺乏蛋白质，体内的各种激素也离不开蛋白质。所以说，优质蛋白质对于身体尤为重要。一提到补充优质蛋白，首先想的是肉类，因为动物性蛋白质进入人体后，几乎被完全吸收利用，为优质蛋白质。从营养角度看，肉、鱼、蛋、奶都是优质蛋白质。另外，植物蛋白中大豆蛋白所含有的各种氨基酸比例都适合人体的吸收和利用，因此大豆蛋白也是优质蛋白质。

那么，普通成年人每天应摄入多少克蛋白质呢？一般情况下，普通成年人每天需摄入优质蛋白质每千克体重 0.8g，大约包括：肉类 50 ~ 75g、鱼虾 50 ~ 100g、蛋 2 ~ 50g、奶 300g。

7. 一日三餐应该怎么吃？

合理安排一日三餐是保证均衡营养的前提，进餐要定时定量。根据人体消化系统的功能和食物从胃内排空的时间以及人们的进食习惯，一般情况下，早餐安排在 6：30 ~ 8：30，午餐安排在 11：30 ~ 13：30，晚餐在 18：00 ~ 20：00 为宜。两餐间隔以 4 ~ 6 小时为宜。早餐所用时间以 15 ~ 20 分钟，午、晚餐以 30 分钟左右为宜，不宜过短，也不宜过长；进餐时间过短，不利于消化液的分泌和食物的充分混合，影响食物的消化，造成胃肠不适；进餐时间太长，会不断地摄取食物，引起食物摄取过量。进餐时应细嚼慢咽，不宜狼吞虎咽。三餐定时定量，不宜过少或过量进食。早餐提供的能量占全天总能量的 25% ~ 30%，午餐占 30% ~ 40%，晚餐占 30% ~ 40%。

（1）早餐要重视：早餐作为一天的第一餐，对膳食营养摄入、健康状况和工作学习效率都是非常重要的。有些人因为早晨的时间比较紧张，经常随意吃几口，甚至来不及吃早餐就急忙去上班或上学，这对健康是非常不利的。不吃早餐，容易引起能量及其他营养素的不足，上午则会出现血糖降低，或产生饥饿感，大脑的兴奋性随之也会降低，反应变慢，注意力不能集中，影响正常的工作和学习效率，因此，我们应该重视早餐。早晨起床半小时后吃早餐比较适宜，成年人早餐的能量应达到 700kcal 左右，谷类为 100g 左右，可选择馒头、面包、豆包、面条、粥等，适量的含优质蛋白质的食物，如牛奶、鸡蛋或大豆制品，另外，还应进食 100g 的新鲜蔬菜和 100g 的新鲜水果。不同年龄、劳动强度的个体所需能量和食物量不同，应根据具体情况加以调整。

（2）午餐要吃好：经过上午紧张的工作和学习，从早餐中获得的能量和营养不断被消耗，需要进行及时补充，为下午的工作和学习生活提供能量。因此，午餐在一日三餐中起着承上启下的作用。午餐提供的能量应占全天所需总能量的 30% ~ 40%。午餐的主食不可少，米饭、面食、豆制品、粗粮等都要有，粗细搭配。副食要多样，可选肉类、水产品、蛋类以及多种新鲜蔬菜，尽量选择多种蔬菜，如白菜、黄瓜、西红柿、油菜、冬瓜、茄子、土豆等不同品种，以保证午餐中维生素、矿物质和膳食纤维的摄入。

（3）晚餐要适量：晚餐与次日早餐间隔时间很长，所提供的能量应该能满足晚间活动和夜间睡眠的能量需要。有些家庭，生活节奏紧张，白天都忙于工作和学习，只有晚上才能全家团聚，共同进餐，所以就形成了晚餐过于丰盛、油腻，进餐时间长，进食过量，久而久之，会对健康不利。进食过饱，会影响晚上的睡眠，而且经常在晚餐进食大量高脂肪、高热量的食物，会增加患冠心病、高血压等疾病的危险。因此，晚餐饮食宜清淡，应供应含脂肪少、易消化的食物。如果晚上工作，或睡眠很晚，可在晚餐后 3 ~ 4 小时适量加一些小点心、一杯牛奶、几片饼干、水果等，可补充一定的营养。但也有人因怕长胖，长期不吃晚餐，这样对健康也是不利的，适当控制饮食的同时增加运动量才是科学的减肥方法，为了减肥而节食，影响了健康得不偿失。

8. 合理饮食为什么要粗细搭配？

随着人们生活水平的提高，日常饮食中大多都是精米白面，粗粮所占的比例越来越少,而这样对人体健康是没有好处的。要求粗细搭配有两层含义:一是要适当多吃一些传统上的粗粮,即大米、白面这些细粮以外的谷类及杂豆,包括小米、高粱、玉米、荞麦、燕麦、薏米、红小豆、绿豆等;二是针对目前加工精细的大米白面,提倡吃一些加工不太精细的米面。

不同种类的粮食混合食用,可以提高其营养价值。如谷类蛋白质中赖氨酸含量低,而蛋氨酸含量高;豆类蛋白质中富含赖氨酸,但蛋氨酸含量较低。若将谷类和豆类食物合用,则各自所含的必需氨基酸可以互补,从而大大提高了其蛋白质的生理功效。相对于大米白面,其他粗粮中膳食纤维、B族维生素和矿物质的含量要高得多。粮食在经过加工后,往往会损失一些营养素,特别是膳食纤维、维生素和矿物质,而这些营养素正是人体容易缺乏的。以精白面为例,它的膳食纤维和维生素 B_1 只有标准粉的1/3。

另外,要注意粗细搭配,合理进食粗粮有利于避免肥胖和糖尿病等慢性疾病。与细粮相比,粗粮更有利于防止高血糖。因此,建议每天最好能吃 50g 以上的粗粮。

9. 多吃蔬菜水果的好处有哪些?

蔬菜水果是人们日常饮食的重要组成部分,是维生素、矿物质、膳食纤维和植物化学物质的重要来源,水分多、能量低,对保持身体健康具有重要作用。

(1)控制体重:蔬菜水果富含水分和膳食纤维,体积大而能量低,可增强饱腹感,从而降低能量摄入,有利于维持健康体重,防止发胖。

(2)防治便秘:蔬菜水果中含有丰富的纤维素,是膳食纤维的重要来源,由于膳食纤维有吸水性,可增加粪便体积和重量,促进肠道蠕动,软化粪便,增加排便次数,降低粪便在肠道中停留的时间,故可以防治便秘。

(3)预防心血管疾病和糖尿病:研究表明,蔬菜水果的摄入可影响血压与心血管疾病,绿叶蔬菜、富含维生素 C 的蔬菜和水果可降低患冠心病的风险,蔬菜水果中含有的大量膳食纤维可降低餐后血糖反应,预防糖尿病的发生。

(4)预防肿瘤发生:新鲜蔬菜和水果已被公认为是最佳的防癌食物,有充分证据表明蔬菜和水果能降低口腔、食管、肺、胃、结肠、直肠等癌症的危险性,也与降低胰腺、乳腺、子宫、前列腺、膀胱等器官肿瘤有关,其作用与它们所含的营养成分,包括抗氧化剂如类胡萝卜素、维生素 C、矿物质和其他活性成分等有关,这些物质能促进修复,减少突变。另外,蔬菜水果富含膳食纤维，能缩短食物残渣在肠道通过时间，并可与潜在的致癌物结合，促进其排出。

10. "好脂肪"和"坏脂肪"是指什么？

食物中的脂肪分为动物脂肪和植物脂肪。绝大多数的动物脂肪，如猪油、羊油、牛油、牛奶中的奶油，主要含饱和脂肪酸，而必需脂肪酸含量却很少，被称为"坏脂肪"。这些脂肪进食较多，一是造成体内脂肪蓄积，二是给体内提供制造胆固醇的原料，并刺激肝脏合成更多的胆固醇。体内脂肪过多会导致人体肥胖，大量的胆固醇会导致动脉粥样硬化，最终导致心脑血管病的发生。

那么，什么是"好脂肪"呢？原来，食物中的脂肪进入人体后，被分解为脂肪酸，不同的脂肪酸会对我们的身体健康产生不同的影响。一般植物油，如豆油、花生油、玉米油等，主要含不饱和脂肪酸，对防止心、脑血管病有利。另外，植物油还含有一定量的特殊脂肪酸，这种脂肪酸是人体所必需的，人体自身无法合成，只有依靠食物来获得。这种特殊的脂肪酸，又叫"必需脂肪酸"。所以，这些植物脂肪被称为"好脂肪"。另外，一些鱼类中所含脂肪和部分植物脂肪也是"好脂肪"。比如深海鱼油、橄榄油、核桃油、亚麻籽油等。在这里要提醒大家的是，好脂肪虽然有益于身体健康，但也不能无限量地食用，因为任何健康食用油都是纯脂肪，是热量最高的食品，如果烹调用油太多，同样会造成热量过剩，引起肥胖和慢性疾病。

11. 可以吃有"胆固醇"的食物吗？

人到老年，一提食物中含有胆固醇就不敢吃，其实这是没有必要的。

胆固醇主要存在于动物性食物中，尤其是动物的内脏和脑中含量最高，而鱼类和奶类中的含量较低。人体内胆固醇的来源主要有两方面：一是内源性的，即由肝脏合成的胆固醇，这部分约占总胆固醇的70%；另一部分是外源性的，即来自食物中的胆固醇，大约占30%。如果食物中胆固醇长期摄入不足，体内便会加紧合成，以满足人体的需求。

胆固醇又分为高密度胆固醇和低密度胆固醇两种，前者对心血管有保护作用，通常称之为"好胆固醇"，后者偏高，冠心病的危险性就会增加，通常称之为"坏胆固醇"。血液中胆固醇含量每单位在 140~199mg 之间，是比较正常的胆固醇水平。

人们都知道，人体血液中胆固醇如果过高，会造成动脉粥样硬化，而动脉粥样硬化又是冠心病、心肌梗死和脑卒中的主要危险因素。但血液中的胆固醇如果过低，对身体也会造成损害。专家们认为，胆固醇是人体必不可少的"建筑材料"，用以支撑体内所有细胞的结构形状。人体缺少胆固醇时，细胞膜组织就会遭到破坏，人体就会患许多疾病。资料显示，机体内胆固醇水平过低的人，患结肠癌的几率是胆固醇水平正常人的 3 倍，其他癌症的患病率也大大提高。

关于胆固醇的功与过，不能简单的肯定或否定。人体胆固醇绝不是可有可无的，而是必须保持在一定水平，以使生理过程顺利进行。那么，人体每天究竟摄入多少为宜呢？专家推荐，每日胆固醇的摄入量以不超过300mg 为宜，大约相当于一个鸡蛋的量。老年人每天应吃 100～150g 肉食，1～2 个鸡蛋，约折合胆固醇 200～300mg。同时提醒大家，日常饮食中应该注意的是：第一，尽量选用低胆固醇的食物，比如各种植物性食物、禽肉、乳类、鱼类等；第二，避免高脂肪、高胆固醇的食物，比如动物油、动物内脏、脑、鱼子、蟹黄等；第三，多食用富含膳食纤维的食物，可以减少胆固醇的吸收和在血管壁上的沉积。

12. 适量饮酒应该饮多少？

节假日，亲朋相聚，饮酒已成为人们日常生活的一种习惯，迎来送往，沟通感情，都少不了饮酒。但是，饮酒一定要有节制，过量饮酒会对身体健康造成很大伤害。白酒基本上是纯能量食物，不含其他营养素。无节制的饮酒，会使食欲下降，食物摄入量减少，以致发生多种营养素缺乏、急慢性酒精中毒、酒精性脂肪肝，严重时还会造成酒精性肝硬化。过量饮酒还会增加患高血压、脑卒中等疾病的风险。另外，饮酒还会增加患某些癌症的风险。倡导文明饮酒，不过度劝酒，切忌一醉方休或借酒消愁的不良习惯，喜欢喝白酒的人要尽可能选择低度白酒，忌空腹饮酒，摄入一定量食物可减少对酒精的吸收；饮酒时不宜同时饮碳酸饮料，因碳酸饮料能加速酒精的吸收。那么，饮多少酒才算适量呢？一般来说，一个成年人一天饮用高度白酒应控制在 25ml 以内；黄酒或葡萄酒应控制在 100ml 以内；啤酒应控制在 300ml 以内。

此外，以下人群不宜饮酒：

(1) 儿童不宜饮酒：儿童正处于生长发育阶段，各脏器功能还不是很完善，此时饮酒对机体的损害甚为严重，儿童即使饮少量的酒，其注意力、记忆力也会有所下降，思维速度将变得迟缓，特别是儿童对酒精的解毒能力低，饮酒过量轻则会头痛，重则会造成昏迷，甚至死亡。

(2) 准备怀孕的妇女、孕妇和哺乳期妇女不宜饮酒：女性在孕期饮酒，会对胎儿发育带来不良后果，酗酒更会导致胎儿畸形及智力迟钝。实验表明，酒精会影响胎儿大脑各个阶段的发育。

（3）患有某些疾病，如高甘油三酯血症、冠心病、胰腺炎、肝脏疾病等不宜饮酒。

（4）对酒精过敏的人不宜饮酒。

（5）正在服用可能会与酒精产生作用的药物者，服药期间不宜饮酒。

（6）血尿酸过高的人不宜大量饮啤酒，以减少痛风症发作的危险。

13. 暴饮暴食的危害有哪些？

暴饮暴食是一种危害健康的饮食行为，它是引起胃肠道疾病和其他疾病的一个重要原因。平时一日三餐，应该定时定量，消化系统形成了与之相适应的规律，如果突然改变饮食习惯，突然摄入过多的食物或饮料，可能会引起胃肠功能失调。大量油腻食物停留在胃肠道内，不能及时消化，会产生气体和其他有害物质。这些气体与有害物质刺激胃肠道，很可能引起胃肠炎，出现腹痛、腹胀、恶心、呕吐、腹泻等症状。暴饮暴食后，胃的压力增加，可引起急性胃扩张。暴饮暴食后，会在短时间内需求大量消化液消化食物，这样会明显加重胰腺的负担，使十二指肠内压力增高，从而增加发生急性胰腺炎或急性胆囊炎的危险。大量饮酒会使肝脏超负荷运转，肝细胞加快代谢速度，胆汁分泌增加，造成肝功能损害，诱发胆囊炎。此外，暴饮暴食后，心脏病急性发作的危险也明显增加。

14. 在外就餐应注意哪些事情？

随着人们生活方式的变化，在外就餐的概率越来越多，越来越频繁。经常在外就餐，摄入的热量、油脂、盐类一般都会增多，不容易达到营养平衡，所以我们要控制在外就餐的次数，尽量在家中就餐。在外就餐时应注意以下几点：

（1）选择干净、卫生的就餐场所。

（2）点菜时要注意食物多样，荤素搭配。

（3）不要为了摆排场、讲面子点大量菜肴，做到适可而止，注意节约，避免浪费。

（4）尽量选择用蒸、炖、煮等方法烹调的菜肴，尽量避免煎炸食品和高脂肪菜肴，以免摄入过多的油脂。

（5）在进餐时多吃蔬菜和豆制品，肉类菜肴要适量。

（6）食量要适度，特别是吃自助餐时，更应该做到食不过量。

（7）选择清淡的饮料，不喝或少喝含糖饮料。

（8）控制酒的消费，喝酒应限量。

15. 你每天都按时喝水吗？

水是人体重要的组成成分，一个人不吃饭，可能会活十多天，但如果没有水，几天之内就会死亡。水在人体内具有重要的生理功能，维持体液循环、参与生化反应、排泄废物、调节体温、润滑关节等，水都是必需品。许多人常常对喝水不够重视，往往都是感到口渴的时候，才想起要喝水，其实这种做法是不科学的。人喝水的主要目的是补充人体每天流失的水分，身体通过排尿、出汗及肺部呼出水分每天大约排出 2500ml 水，然后通过饮水、饮料、喝汤及食物中含有的水进行摄入，让水在身体内达到一种动态平衡，才能维持身体健康。有研究表明，口渴实际上是身体极度缺水的信号，因此，不要等口渴了才想起了喝水。专家建议，要主动喝水，一般成年人，在正常的一日三餐之外，每天需增加饮水 1200ml，应该少量多次饮用，每次 200～250ml，每天 5～6 次。不宜一次喝很多的水，一次性大量的水分进入胃内可加重胃肠负担，使胃液稀释，影响对食物的消化。另外，在高温环境下劳动或运动的人，应该增加饮水量，大量出汗是机体丢失水分和电解质的主要原因，在补充水分的同时，考虑补充淡盐水，以维持身体的电解质平衡。

早晨起床后，空腹喝一杯水，可补充夜晚睡眠时损失的水分，增加循环血容量，降低血液黏稠度。

晚上睡觉前喝一杯水，有利于避免晚上的血液黏度增加，有利于预防心脑血管疾病。

白天运动过后，应及时补充足量的水分，因为随着运动强度的加大，体内水的丢失也加快，需要及时补给。

补水的最佳饮品是白开水，不宜用喝汤或饮料来代替。

16. 什么是人体的正常排泄？

吃喝拉撒是人体正常的生理需求，它反映了机体新陈代谢的过程。人体排泄物（主要指大小便）的异常是许多疾病的首要症状和发病前兆。

（1）小便：又称为尿液，是人体为了新陈代谢的需要，经由泌尿系统及尿路排出体外的液体排泄物。尿液由肾脏生成，经输尿管、膀胱，最终从尿道排出。

正常人的尿液大多数为淡黄色液体。尿液检查可以揭示出许多的疾病。尿的生成有赖于肾小球的滤过作用和肾小管、集合管的重吸收分泌。

正常尿液成分：水占 96%～97%，其他为尿素、尿酸、肌酐、氨等非蛋白氮化合物、硫酸盐等。比重 1.015～1.025。尿的酸碱度受食物性质的影响变动很大，pH 值一般在 5.0 ~ 7.0 之间。

正常人每昼夜排出的尿量在 1000 ~ 2000ml 之间，一般为 1500ml 左右。在异常情况下，每昼夜的尿量可显著增多或减少，甚至无尿。每昼夜尿量长期保持在 2500ml 以上者，称为多尿。每昼夜在 100 ~ 500ml 范围，则称为少尿。如果每天尿量少于 100ml，可称为无尿。尿量太多，则体内水的丧失过甚，结果会导致脱水。尿量太少，代谢产物将聚积在体内，给机体带来不良影响；而无尿的后果，则更为严重。

正常的尿液一般呈现淡黄色，但当人体泌尿器官或其他系统出现问题时，人的尿液可以出现不同颜色。

对于病理尿来说，红色尿很常见，引起的原因也很多。血尿是最常见的原因之一。泌尿道任何部位有损伤出血均可引起血尿，如急性肾炎、泌尿道结石、结核、肿瘤、泌尿系统的先天畸形或运动性血尿等。此外，全身性疾病如血液病、某些传染病也常可出现血尿。当肌肉受到严重的挤压伤时，肌红蛋白进入血液，通过肾脏排出，尿液也可呈暗红色。

黄褐色像浓茶样的尿多数见于黄疸患者，如急性黄疸型肝炎或胆道梗阻。

棕褐色似酱油样的尿常是血管内溶血引起的血红蛋白尿，如蚕豆病、血型不合的溶血性输血反应等。

白色尿的常见原因是丝虫病时引起的乳糜尿、严重泌尿道化脓感染引起的脓性尿。

一般情况下，尿颜色改变的同时，还会有相关的症状。虽然尿的颜色可以告诉我们一些疾病，但是也不能看到颜色改变就惊慌失措，因为尿液颜色与饮食、服药也有关系。最常见的是大量进食胡萝卜时尿呈黄亮色；服中药大黄，可使尿色深黄如浓茶样。

尿液成分与尿石形成有极为密切的关系，有些成分是形成结石的主要成分物质，如钙、尿酸、草酸等，有些成分则是形成结石的抑制物，如枸橼酸、酸性黏多糖、镁等。

排尿异常最常见的症状就是：尿急、尿频、尿痛。

那么怎样判断尿急、尿频、尿痛呢？是不是憋不住尿就是尿急？一天上几次厕所就是尿频！

尿急：一般是指一有尿意就迫不及待需要排尿，难以控制。

尿频：一般正常成人白天排尿 3 ~ 6 次，夜间 1 ~ 2 次，单位时间排尿次数增多则为尿频。当然，如果是饮水增多、天气寒冷或者精神紧张，又没有其他症状的情况，就很可能是生理性尿频。

尿痛：是指排尿时感到耻骨上区、会阴部和尿道内疼痛或烧灼感。

如果以上三种情况同时出现，则极有可能为尿道炎症。这几个症状是很多泌尿系统疾病经常会出现的，应该引起警惕，特别是合并其他情况，如血尿、多饮、尿线细等，应尽快到医院诊治。

（2）大便：俗称粪便，是人的食物残渣排泄物。大便的四分之一是水分，其余大多是蛋白质、无机物、脂肪、未消化的食物纤维、脱了水的消化液残余以及从肠道脱落的细胞和肠道内的细菌。

正常人一般一昼夜排便 1 ~ 2 次，便量 100 ~ 200g，质呈软腊肠状，黄褐色。但由于人们进食的品种较多，食物又有各种各样的颜色，因此，也会造成大便颜色的相应改变。如果出现黑便或者黑血便并带有黏液，那么很可能是上消化出血引起的，也就是说胃、十二指肠等出现了问题，如十二指肠溃疡、胃炎，甚至肠道癌症等。

从大便次数来说，一般 1 天排便 1 次或者 2 ~ 3 天排便 1 次都是正常的，有不同体质的人 4 ~ 5 天排便 1 次也是正常的。但是如果 4 ~ 5 天不排便并且出现排便困难、大便干燥等症状，那么很可能就是便秘引起的。而便秘的原因又有很多，除了肠道疾病外，痔疮、肛裂等肛门疾病也会引起便秘。

大便异常，其实预示着一些疾病，下面就来为大家解析各种大便异常预示哪些疾病？

1）大便鲜红带糊状。可能患急性出血性坏死性小肠炎，这是由于暴饮暴食或吃了不洁净的食物引起的。

2）大便表面附着鲜红的血滴，不与大便混杂。常见于内痔、外痔和肛裂。如果有血液附在大便表面，而且大便变成扁平带子形状，应去医院检查是否患直肠癌、乙状结肠癌、直肠溃疡等疾病。

3）大便暗红似果酱，并有较多的黏液。常患阿米巴痢疾。便中的阿米巴是一种寄生虫。患细菌性痢疾的患者，排出的大便也有黏液和血，但不像阿米巴痢疾患者的大便那样有恶臭味。

4）柏油样大便，又黑又亮，常是食管、胃、十二指肠溃疡病出血。血液本来是红色，当它进入消化道时，血液中血红蛋白的铁与肠道内的硫化物结合产生硫化铁，导致大便呈柏油样黑色（血量一般达 60ml 以上时才能呈黑便）。此外，食管静脉瘤出血、暴饮暴食后连续呕吐或食管和胃黏膜交界处血管破裂出血时也能见到黑色柏油样便。

5）大便灰白似陶土，表示胆汁进入肠道的通道已被阻塞，胆汁只好通过血液循环沉积于皮肤，使皮肤发黄。胆结石、胆管癌、胰头癌、肝癌等都是胆汁流入消化道的"拦路虎"。消化道内没有胆汁，大便呈灰白陶土样。

6）大便红白像鼻涕，俗称红白冻子，这是急性细菌性疾病的特点。它是一种浓、血、黏液的混合物。患有慢性结肠炎的患者，也会出现红白冻子。

7）大便呈白色油脂泡沫状，常是消化吸收不良的综合征。幼儿出现这种情况，称幼儿乳糜泻。

8）大便稀红，可能是大肠黏膜出血。若混有黏液、浓液，应检查大肠黏膜有无炎症。

17. 人体生命四大体征是指什么？

生命四大体征包括体温、脉搏、呼吸、血压，医学上称为四大体征，它们是生命的支柱，是生命的基础。

（1）体温：人的正常体温基本是恒定的。体温的测量有多种，多数人采用腋测法：擦干腋窝汗液，将体温表的水银端放于腋窝顶部，用上臂将体温表夹紧，10 分钟后拿出读数，正常值为 36～37℃。

正常人的体温在 24 小时内略有波动，一般情况下不超过 1℃。老年人体温可略低。

（2）脉搏：心脏收缩时，动脉管壁有节奏地搏动形成脉搏。

正常成年人的脉搏为 60～100 次/分，老年人可慢至 55～75 次/分。正常脉搏次数与心跳次数相·致，节律均匀，间隔相等。白天由于进行各种活动，血液循环加快，因此脉搏略快，夜间活动少，脉搏略慢。

（3）呼吸：是呼吸道和肺的活动。人体通过呼吸，吸进氧气，呼出二氧化碳，是重要的生命活动之一，一刻也不能停止。

正常人的呼吸节律均匀，深浅适宜。成年人 12～20 次/min。呼吸次数与脉搏次数的比例一般为 1:4。

（4）血压：血液在血管内流动并作用于血管壁的压力称为血压，一般指动脉血压。心室收缩时，动脉内最高的压力称为收缩压；心室舒张时，动脉内最低的压力称为舒张压。收缩压与舒张压之差为脉压。

血压（一般指肱动脉压）是衡量心血管功能的重要指标之一。正常成年人收缩压为 12～18.7kPa（90～140mmHg），舒张压 8～12kPa（60～90mmHg）。

18. 正常体重与体型的范围是什么？

世界千姿百态，有的人胖，有的人瘦，这涉及生存环境、生活质量、遗传等多种因素，稍微偏胖或偏瘦是没有什么关系的，但过度的胖或瘦不仅会给日常生活带来不便，也会影响身体健康及个人寿命。肥胖常常是导致一些疾病的诱发因素，如高血压、糖尿病、心脑血管疾病等。

体重是反映和衡量一个人健康状况的重要标志之一。过胖和过瘦都不利于健康，也不会给人以健美感。不同体型的大量统计材料表明，反映正常体重较理想和简单的指标，可用身高体重的关系来表示。目前人们较普遍采用的一种最简单的计算方式为：

理想体重（kg）＝身长（cm）－100

±10%为正常范围；＜10%为偏瘦；＞10%为超重；＞20%为肥胖。

这只是一种粗略的计算方法，其中不包括人种的差异、生活区域的差异等。

世界卫生组织（WHO）通常采用体质指数（BMI）来衡量一个人胖或不胖，被认为是最科学的评价指标。体质指数（BMI）的计算公式为：

体质指数（BMI）＝体重（kg）/身高（m）的平方

按照此公式计算，世界卫生组织拟定的标准是，BMI在18.5～24.9时属正常范围，＞25为超重，＞30为肥胖。有专家建议，中国人体质指数的最佳值应该为：

BMI为18.5～23.9为正常；BMI≥24为超重；BMI≥28为肥胖。

19. 十大垃圾食品是指哪些？

垃圾食品一词频频出现在人们的生活中，大家对垃圾食品的理解却不完全相同，有些人认为含大量添加剂的食品是垃圾食品，有的人认为"三高"食品（高热量、高脂肪、高碳水化合物）是垃圾食品。垃圾食品也是食品，偶尔吃吃并无大碍，但为了自身的健康，还是不宜经常吃，应尽量少吃这些食品。

2006年世界卫生组织公布了全球十大类垃圾食品，下面把这十类食品的主要危害简单作一介绍：

（1）油炸类食品：如油条、炸糕、炸鸡块、炸薯条等，破坏食物中的维生素，使蛋白质变性，含油脂多，产生致癌物质。

（2）腌制类食品：如咸菜、咸鱼、腊肉等，含大量的盐，易导致高血压，加重肾脏负担，对胃肠黏膜易造成损害，引起炎症和溃疡。

（3）加工类肉食品：如火腿、香肠、肉丸、鱼丸、肉干等，含大量防腐剂，加重肝脏负担，含亚硝酸盐，有致癌性。

（4）饼干类食品：饼干、糕点等，一般都添加大量的白糖，热量过高，营养成分低，食用香精和色素过多可加重肝脏的负担。

（5）可乐类饮料：可乐、雪碧、汽水等，含糖量过高，造成腹胀，含磷酸、碳酸等，会影响身体对钙的吸收。

（6）方便类食品：主要指方便面和一些膨化食品，盐分过高，含香精和防腐剂，对肝脏不利，而且没有什么营养成分。

（7）罐头类食品：包括鱼肉类罐头和水果类罐头，营养成分很低，加工中破坏了维生素，肉类罐头有蛋白质的变性，水果类罐头加入糖类，都是不利健康的。

（8）蜜饯类食品：如话梅、果脯等，糖分过高，含防腐剂、香精等，也含致癌物质亚硝酸盐。

（9）冷冻甜品类：如各种雪糕、冰棒、冰淇淋等，含糖量过高，含奶油，易引起肥胖。

（10）烧烤类食品：烤鸡、烤鱼、烤肉串、烤水果、烤蔬菜等。烧烤会导致蛋白质炭化变性，加重肝脏、肾脏负担，还会产生大量强致癌物质3，4-苯丙芘。

20. 十大健康食品是指哪些？

关于健康食品，在不同的方面有不同的理解。虽然说是健康食品，也不是说吃的越多越好，适量进食才能保证健康。下面列出的十种食品属一家之言，仅供参考。

（1）菜花：又称花菜、椰菜花，其营养成分比一般蔬菜丰富，含有可以防止骨质疏松的钙、女性常常缺乏的铁元素及有益于孕妇的叶酸。研究发现，菜花中含有大量抗癌酶，其含量远远超过其他食物。

（2）草莓：果肉多汁，味道鲜美，含大量维生素C，对于人体健康有极大好处。所含的果胶、柠檬酸、烟酸及矿物质等营养成分可以巩固齿龈，清新口气，润泽喉部，还可以改善肤色，减轻腹泻，缓解疾病的发生。

（3）大豆：一般包括黄豆、黑豆和青豆，俗话说"要长寿吃大豆"，说明大豆对人的重要性。大豆的营养成分丰富且全面，是唯一含优质蛋白质的植物性食物，生理活性物质大豆异黄酮含量高，对维持女性健康有极其重要的作用。

（4）酸奶：酸奶是由纯牛奶发酵而成，除保留了鲜牛奶的全部营养成分外，在发酵过程中乳酸菌还产生人体所必需的多种维生素，如维生素B_1、B_2、B_6、B_{12}等。酸奶不仅有助于消化，还能有效地防止肠道感染，提高人体免疫功能。

（5）香菇：有"山珍之王"称号，是高蛋白、低脂肪、多种氨基酸和维生素的营养保健食品。香菇多糖能增强细胞免疫能力，从而抑制癌细胞的生长，其中含有40多种活性酶，有利于人体健康。

（6）木耳：营养丰富，被称为"菌中之冠"，能益气强身，疏理肠胃，补血补脑，具有降血糖、降血脂、预防心脑血管疾病的功效，其中所含的多糖体可增强机体免疫力，具有抗肿瘤作用。

（7）红薯：又叫番薯、地瓜、山芋等。富含膳食纤维、钾、铁和维生素 B_6 等，具有防治老年性便秘、抗衰老、预防动脉硬化的功效，还能有效预防多种肿瘤的发生。

（8）金枪鱼：属于海洋鱼类，高蛋白、低脂肪，含有人体所需的 8 种必需氨基酸。含大量不饱和脂肪酸，能降低血脂和血胆固醇，可预防心脑血管性疾病；还有避免皮肤干燥、防治湿疹的功效，是女性美容、减肥的佳品。

（9）洋葱：又叫圆葱、葱头。含有两种特殊的营养物质——槲皮素和前列腺素 A，这两种物质具有其他食物不可替代的健康功效。槲皮素可有效阻止癌细胞的生长；前列腺素 A 能降低血黏度，增强新陈代谢，抗衰老，降低血压，是适合中老年人的保健食物。

（10）大蒜：有效成分为大蒜素，具有抗菌消炎、抗疲劳、抗过敏、抗衰老、降血压、降胆固醇、促进胰岛素分泌等多种功效，经常吃蒜可提高免疫力，并可抑制肿瘤细胞的生长。

21. 食疗养生保健歌

饭后生梨化痰好，苹果消食营养高；
杨梅开胃祛暑热，益气祛风有樱桃；
香杏生津润肺腑，西瓜解暑止渴好；
蜜桃爽口益肠胃，酸枣柑桔营养高；
增进食欲属草莓，止咳润肺枇杷骄；
龙眼滋补胜参芪，荔枝全身能入药；
菠萝健胃又止咳，便秘便血吃香蕉；
崩漏止痢食石榴，治疗紫癜煎大枣；
凉血止血有莲藕，栗子补肾强身腰；
紫茄祛风能经络，海带含碘瘀结消；
大蒜杀菌治痢疾，韭菜补肾暖膝腰；
胡椒驱寒又防湿，葱辣姜汤治感冒；
荞麦医治糖尿病，常吃菜花癌症少；
白菜通便排毒素，瓜豆消肿又利尿；
番茄补血又润肤，芹菜降压效率高；
苦瓜清心又明目，黄瓜减肥清热好；
玉米抑制胆固醇，山楂降压抗衰老；
鱼虾猪蹄补乳奶，禽蛋益智蛋白高；

牛羊猪肝令眼明，牛羊乳奶含钙高；
花生降脂治贫血，健脑乌发吃核桃；
芝麻润肤又乌发，蜂蜜益寿又润燥；
依据情况选食疗，多种食物营养好；
若问食疗之根本，平衡膳食最重要。

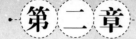

老年人的衣食住行

1. 如何创造良好的居住环境？

人到老年，大多数时间会待在家里，因此，居室环境的好坏直接关系到老年人的身体健康。由于老年人各组织器官衰退，适应能力减弱，容易受环境的影响，特别是不耐寒热，抵抗力较弱，因此，老年人对居室环境的要求更加严格。那么，应该选择什么样的环境才好呢？

（1）空气要新鲜：新鲜空气对人体的健康有利，特别是老年人的居室要注意经常通风换气，以保持室内空气新鲜。

（2）温度要适宜：室温对人体的生理平衡有重要影响。室温过高，人会因散热不良而引起体温升高、血管扩张、情绪烦躁、出汗、血容量减少，甚至发生循环障碍；室温过低，血液会从皮肤流向内脏，增加心脏负担，周身寒冷，心脏必须用力收缩才能保持身体温暖，对老年人尤为不利。因此，老年人的居室要特别注意室温恒定，避免忽高忽低。在湿度、气流都正常的情况下，夏季居室在 24～26℃ 为最理想的温度，冬季 16～20℃ 为最理想的温度。

（3）湿度要适中：室内保持一定的湿度，有助于维持呼吸道的正常功能。空气湿度低于 30% 时，上呼吸道黏膜的水分会大量散失，使人感到咽喉干燥。空气湿度达到 80% 以上时，又会使人感到沉闷。一般湿度以 30%～50% 为宜。

（4）光线要充足：老年人的居室要特别注意采光和照明。首先，居室应向阳，窗户朝南开，可增加日照时间；其次，住宅间特别是高层建筑之间应保持一定的距离，以便采光；第三，墙壁和天花板应保持洁白，提高室内高度；第四，选择好照明灯；第五，白天最好不要挂窗帘，使阳光容易透入室内。

（5）布局要合理：为方便老人生活，卧室与厕所的距离不宜太远。室内家具摆设应简单整齐，美观大方，以使用方便为原则。

（6）卧具要舒适：床铺要平坦，硬度适中，不宜使用弹簧床、席梦思软床。被褥以棉布包裹棉花最为适宜，不宜用化纤混纺做被套、被单，因为化纤容易刺激皮肤，引起瘙痒或过敏。

（7）环境要整洁：老年人免疫力降低，抗病能力减弱，更应注意居室的清洁卫生，除了要经常开窗通风外，还要经常打扫，定期消毒。

2. 老年人的穿衣应注意哪些？

老年人体温调节功能降低，皮肤汗腺萎缩，冬怕冷，夏怕热。因此，老年人衣着服饰的选择，应以暖、软、轻、宽大、简单为原则。

夏季，老年人不要穿深色的衣服，要选择吸汗能力强、通气性好、开口部分宽、穿着舒服、便于洗涤的衣服，以便体热的散发。丝绸不易与皮肤紧贴，易于散热，做夏装最合适。冬季，老年人要选择保暖性能好的衣服，但不要穿得太多，以免出汗后，经冷风一吹，反而容易感冒。

穿衣时要特别注意身体重要部位的保温，上半身要注意背部和上臂的保暖，下半身要注意腹部、腰部和大腿的保暖。加一件棉背心，戴一顶"老头帽"，对防止受凉有很大帮助。冬天的棉裤较重，易下坠，最好做成背带式。

老年人的衣服要求宽大、轻软、合体，穿起来感觉舒适，衣服样式力求简单，穿脱方便，不要穿套头衣服，纽扣多的衣服也不宜多，宜穿对襟服装。

贴身衣服最好用棉布或棉织品，不宜穿化纤衣服。因为化纤内衣带静电、对皮肤有刺激作用。

"寒从脚下生"，老年人由于末梢血管循环较常人更差，也更容易脚冷。双脚受凉会反射性引起全身发冷，有的老人还会出现胃痛、腹泻、心率异常、腿脚麻木等症状。因此，老年人要准备不同季节穿的鞋袜。在冬季，最好穿保温、透气、防滑的棉鞋，穿防寒性能较优的棉袜和仿毛尼龙袜。其他季节，宜穿轻便布鞋。

此外，患不同疾病的老年人穿衣方面也有不同需要注意的地方。

（1）心血管患者，最好不要穿领口高紧的衣服。专家提示，领口过紧，不仅会影响颈椎的正常活动，还会使颈椎的血管受到压迫，从而诱发脑供血不足的症状。

（2）腰疼、肠胃不好的患者，最好选择腰部宽松的裤子。收腰过紧的裤子容易引起血液循环障碍，导致腰疼、水肿等不良症状。此外，腰部过紧，胃肠功能也会受到影响，除了影响正常的胃肠蠕动外，还会诱发消化不良、食欲不佳、便秘等不良症状。

（3）静脉曲张患者，要选择合适的鞋袜。不要穿挤脚的鞋和过紧的袜子，那样对腿部和脚部的血液回流特别不利。

（4）气管炎患者，秋冬季出门时最好选择舒适的围巾，这样不仅可以保护好呼吸道，还会避免因受寒而加重其他疾病的病情。但戴围巾时不要把脖子、嘴巴都捂住。因为，有些围巾容易脱落纤维，尤其是羊毛、兔毛、混纺毛线材质的围巾。

（5）气管炎、肺气肿及脾胃虚寒患者，最好四季都穿背心。这些患者特别容易心肺受寒，从而诱发气管炎、支气管炎哮喘、肺炎等疾病。专家建议，除了要重视背部的保暖外，最好穿件棉背心，即使是夏季，最好也要穿一件单层的纯棉背心。

（6）皮肤病患者，尽量别穿化纤衣服。专家建议，老年人应选择纯棉衣物，这种衣服透气性好，且排汗。冬季尽量选择对皮肤刺激小的衣物，比如羊毛、鸭绒等材质的衣服，这些面料的衣物不仅保暖、柔软，还会让老年人的气血更通畅。

3. 哪些运动适合老年人？

如果天天运动，并注意多参加户外活动，可延缓老年人体力、智力和各器官功能的衰退，这是因为运动可以使心脏收缩加强，血液循环得到改善，肺活量扩大，全身组织细胞能得到充足的氧气，户外新鲜的空气和阳光照射，有利于体内维生素 D 的合成，预防老年骨质疏松的发生。那么，哪些运动适合老年人呢？应该根据老年人的生理特点和自己的兴趣喜好安排适宜的活动项目。一般来讲，老年人适合的耐力性项目有：步行、慢跑、游泳、太极拳、体操、跳舞、乒乓球、门球、保龄球等。步行时，上下肢骨关节、肌肉与身体其他各部位协调配合，可以使各部位都得到锻炼。慢跑比步行的运动强度大，消耗能量多，能加速血液循环，促进新陈代谢。做操和跳舞的运动可简可繁，速度可快可慢，经常坚持正确的运动姿态可使头颈、躯干、四肢灵活，对发展肌肉神经的柔韧性和协调能力有好处。

老年人运动需注意以下几点：

（1）安全：由于老年人体力和协调功能衰退，有些人视力、听力有所下降，所以参加运动时首先要考虑安全，避免有危险性的项目和动作，运动强度和幅度不能太大，运动前要了解自己的身体状况，做到心中有数，并注意监测脉搏和血压。

（2）全面：尽量选择多种运动项目和能活动全身的项目，使全身各关节、肌肉群和身体多个部位都得到锻炼，并注意上下肢协调运动，身体左右侧对称运动。

（3）适度：根据自己的生理特点选择适宜的运动强度、时间和频率，每周至少 3~5 次，最好天天坚持。每天的户外活动时间掌握在 1 小时左右，世界卫生组织推荐的最适宜锻炼时间为上午 9：00~10：00，下午 16：00~18：00。

（4）自然：运动方式应自然、简便，要循序渐进，量力而行。每次运动前要做几分钟准备活动，缓慢开始，运动量由小到大，逐渐增加。要尽量选择空气清新、场地宽阔、设施齐全的环境进行锻炼，如有两眼发黑、站立不稳等情况应立即求救。

4. 如何保持良好的心态?

人生在世，很难做到事事顺利，俗话说的好，人生不如意事十之八九，每个人每天都面临着各种各样的烦恼，如生活上的琐事、工作中的杂事、身体上的疾患等，如果不能保持一个良好的心态去面对发生的这一切，生活注定将在每天的不愉快中度过，那么如何才能保持良好的心态呢？

第一，做好自己不攀比。现在这个时代是比较的时代，收入要比，住房要比，工作要比……我们往往在这些比较当中陷入了烦恼的泥潭而不能自拔，总是一山更比一山高，总有你不及他人的地方，当你的虚荣心不被满足的时候则会出现各种负面情绪，从而影响心情。因此，想要保持良好的心态就需要做到不攀比，认认真真做好自己。

第二，正确看待成功与失败。人都喜欢成功，讨厌失败，但是失败的时候总比成功的时候多，如果过分执着于成功，势必会被失败打击的伤痕累累。其实我们可以换个角度思考，常说失败是成功之母，我们可以把失败当做成功的基石，汲取经验，获得教训，坦然面对。

第三，不要太在意别人的评价。相信不少朋友都很在意别人眼中的自己，在意别人对自己的评价，这是社会普遍存在的现象。评价中并不都是好评，往往也有很多差评，甚至恶评，看到这种评价谁的心里都不会好过，但是事出必有因，一定是自己有不足的地方，人无完人，我们需要正确看待别人给予自己的评价，但不必太在意这些评价，心胸坦荡，雾霾自然会散去。

第四，学会发泄不良情绪。遇到不开心的事情不要憋在心理，这样不但会影响心情，久而久之还会积郁成疾。既然憋着不好我们就需要把它们发泄出来，比如锻炼身体、听听音乐、看看电影等，转移一下自己的注意力，当然也可以在空旷的地方大喊，找个发泄室进行发泄也是不错的选择。发泄的时候要选择正确的方式，而且还要适度。

第五，要学会倾诉。开心的事情需要和别人分享，这样你的快乐会加倍，不开心的事情更要向他人倾诉，这样你的悲伤会减半。遇到烦心的事情要学会向家人或者朋友倾诉，或许他们只是一句话，一个动作，甚至一个眼神就会让一切的不愉快一扫而光。

第六，培训兴趣爱好。上班时工作紧张，退休后一旦闲下来，往往会对一些事情产生纠结，影响自己的心情，此时可以拓展自己的兴趣，培养一些爱好，如看书、写字、养鸟、种花等，来填补自己的空闲时间，从而没有时间胡思乱想。

5. 为什么让老年人要吃一些粗粮？

老年人消化器官生理功能有不同程度的减退，许多老年人易发生便秘，患高血压、血脂异常、心脏病、糖尿病等疾病的危险性增加。因此，老年人选择每日食物时应包含一些粗粮，以利于健康。

（1）粗粮含有丰富的 B 族维生素和矿物质，这些营养物质对维护人的神经系统正常功能起很大作用。

（2）粗粮中膳食纤维含量高。膳食纤维进入肠道后，能吸水膨胀，使肠内容物体积增大，大便变松软，促进肠道蠕动，起到润便、防治便秘的作用。

（3）调节血糖。粗粮或全谷类食物餐后血糖变化小于精制的米面，血糖指数较低，可延缓糖的吸收。

（4）防治心血管疾病。粗粮中含丰富的可溶性膳食纤维，可减少肠道对胆固醇的吸收，促进胆汁的排泄，降低血胆固醇水平。同时富含植物化学物如木酚素、芦丁、类胡萝卜素等，具有抗氧化作用，可降低发生心血管疾病的危险性。

那么，老年人一天要吃多少粗粮呢？一般情况下，每天能吃到 100g（2 两）粗粮或全谷类食物即可。需要注意的是，烹制方法方面应该注意使食物软烂，易于消化，粗细搭配。

6. 为什么老年人饮食要"热、淡、杂、烂"？

人到老年，身体各器官的功能都有不同程度的退化，消化功能逐渐降低，因此，在饮食方面更应多加注意，要做到"热、淡、杂、烂"。

（1）饮食要热：老年人对寒冷的抵抗力降低，如果吃生冷食物，可引起胃壁血管收缩，供血减少，并反射性引起其他内脏血循环量减少，不利于健康。因此，老年人的日常饮食应以温热为宜。

（2）菜肴要淡：清淡饮食，少吃油腻，尽量少进食饱和脂肪酸和胆固醇。菜肴要淡，减少食盐用量，因为盐的摄入量增多会给心脏、肾脏增加负担，易引起血压增高。为了保持健康，老年人一般每天食盐量不宜超过6g。

（3）食物要杂：人体所需的40多种营养成分广泛存在于各种食物中，目前世界上还没有一种食物包含人体所需的所有营养物质。因此，为了保持身体健康，平衡吸收营养，各种食物都要吃一点，不偏食，不挑食，每天的主副食品应保持在20种左右为好。

（4）饭菜要烂：老年人牙齿常有松动或脱落，咀嚼功能变弱，消化液和消化酶分泌量减少，胃肠消化功能降低。因此，制做的饭菜宜软、烂，另外，放慢进食速度也易产生饱腹感，可防止进食过量，影响身体健康。

7. 怎样预防老年人营养不良？

老年人随着年龄的增加，食欲减退，能量摄入降低，营养素也会相应减少，容易发生营养不良，因此应该引起重视。

（1）保证充足的食物摄入，提高膳食质量：给老年人选择食物时，应注意保证奶类、瘦肉、鱼类和大豆制品的摄入，按照老年人的饮食习惯烹制可口的膳食，以保证能量和优质蛋白质的摄入，要增加营养丰富、容易消化吸收的食物。

（2）适当增加每天的进餐次数：老年人由于胃肠功能减退，一次进食太多，食物不易消化吸收，因此可以少量多餐，按个人条件的不同，每天可安排4~5顿饭。

（3）适当使用营养素补充剂：部分老年人由于生理功能的下降及疾病等因素，不能从膳食中得到足够的营养素，比如钙、铁、维生素A、维生素D、维生素E等，可适当使用一些营养补充剂，但切记不能过量。

（4）及时治疗原发病：有些老年人患有气管炎、心脑血管疾病、胃肠疾病、肿瘤等，这些疾病容易导致营养不良，因此，积极治疗这些原发疾病是改善营养状况的重要措施。

（5）定期称量体重，监测营养情况：体重减轻是老年人营养不良的首要表现，若体重突然急剧下降，有可能是一些重大疾病发生的前兆，更应引起警惕。

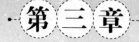

睡眠与养生

人的一生大约有 1/3 的时间在睡眠中度过。人们处于睡眠状态时，可以使人的大脑和身体得到休息，适量的睡眠有助于人们日常的工作和学习，科学提高睡眠质量，是人们正常工作、学习和生活的保障。成年人平均每天睡眠时间为 7～8 小时，但视个体差异而定。老年人的睡眠经常少至 6 小时。

1. 如何养成良好的睡眠习惯？

只有良好的睡眠才能有效地缓解疲劳和改善脑力。有专家研究表明，一般最佳睡眠时间为 21：00～22：00，这是因为人体在 22：00～23：00 时将出现一次生物低潮，如果由于某些原因在 23：00 还未入睡，那么一过 24：00 就很难入睡了。对于年龄较大及患失眠症者，更是如此。

按时睡眠也要按时起床。研究认为，早晨 6：00 左右起床较为合适，因为早晨 5：00～6：00，是生物高潮的顶峰，此时起床，人的精力最为旺盛。另外，短暂的午睡也是较好的习惯。

2. 如何做到科学睡眠？

（1）卧室环境要安静，舒适，光线适宜。睡眠时的温度以 25℃ 为最适宜。

（2）被褥要柔软，枕头要合适。不宜用被子蒙头睡眠，要选择合适的枕头：直径为 8～10cm 的长圆枕，填充物可以是荞麦皮、稻壳等，注意不要太硬。从生理角度分析，枕头太低，容易造成"落枕"，或因流入头脑的血液过多，造成次日头脑发涨，眼皮水肿；过高，会影响呼吸道畅通，易打呼噜，而且长期高枕，易导致颈部不适。

（3）采用合适的睡姿。人的心脏位置偏左，因此，健康的人睡眠最好不要采用左侧位；仰卧睡眠时，手也不要置于胸部，这样可以避免压迫心脏，更不要枕着手臂睡；侧位睡觉时要防止枕头压迫腮腺引起流涎。对于一个健康人而言，睡眠的最好体位应该是右侧位或正平卧位，这样既不会压迫心脏，又利于四肢机体的放松。

（4）睡前洗澡或泡脚。睡前洗一个热水澡有助于你放松肌肉，可令你睡得更好。睡觉前半小时用温水泡脚有助于放松脚部及腿部，可以缓解一天的疲劳，有助于促进血液循环，放松全身神经系统，使人更容易入睡，对于失眠的人来说，睡前泡脚是个不错的办法。

（5）睡觉前避免饮浓茶和浓咖啡，避免饱餐及剧烈运动。

3. 四季睡眠与养生

（1）春季：晚睡早起。春是万物开始生长之季，天地之气此季开始萌发，故春天的睡眠应该是"夜卧早起"。具体睡眠时间，一般保持在晚上 10 点半左右入睡即可；早晨要早起，6 点左右为宜，这样有利于机体内阳气的生长。

（2）夏季：睡时最短。夏季万物处于盛极状态，人体也是如此。随着活力渐入高峰，人清醒的时间也会大大增加，一般人夏季睡眠只要 5～6 小时即可，因而，夏季作息更需要"夜卧早起"。与春季不同的是，因为夏季的白天是一年中最长的，所以睡眠时间应该更晚些，可在 11 点左右上床，但早起时间不变，午休时间可稍长一些。

（3）秋季：早睡早起。如果春天的"生"和夏季的"长"做得比较好，那么到了秋季，人体就会达到四季中最平衡的状态。此时的人体状态从夏季时的亢奋转变为秋季时的内敛，因此如果有条件最好早些入睡，每天保持至少 8 小时的睡眠时间，以利于阴精的"收"。秋季虽开始收敛，但还无需"藏"，因此在早睡的时候，要注意早起，以顺应阳气的舒张。

（4）冬季：早睡晚起。冬季主"藏"，动植物多进入冬眠状态，以养精蓄锐，为来年生长做准备。人体也应该顺应自然界的特点而适当减少活动，以免扰动阳气，损耗阴精。这个季节的睡眠要"早卧晚起"，最好做到天明才起。但也不应起得太晚，否则阳气无法舒展升腾，不利于身体的阴阳平衡。

第四章

中医脑病的养生与康复

第一节　中医脑病的基本认识

脑或称脑髓，是人体的最高中枢，可以统帅全身，它的功能影响了人体的功能活动，对人的衰老存亡也有很大影响。人体以五脏为中心，与六腑互相配合，把气血津液作为能量来源，通过经络的联结沟通作用，使它们之间产生构成密切的关系，将人体组成为一个整体。

随着医学的发展，人们对脑的研究越来越深入，同时，诸如中风（卒中）、阿尔茨海默病等脑病的发病率越来越高。对中医脑病病因病机的研究既是形势的需要，也有利于中医药学的发展。

1. 中医学对脑有什么认识？

脑为元神之府，主管人的精神意识思维活动，又名髓海，与七窍相连，通过经络与五脏相通。

2. 脑与五脏有什么联系？

中医学认为：心脑相通，脑藏神明，而靠"心"去运用，发挥人的主观能动性。

肺主气，依靠宣发肃降，为大脑提供充足的氧气。

脾主运化，把水谷精微，化生为气血，为大脑提供能量。

肝主疏泄，调畅全身的气血，促使大脑血液循环的畅通。

肾藏精，主骨生髓，而脑为髓之海，肾精充足，可滋养脑髓，使大脑发挥正常的功能。

3. 健康的大脑是什么状态？

思维敏捷，精神饱满，情感正常，嗅觉灵敏，听力正常。

4. 脑病有哪些表现？

包括：头痛，眩晕，中风，痴呆，癫狂等。

第二节　常见中医脑病的预防和治疗

一、头痛

1. 什么是头痛？

头痛是患者自觉头部疼痛的症状。

2. 头痛的病因病机？

（1）外感：正气不足，风寒湿热侵袭，困阻脑络，气血不畅，不通则痛。

（2）内伤：①郁怒伤肝，肝阳上亢。②思虑伤脾，心脾两虚，气血不足，大脑失养。③肾虚，髓不养脑，脑髓不足。

3. 头痛的预防？

（1）保证充足睡眠，涵养阳气，补充精神。

（2）春季多风，气候干燥，少吃辛辣、性燥的食物，比如辣椒、羊肉、韭菜，以防上火。

（3）养殖绿色植被，绿色入肝经，可疏肝降火，缓解易怒、紧张的情绪，预防头痛。

（4）梳头有助于疏通脑部的经络，对头痛具有较好的调理作用。

（5）运动当以舒缓运动为主，比如太极拳，具有降压、平稳心律的作用。

4. 头痛的治疗？

（1）中药验方：

1）川芎、蔓荆子各10g，水煎服，适用于风邪上犯之头痛。

2）夏枯草20g，水煎服，或用菊花6～10g，开水冲服，每日代茶饮，适用于肝阳上亢之头痛。

（2）针灸推拿疗法：外感型头痛可以按摩头部的风池、风府等穴位。

（3）食疗方案：

1）天麻红枣老鸭汤：天麻，平肝、祛风通络、止痉；红枣，安神、补脾胃；莲子，养心安神、补脾、止泻。步骤：新鲜老鸭剥掉多余的油入开水锅煮开撇去浮沫；倒入电紫砂煲，加天麻、红枣、莲子煲 3 小时（可以更长时间）；最后加少许盐、鸡精调味。

2）川芎茶：川芎、茶叶各 3~6g，水煎取汁，当茶饮，具有活血化瘀、行气解郁、祛风止痛的功效，用于外伤血瘀头痛。

（4）其他疗法：闻苹果香味缓解偏头痛。美国芝加哥视嗅觉与味觉基金会曾有一项研究证明，嗅绿苹果味可有效缓解偏头痛，50 位实验者被问及 3 次偏头痛发作时及前后 10 分钟的疼痛程度，第一次和第三次嗅没有气味的瓶子，第二次嗅绿苹果香味。结果是嗅绿苹果香味的实验者头痛明显减轻或消失。而嗅没有气味瓶子的实验者，头痛则没有消失或减轻。

偏头痛致病原因复杂，有人认为这种病与患者易焦虑等情绪导致患者局部肌肉紧张与血管收缩有关。有的研究者认为，减轻偏头痛的机制可能正是通过减轻焦虑、分散注意力、松弛脖颈和大脑皮层肌肉痉挛来实现的。波士顿一位医生经观察也认为，苹果香味与薄荷、薰衣草等植物的气味的确能使人放松，减轻焦虑和精神紧张情绪，尽管它们不能防止疼痛发生，但其特殊的"镇痛"效果对减轻偏头痛和其他疼痛是有效的，能成为传统药物疗法的一种良好补充。

二、眩晕

1. 什么是眩晕？

以头晕眼花为主要临床表现的一类病症。眼前发黑，视物模糊，或感觉自身或外界景物旋转，二者常同时出现。

2. 眩晕的病因病机？

分为风、火、痰、瘀、虚五个方面。

3. 怎样预防眩晕？

（1）补充健脑食品，如核桃、芝麻、大豆、花生、绿叶菜、菌类等。

（2）按照四季的更迭，合理调整睡眠时间，保证充足睡眠。

（3）少食膏粱厚味、辛辣刺激的食物，以防影响脾胃运化，助生痰热，困阻脑络。

（4）按摩印堂、百会、太阳改善大脑血供，缓解脑疲劳

（5）合理用脑，不过度劳累、耗伤气血、消耗脑髓，适度使用，促进

大脑功能的正常发挥。

（6）清心寡欲，避免过度的紧张、劳累，以静养脑。

4. 眩晕的解决方案?

（1）外治法：

1）乌梅擦牙，或用白矾青盐等分，研磨擦牙。

2）烟熏，用长管纸捻，外涂清凉油或生油，点燃后吹灭，放于鼻孔处静置。

（2）气功疗法：气功能引气下行，纳息归根，气贯丹田，使清阳上升，浊阴下降，阴阳平衡。眩晕病宜练静功、放松功。

（3）饮食疗法：

1）凉拌芹菜：芹菜 50～150g，洗净，切成小块，用开水烫一下，加入适量盐、味精，拌匀食用。

2）炖海参：水发海参 30g，加水适量，文火炖烂，加入适量冰糖，分 10 次服，每晚各服 1 次。

3）炖木耳：白木耳或黑木耳 100g，水发后洗净，加水适量，文火炖烂，加适量冰糖，分 10 次服用，每晚服 1 次。

4）醋泡花生米：花生米 250g，加醋适量，放入醋中浸泡 5～7 天，每日 3 次，每次 3～5 粒。

三、中风

1. 什么是中风?

以猝然昏倒，意识丧失，伴有半身不遂、口眼歪斜、语言不利为主症的病症。

2. 怎样预防中风?

（1）调和脾胃，注意饮食不要过量。膏粱厚味腻、辛辣上火的食物要少吃，以防引动痰火，造成中风。

（2）睡眠方面要根据老年人的体质特点，顺应节气，做到因时因地因人制宜。

（3）调节情志，对中风病先兆的预防有重要作用。过极的情绪反应对人体健康有很大的伤害，使五脏紊乱、气血失和、形神分离。

（4）加强锻炼，增强体质。老年人根据自己的情况选择太极拳、气功等适合锻炼的方法。

（5）适时服药，年老之人，气血阴阳均不足，应服用扶正的中药，增强正气，提高抗病能力。

3. 预防中风的几个小方法

（1）预防中风起床 3 个慢：第一慢，醒来时先躺着，不要急着起身，休息一会儿，可以伸伸懒腰，使血液慢慢流动。第二慢，坐起来时，不要立即挪到床边，可以靠在床头休息一会儿。这样能够降低心脏和血管的负担。第三慢，下床时，不要立即站起来，可以先在床边坐一会儿，这样做可以改善脑供血状况，以防引起脑供血不足。

（2）预防中风老人睡眠很讲究：

1）睡眠过久容易中风。一般而言，每天睡 6~8 小时为宜。睡眠超过 9 小时的中老年人，会导致血液黏稠度增加，容易中风。另外，睡眠时间过长，还会降低新陈代谢的速度，影响体内堆积的废物排出。

2）餐后不宜马上睡觉。进餐后往往容易出现倦意想要睡觉，最好控制自己不要去睡。如果吃饱就睡，容易因脑供血不足而形成血栓。

3）注意保暖不提倡裸睡。睡眠的学问很多，"冬宜冻脑，卧不覆首"，在睡眠时脑部要"冻"，要清凉，且保证空气的流通，大脑供氧充足，防止大脑因缺血缺氧损伤脑神经。

4）健康的安睡姿势。睡眠与睡姿，不外乎右侧卧位、左侧卧位、仰卧位和俯卧位四种。左侧卧位，不仅会使睡眠时左侧肢体受到压迫、胃排空减慢，而且使心脏在胸腔内所受的压力加大，不利于心脏的输血，也容易做噩梦。仰卧位，肢体与床铺的接触面积最大，因而不易疲劳，且有利于肢体和大脑的血液循环。但有些肥胖的老年人，在仰卧位时易使舌根向后坠缩，引起呼吸不畅而出现打鼾，重度打鼾会影响肺内气体的交换引起低氧血症。同时仰卧时，手容易放在胸前部压迫心脏，易做噩梦。右侧卧位，能使全身肌肉松弛，呼吸舒畅，还能使各种生理功能降到最低限度，这时心脏不受压迫，肺脏呼吸自然，能保证身体在睡眠状态下所需要的氧气，由于胃的出口在下方，故有助于胃内容物的排出。但右侧卧位可使右侧肢体受到压迫，影响血液回流而出现酸痛、麻木等不适。俯卧位，易使呼吸不自由，压迫内脏，并影响脸部皮肤血液循环，使面部皮肤容易老化。因此，睡觉不宜选择左侧卧位和俯卧位，最好选择睡右侧卧位，仰卧位次之，易打鼾的中老年人和有胃炎、消化不良及胃下垂的人，最好选择右侧卧位。

（3）高血压患者便秘需谨慎用力，以防脑溢血脑出血的患者在排便时切忌猛然用力，在便秘时屏气用力等举动，可能导致血管破裂而危及生命。

（4）经常进行颈部按摩，改善大脑血供，防止中风。需注意的是，不要同时按摩颈动脉窦，以防心动过缓，造成心脏停搏。

4. 中风后出现偏瘫，手足麻木怎么办？

因气虚血瘀，手足肿胀，影响患者功能恢复，可用中药外洗（红花、川乌、当归、川芎各10g，桑枝30g）泡洗患肢，以消肿化瘀。其方法是以煮沸的液体熏蒸10分钟，待温度适宜再浸泡10分钟，然后自动或被动的屈伸运动数分钟，以疏通经络，消除肿胀。

四、痴呆

痴呆又称呆病，以记忆和认知功能进行性损害为特征的疾病。轻者见近事遗忘，反应迟钝，寡言少语，但日常生活部分自理；病重者表现远事也遗忘，不辨亲友，言语重复或混乱，或终日不语神情淡漠或烦躁，日常生活完全需他人帮助。随着人口老龄化，痴呆已经成为老年人的常见病和多发病，且致残率甚高。

1. 中医对痴呆的认识？

我国对本病认识较早，清陈士铎在《辨证录》中提出呆病门，分析其成因是"大约其始也，起于肝气之郁，其终也，由于胃气之衰"。肝郁则木克土，而痰不能化，胃衰则土不能制水而痰不能消，于是痰蒙清窍，形成呆病。

本病包括中老年痴呆、善忘、语言颠倒、郁病。现代医学中先天性或精神病之后出现的痴呆、脑血管性痴呆、阿尔茨海默病、脑叶萎缩可参考本病。

2. 怎样预防痴呆？

（1）加强宣传教育是降低先天性痴呆发病率的重要措施。对于患有遗传性疾病的人不宜结婚，或是婚后采取避孕措施，避免近亲结婚，还要在妊娠和分娩时，防止各种可能不利于婴儿的有害因素，避免产伤。

（2）预防并及时治疗可损害脑的各种疾病。青少年期应积极预防治疗流脑、乙脑、脑积水等疾病。中老年人应积极防止动脉粥样硬化、中风、高血压等疾病。

（3）戒酒。长期饮酒也能引起脑萎缩和痴呆，故人到晚年应该戒酒。

（4）避免有害因素对脑的损害。铝对脑有明显损害作用，应少用或不用铝制的餐具，避免食用高铝食品，如油条。路边野菜也不建议服用，由于靠近高速，受尾气熏染，废水污染，含有重金属超标，食用会对大脑造成损害。

（5）加强对大脑的智能训练，比如阅读、背诵、聊天、拾黄豆。

3. 怎样治疗痴呆？

（1）验方：

1）参茸精：每次服 3 ~ 5g，日服 3 次，2 个月为 1 个疗程，可以重复 2 ~ 3 个疗程，尤其适用于痴呆之虚证。

2）灵芝片或灵芝糖浆：每次服 1 片，糖浆则每次服 5ml，均 1 日服 3 次，3 个月为 1 个疗程，若无不适，可重复疗程。

3）参芪蜂皇浆：每次 5ml，日 2 次，3 个月为 1 个疗程，可重复 2 ~ 4 个疗程。

（2）推拿疗法：无论是先天或是后天原因引起的痴呆，多与肾虚、髓海不足有关，而痰浊瘀血犯脑多为兼症。常用穴：百会、印堂、命门、关元、三阴交、足三里、血海。

（3）食疗：益智鸽蛋汤，枸杞子、龙眼肉、制黄精各 10g，鸽蛋 4 个，冰糖 50g。将枸杞子、龙眼肉、制黄精洗净切碎，三味药同煮至沸后约 15 分钟，再把鸽蛋打碎下锅，同时放入冰糖。

4. 对痴呆患者的调护？

（1）注意精神调节，避免七情内伤。家人应鼓励痴呆患者多参加社会活动，以免产生被社会、家庭遗弃之感。

（2）对轻症的患者，要给予耐心细致地训练，合理安排其生活，鼓励其参加文体活动，使其掌握一定的生活技能。

（3）对重症痴呆、失去生活自理能力的患者，要注意生活照顾，防止因长期卧床引起压疮，防止其独自外出时出现躁动伤人，防止其跌倒发生骨折。

（4）饮食应富于营养，易消化，给予高蛋白、高热量的食物。保证饮食量，满足机体需要。防止暴饮暴食，给予低铝食物。

5. 对痴呆的研究现状

目前对痴呆尚无可靠的治疗方法以恢复其认知功能，康复治疗对痴呆患者尤为重要，一旦被确诊，康复工作应尽早进行，使其身心和社会功能尽快最大可能的恢复。

五、癫狂

1. 什么是癫狂?

癫狂是精神失常的疾病。癫病以精神抑郁、表情淡漠、沉默痴呆、语无伦次、静而少动为特征;狂病以精神亢奋、狂躁易怒、毁物打骂、动而多怒为特征。二者在临床相互联系,故并称。

2. 中医对癫狂的认识?

《丹溪心法·癫狂》曰:"癫属阴,狂属阳……多因痰结于心胸间。"指出癫狂与痰的密切关系,并首先提出"痰迷心窍"之说。西医中精神分裂症、躁狂症、抑郁症等有癫狂特征的人可归为此类疾病。

精神刺激、思虑过重是造成癫狂的主要原因。

3. 怎样预防癫狂的发生?

调节控制自己的情绪,不暴怒,不思虑过重。遇到疑惑难以解决的问题,不迷信,通过心理咨询疏导情志;培养一定的爱好,在心情郁闷时,可排解转移注意力;积极参加社会活动,体会个人的价值感和存在感。

社会、家庭和患者应做到以下几点:

(1) 提供优良的社会环境。
(2) 创造和谐的家庭状况。
(3) 调配适当的工作。
(4) 保证充足睡眠。
(5) 加强锻炼,强化体质。

4. 癫狂的饮食疗法

(1) 小麦粥:小麦 30～90g,大枣 5 枚,粳米 50g,将小麦洗净后,加水煮熟,捞去小麦,再加入粳米大枣煮粥,或先将小麦捣碎,同枣、粳米煮粥食用,可养阴血、益心气、安心神。主治:心阴不足的心烦、怔忡失眠,妇女精神恍惚、悲伤欲哭,心中不安、烦躁失眠。

(2) 安神代茶饮:龙齿30g,石菖蒲3g,水煎代茶饮。具有宁心安神之功。主治:心神不安、心悸、失眠。

第三节　中医脑病与四季养生

根据春夏养阳、秋冬养阴的理论，脑病患者更应顺应四季变化，因人因时因地制宜，做好四季的养生保健。下面列举四季养生的注意事项：

1. 春季谨慎减衣，防范倒春寒，预防心脑血管疾病的发生

（1）一保持良好情绪。肝在志为怒，肝的气机调畅失衡会影响情绪，使人烦躁，反之，情绪烦躁也会影响到肝，肝的疏泄不畅，易引起心肝血瘀，影响心脑血管的供血，促使脑病的形成。

（2）早春天气乍暖还寒，需谨慎减衣，注意防寒保暖，预防心脑血管疾病。

2. 夏季养生需防中风

（1）情绪调畅，心情平和乐观，不过于急躁。保持充足睡眠，饮食起居有规律。

（2）要用温水淋浴，接近人体温度，增加回心血量，人体会凉爽舒服。

（3）常喝温开水，每天 3 杯水。

（4）养心需睡子午觉，中午休息 20 分钟即可。

（5）按摩劳宫、内关穴，改善心脏功能。

3. 秋冬谨防脑血管意外

"春捂秋冻"是自古以来就流传着的养生保健谚语。"秋冻"是指在秋天天气转凉之际，不能一下穿太多，适当"冻"一下，这样既有利于阳气的收敛下潜，又可以增强机体的抗寒防病能力，但是秋冻要因人因时而异。

初秋时，气温较高，适当的秋冻有保健意义，但到了深秋，气候寒冷，此时如果当添衣时不添衣，勉强挨冻，就违背"秋冻"健身之本意了。而且"秋冻"应根据自身情况灵活掌握，对体质强健的人来讲，恰当的"秋冻"有一定的保健意义，然而对心脑血管疾病患者而言，天气寒冷之后，人的皮肤、皮下组织血管收缩，周围血管阻力增大，导致血压升高，也会引起血液黏稠度增高，严重时还会导致冠心病患者发生心绞痛、心肌梗死等，有的还会使脑血管破裂发生中风，引起偏瘫，甚至危及生命。所以，对患有心脑血管疾病的患者来说，在深秋季节不但不应该秋冻，相反还应该注意保暖。此外，对那些年老人、婴幼儿、体虚

怕冷以及慢性病的患者都是不适合"秋冻"的，所以"秋冻"要因人因时而异。

　　冬季心脑血管疾患者身体受冷空气刺激，血管骤然收缩，易导致血管阻塞，血流供应中断，血液流通受阻，使血管内毒性物质不易排出，从而诱发心脑血管疾病的发生。尤其是每年的 11 月到次年的 3 月，是一年心脑血管疾病猝死高发月份，冬季预防心脑血管疾病要注意下面几个方面：

　　（1）注意防寒保暖，尤其是老年人要依据自身情况，适时添置衣帽进行保暖。

　　（2）脑病患者不宜进行晨练。

　　（3）冬季进补要适度，大鱼大肉容易加重脾胃的负担，化生痰湿阻塞心脉。

　　（4）心态平衡，情绪起伏过大，大喜大怒是心脑血管疾病的大忌。

　　（5）适当运动，在早上太阳升起后，再去锻炼。气温回升，可避免机体因气温寒冷受刺激而发病。

第四节　脑病非药物疗法的介绍

一、针灸疗法

　　针灸疗法包括针刺法和灸法两种，以中医理论为指导，常常配合使用。针刺法指采用不同的针刺激体表的穴位，激发正气，调整人体功能，以预防疾病。灸法即运用艾绒在体表进行烧灼，借灸火的热力，加强经络的传导，以温通经脉，畅通气血。

　　现代研究表明，针灸能影响大脑皮质的神经活动过程，具有平衡兴奋和抑制，使不对称的自主神经功能恢复对称，使升高了的副交感神经兴奋性降低，还能提高机体免疫力，增加网状内皮系统的功能；对人的脑血管、冠状动脉、内脏血管及外周血管也有较强的调整作用。针刺镇痛以至针刺麻醉体现针灸对人体功能的巨大作用，都是针灸法用于脑病的原因。

二、推拿疗法

　　推拿疗法又称按摩，指医者用手在患者体表或者穴位进行推滚揉捏等动作，以达到治疗疾病的特殊手段。操作方便，简单有效。

　　推拿对某些脑病的治疗十分有效，以牵引为主、按压为辅的手法治疗颈椎病。治疗中风后遗症，兼口眼歪斜，半身不遂等；掐人中，拿合谷、风池。

三、气功疗法

气功又称导引，指通过自我运动、自我调节、自我控制以调形或调神，从而增强患者祛病延年能力的一种方法。通过自我调理，最大限度地使机体内部形与神达到统一，心身与环境达到最大的适应，使人体精气内聚，真气运行，阴平阳秘，经络通畅，达到无病强身，有病祛病的作用。

四、心理疗法

心理疗法指依据心理学原理，通过医生的言语疏导、行为暗示、合理的环境安排等措施，启发、教育、暗示患者，帮助其调整心态，正确应对情志方面的不良刺激，摆脱精神心理上的压力和痛苦。中医以情志疗法为特色："悲制怒，喜胜悲，恐治喜，怒胜思，思治恐"。朱丹溪推崇情志疗法，认为因为七情所起之病，宜以人事治之，非药石所能疗也。因怒致病者，以忧胜之，以恐解之。

第四篇

认识人体神经系统

1. 人体的神经系统包括哪几部分？

人体的神经系统包括中枢神经系统和周围神经系统，中枢神经系统包括位于颅腔内的脑和位于椎管内的脊髓。周围神经系统联络于中枢神经和其他各系统器官之间，包括与脑相连的12对脑神经和与脊髓相连的31对脊神经。按其所支配的周围器官的性质可分为分布于体表和骨骼肌的躯体神经系统和分布于内脏、心血管和腺体的内脏神经系统。

神经系统能够协调体内各器官、各系统的活动，使之成为完整的一体，并与外界环境发生相互作用。

2. 大脑的结构及其主要功能是什么？

大脑由两个大脑半球组成，大脑半球的表层是灰质，叫大脑皮层，平均厚度约2~3mm，大脑皮层表面有许多凹陷的沟和隆起的回，就像核桃一样，大大增加了大脑皮层的表面积和神经元的数量，大脑皮层总面积有2200cm^2，约含有140亿个神经元。大脑质地非常软嫩，比豆腐还要软，活体脑组织完全可以通过吸管吸入。大脑皮层是调节人体生理活动的最高级中枢，比较重要的中枢有躯体运动中枢、躯体感觉中枢、语言中枢、视觉中枢、听觉中枢。大脑占人体体重的2%，但是大脑要消耗人体20%的氧气和营养。

3. 什么是神经元及神经纤维？

神经元是一种高度特化的细胞，是神经系统的基本结构和功能单位，它具有感受刺激和传导兴奋的功能。神经元由胞体和突起两部分构成。神经元的突起又分为树突和轴突。树突较短但分支较多，它接受冲动，并将冲动传至细胞体，各类神经元树突的数目多少不等，形态各异。每个神经元只发出一条轴突，长短不一，胞体发生出的冲动则沿轴突传出。

神经元较长的突起（主要指轴突）及套在外面的鞘状结构，称神经纤维，类似电线结构，髓鞘相当于电线的外皮绝缘层，轴突相当于电线丝，传递神经元发出的信息。

4. 什么是突触？其作用是什么？

神经元间联系方式是互相接触，而不是细胞质的互相沟通。该接触部位的结构特化称为突触，通常是一个神经元的轴突与另一个神经元的树突或胞体借突触发生功能上的联系，神经冲动由一个神经元通过突触传递到另一个神经元。长而分支少的是轴突，短而呈树枝状分支的是树突。

5. 小脑及脑干的功能是什么？

小脑与低位脑干有双向纤维联系，因此，小脑可以调节躯体运动，调节肌紧张，调节躯体反射活动。小脑与大脑皮质也有双向纤维联系，因而小脑对随意动作起着调节作用，使动作的力量、快慢与方向得到精准的控制。

脑干是脊髓与大脑间的上下通路。脑干中存在许多反射中枢。延髓内有调节呼吸、循环等活动的基本生命活动中枢，还有调节躯体运动反射的重要中枢。脑桥中存在角膜反射中枢。中脑上丘为视觉反射中枢，下丘为听觉反射中枢，红核是姿势反射的重要中枢。

6. 脊髓的结构特征是什么？

脊髓呈前后扁的圆柱体，位于椎管内，上端在平齐枕骨大孔处与延髓相续，下端终于第1腰椎下缘水平。脊髓前、后面的两侧发出许多条细的神经纤维束，叫做根丝。一定范围的根丝向外方集中成束，形成脊神经的前根和后根。前、后根在椎间孔处合并形成脊神经。脊髓以每对脊神经根根丝的出入范围为准，划分为31个节段，即颈髓8节（$C_1 \sim C_8$），胸髓12节（$T_1 \sim T_{12}$），腰髓5节（$L_1 \sim L_5$），骶髓（$S_1 \sim S_5$），尾髓1节（Co_1）。

7. 脑神经、脊神经和自主神经的功能是什么？

脑神经共有12对，主要支配头面部器官的感觉和运动。人能看到周围事物，听见声音，闻出香臭，尝出滋味，以及有喜怒哀乐的表情等，都必须依靠这12对脑神经的功能。脊神经共有31对，其中包括颈神经8对，胸神经12对，腰神经5对，骶神经5对，尾神经1对。脊神经由脊髓发出，主要支配身体和四肢的感觉、运动和反射。自主神经也称为内脏神经，主要分布于内脏、心血管和腺体。心跳、呼吸和消化活动都受它的调节。自主神经分为交感神经和副交感神经两类，两者之间相互拮抗又相互协调，组成一个配合默契的有机整体，使内脏活动能适应内外环境的需要。

8. 神经系统的活动方式？

神经系统的功能活动十分复杂，但其基本活动方式是反射。反射是神经系统内、外环境的刺激所作出的反应。

　　反射活动的形态基础是反射弧。反射弧的基本组成：感受器→传入神经→神经中枢→传出神经→效应器。反射弧中任何一个环节发生障碍，反射活动将减弱或消失。反射弧必需完整，缺一不可，脊髓才能完成一些基本的反射活动。

第五篇

人体物质代谢

第一章

糖 类 代 谢

糖代谢主要是指葡萄糖在体内的一系列复杂的化学反应。它在不同类型的细胞中代谢的途径也有所不同，其分解代谢方式还在很大程度上受供氧状况的影响：在供氧充足时，葡萄糖进行有氧氧化彻底氧化成二氧化碳和水；在缺氧时，则进行糖酵解生成乳酸。此外，葡萄糖也可进入磷酸戊糖途径等进行代谢，发挥不同的生理作用。葡萄糖也可经合成转变成糖原。

1. 什么是血糖？

血液中的糖称为血糖，绝大多数情况下都是葡萄糖（英文简写 Glu）。体内各组织细胞活动所需的能量大部分来自葡萄糖，所以血糖必须保持一定的水平才能维持体内各器官和组织的需要。正常人的空腹血糖浓度为 3.9~6.1mmol/L。空腹血糖浓度超过 6.1mmol/L 称为高血糖。空腹血糖浓度低于 3.9mmol/L 称为低血糖，我们拿到的血液生化检查报告中一般写着：葡萄糖，或者 Glu。糖的种类有很多，但血糖只是指血液中的葡萄糖，其他糖类只有在转化为葡萄糖后才能称之为血糖。例如，双糖和多糖必须分解成单糖才能被吸收，而果糖和半乳糖等其他单糖也只有在转化为葡萄糖后才能被称为血糖。血糖是可以用化学方法测定的，现在最好的测定方法是葡萄糖氧化酶法。

2. 一天中血糖是怎样变化的？

一天中血糖不是一成不变的。一般规律为餐前血糖偏低，而餐后血糖偏高。但正常人的血糖，无论是空腹时还是餐后，都保持在一定的范围内。早餐前血糖（指早晨 6：00~7：00 点）一般在 3.3~5.5mmol/L 之间。餐后 0.5~1 小时血糖最高，但一般小于 8.9mmol/L。餐后 2 小时血糖一般恢复到空腹水平，要小于 7.8mmol/L。餐后 2 小时血糖在 ≥3.3mmol/L 且 < 7.8mmol/L 之间均属正常。夜间睡眠期间血糖处于基础状态，凌晨四五点钟以后血糖要逐步升高，这是因为生长激素和肾上腺糖皮质激素的作用。生

长激素在睡眠时分泌（只有低血糖时无论白天或黑夜都分泌），后半夜睡得最熟，分泌也最多。肾上腺糖皮质激素分泌最少，凌晨以后分泌逐渐增多，到凌晨时的分泌量已非常多，八点以后分泌量逐渐下降，直到夜间零点是分泌低谷。由于这两种激素的作用，凌晨的血糖逐渐升高，称作"黎明现象"。正常人胰岛素分泌无论白天黑夜，只要血糖高，胰岛素就分泌，所以黎明时血糖升高不明显。糖尿病患者由于胰岛素分泌不足，不能足以控制凌晨的高血糖，所以黎明现象比较明显。

3. 什么是酮体？

酮体包括乙酰乙酸、羟丁酸和丙酮三种成分，它们是脂肪在肝脏内分解的产物。在正常情况下，机体产生少量酮体，随着血液运送到心脏、肾脏和骨骼肌等组织，作为能量来源被利用，血中浓度很低，一般不超过1.0mg/dl，尿中也测不到酮体。所以正常人尿酮体应该为阴性。当体内胰岛素不足，脂肪分解过多时，酮体浓度增高，一部分酮体可通过尿液排出体外，形成酮尿。酮体是酸性物质，在血液中积蓄过多时，可使血液变酸，而引起酸中毒。

4. 什么是食物血糖生成指数？

"食物血糖生成指数"是指含50g糖类的食物与相当量的葡萄糖或白面包在一定时间内（一般为2小时）体内血糖反应水平百分比值，它反映了食物与葡萄糖相比升高血糖的速度和能力。通常把葡萄糖的血糖生成指数定为100。>70为高食物血糖生成指数食物，它们进入胃肠后消化快，吸收率高，葡萄糖释放快，葡萄糖进入血液后峰值高；<55为低食物血糖生成指数食物，它们在胃肠中停留时间长，吸收率低，葡萄糖释放缓慢，葡萄糖进入血液后的峰值低，下降速度慢。了解血糖生成指数的概念和一些常见食物的血糖生成指数对糖尿病患者控制病情非常必要。一般而言，精制的谷类血糖生成指数高，而粗粮则比较低。以馒头为例，精白面粉的馒头食物血糖生成指数为88，但荞麦面粉馒头为66，所以，提倡食用粗粮或全麦食物。西瓜的含糖量并不高，但血糖生成指数高，吃了以后对血糖影响较大，糖尿病患者要少吃。蔬菜一般属低食物血糖生成指数食物，特别是叶和茎类蔬菜。

5. 常见低、中、高食物血糖生成指数的食物？

（1）常见低血糖生成指数（GI）食物：①谷类：极少加工的粗粮，如煮过的整粒小麦、大麦及黑麦、荞麦、玉米面粥等；②豆类及制品：豆类的 GI 都比较低，如绿豆、蚕豆、豌豆、扁豆、四季豆等；③乳类及制品：几乎所有的乳类都是低 GI 产品，如牛奶、全脂牛奶、脱脂牛奶、酸奶等；④薯类：生的薯类或经过冷处理的薯类制品，如藕粉、魔芋、芋头等；⑤水果：含果酸较多的水果，如苹果、桃、杏、李子、柚子、梨、香蕉等；⑥即食食品：全麦型或高纤维产品，如大麦粒面包、黑麦粒面包、燕麦麸面包、混合谷物面包等；⑦混合膳食：馒头配芹菜炒鸡蛋，烙饼配鸡蛋炒木耳、米饭配鱼等；⑧其他：果糖、乳糖等。

（2）常见中 GI 食物：①谷类：粗麦粉、大麦粉、甜玉米、小米粥、荞麦面条、荞麦面馒头、燕麦麸、二面窝头（玉米面加面粉）等；②薯类：水分少的薯类食物，如烤马铃薯、烤甘薯、烤山药等；③蔬菜类：根、果类蔬菜，如甜菜、香瓜等；④水果类：热带水果、水果制品，如芒果、熟香蕉、葡萄干等；⑤即食食品：全麦粉面包、黑麦粉面包、高纤维面包、燕麦粗粉饼干、油酥脆饼干、汉堡包、乳酪的比萨饼、炸马铃薯片、冰淇淋等；⑥混合膳食：蔬菜少的膳食，如米饭配蒜苗鸡蛋、米饭配猪肉等。

（3）常见高 GI 食物：①谷类：小麦粉面条、富强粉馒头、烙饼、油条、糯米、米饼等；②薯类：马铃薯泥、煮甘薯等；③蔬菜类：根、果类蔬菜，如南瓜、胡萝卜等；④水果类：菠萝、西瓜等；⑤即食食品：精白面包、棍子面包，小麦饼干、苏打饼干、膨化薄脆饼干、蜂蜜、麦芽糖等。

6. 普通人应如何避免患糖尿病？

如今糖尿病发病率高，对人类危害大，我们普通人究竟能做些什么，才能使本人患糖尿病的危险降到最低程度呢？人想不得糖尿病，至少要做到"四个点儿"，那就是"多学点儿、少吃点儿、勤动点儿、放松点儿"，这是国际上公认的预防糖尿病的措施。多学点儿就是要多看看有关糖尿病的书籍、报刊、电视，多听听有关糖尿病的讲座，增加本人对糖尿病知识和糖尿病防治办法的理解；少吃点儿就是减少每天的热量摄取，要不咸不油腻，特别是防止大吃大喝、吸烟喝酒等；勤动点儿就是增加本人的体力活动和运动量，防止肥胖；放松点儿就是力图做到开朗、豁达、劳逸结合，防止过度紧张劳累。假如做到这"四个点儿"，患糖尿病的危险性就能减少 50%。

7. 糖尿病患者每天吃多少粮食比较适宜？

糖尿病患者必须控制主食，那是不是每天吃的粮食越少越好呢？实际上并非如此。现在多数人主张糖尿病患者饮食热量组成中，粮食所占的比例在 50%～60% 比较适宜。具体地说，每个糖尿病患者每天主食摄入量一般应在 200 ～ 400g，男性、年纪轻、偏瘦而且体力活动量较大者可以每天进主食 350 ～ 400g；女性、年龄大、偏胖而且体力活动量较小者每天宜进主食 200 ～ 250g。此处主食是指干重，而不是成品主食的重量，患者或家属可准确称量一定量的干粮食，做成米饭或者面食，以对这些粮食制成的主食有重量或体积上的比较确切的概念，以后则可以此为准。在计算主食入量时，少量的豆腐、粉条、土豆可不予计算，但在较大量进食此类食物时，还应适当减少主食量。

8. 如何计算糖尿病患者一天应该摄入的总热量?

糖尿病患者必须进行总热量的控制，那么他们到底应该怎样决定每天应摄取多少热量呢？一般来说，糖尿病患者的总热量取决于年龄、性别、体重、体力活动强度，年纪轻、男性、体重较轻、体力活动大者每天摄取的热量可稍偏大。如果患者正处于儿童期、青春期、妊娠期、哺乳期，每天摄取的总热量，特别是蛋白质摄入量还可以更多一些。习惯上按体重和体力活动的情况每天每千克体重摄取的总热量可在 15 ～ 50kcal（63 ～ 210kJ），详细计算方法见表 5-1-1：患者可根据自己的体重特点以及每天的活动强度，先计算出每天到底应该摄取多少热量，然后再进一步计算自己对各种食物应该吃进多少才比较适宜（表 5-1-2）。

确定每日所需热量：总热量（kcal）＝理想体重×每千克体重所需热卡数［kg/（kg·d）］

表 5-1-1 不同体重和体力活动每天每千克体重摄取的总热量（kcal）

体型	极轻劳动	轻度劳动	中度劳动	重度劳动
消瘦	30	35	40	45
正常	10 ～ 20	30	35	40
肥胖	15	20 ～ 25	30	35

表 5-1-2 不同热量饮食营养成分分配

总热量（kcal）	总交换份	谷类份	蔬菜份	肉类份	水果份	乳类份	油脂份
1000	12	6	1	2	0	2	1
1200	14.5	7	1	3	0	2	1.5
1400	16.5	9	1	3	0	2	1.5
1600	18.5	9	1	4	1	2	1.5
1800	21	11	1	4	1	2	1.5

总热量（kcal）	总交换份	谷类份	蔬菜份	肉类份	水果份	乳类份	油脂份
2000	23.5	13	1	4.5	1	2	2
2200	25.5	15	1	4.5	1	2	2
2400	28	17	1	5	1	2	2

9. 什么是糖尿病的急性并发症？

糖尿病急性并发症一般包括酮症酸中毒（DKA）、高渗性昏迷（HNC）、乳酸性酸中毒（LA）以及低血糖。酮症酸中毒和高渗性昏迷与胰岛素分泌不足有关；低血糖主要是由于糖尿病的治疗（口服降糖药或胰岛素）引起的，更多见于用胰岛素治疗的患者；乳酸性酸中毒在糖尿病患者中较少自然发生，其发生多由于患者肝肾功能不全而又口服大剂量双胍类降糖药，常见于老人、肝肾功能不全者、心肺功能不全者。

10. 为什么糖尿病患者易发生脑血管病？

因为糖尿病是一种以糖代谢紊乱为主要表现的内分泌系统疾病。主要是患者的胰岛素分泌绝对或相对不足，引起糖、脂肪代谢紊乱，不但可使血糖增高，而且还会使葡萄糖转化为脂肪。其脂肪过度氧化、分解为甘油三酯和游离脂肪酸，特别是胆固醇增多更为显著，形成高脂血症，加速了糖尿病患者的动脉硬化。有人报道，糖尿病患者动脉硬化的发生率是正常人的 10 倍，并且发生年龄早，病程进展快。病变主要位于脑动脉、冠状动脉和下肢动脉。由于动脉硬化，使动脉弹性减弱，动脉内膜粗糙，易造成血小板在动脉壁上附着，所以，容易发生脑血栓形成。

11. 糖尿病患者应如何饮食治疗？

碳水化合物、蛋白质、脂肪要合理分配，碳水化合物约占饮食总热量的 50% ~ 60%，提倡用粗制米、面和一定量杂粮。蛋白质一般不超过总热量的 15%，脂肪约占总热量的 30%。每日饮食中使用膳食纤维的含量亦不少于 40g 为宜。提倡食用绿叶蔬菜、豆类、粗谷类、含糖分低的水果。严格限制各种甜食。体重过重者要忌吃油炸油煎食物。炒菜应用植物油，忌食动物油。少食胆固醇高的食物，限制饮酒。

12. 如何计算糖尿病患者每日所需热量？

先按患者的年龄、性别、身高查出标准体重，然后根据标准体重及工作性质决定每日所需总热量。成年人休息者每日每千克体重 83.68 ~ 125.52kJ；轻体力劳动者 125.52 ~ 146.44kJ；中等体力劳动者 146.44 ~ 167.36kJ；重体力劳动者 167.36kJ 以上。儿童、孕妇、哺乳期妇女、营养不良者及消耗性疾病患者应酌情增加热量。肥胖者应酌减，使体重下降到正常标准 ±5% 左右。

13. 糖尿病能否吃西餐？

西餐中的煎、炸、烤等烹调方式和黄油对糖尿病合并心脑血管疾病的患者存在危害，还容易增加大血管病变的危险，糖尿病患者不宜贪嘴多吃。从流行病学调查中证实，中国人移居美国后 2 型糖尿的发病率病比国内高 4 ~ 5 倍，这充分说明饮食结构与生活环境变化对 2 型糖尿病发病率的影响。肉类多，主食少，蔬菜更少，它的特点就是"高蛋白、高脂肪、高热量、低糖，低维生素、低纤维素"，从饮食营养学的观点来看是不科学的，必然导致体内热量过剩、脂肪堆积、身体超重以至肥胖，而使胰岛素受体的数目减少，使受体的敏感性降低。

14. 糖尿病患者能否吃快餐？

有调查结果显示，15 年间平均每周吃 2 次以上快餐者比每周吃快餐低于 1 次的人体重高出约 4.5kg，胰岛素抵抗（2 型糖尿病的主要发病因素）也是后者的 2 倍。对于使用胰岛素的病友，在食用快餐时应特别警惕低血糖的发生。因为多数"快餐"是"油脂类食物"。而油腻食物在胃内停留的时间较长，它们被消化分解则需时更长，所以在食入的食物还没消化、葡萄糖尚未入血时，而使用的短效胰岛素已经发挥作用，这就是为什么快餐会导致低血糖的原理。

15. 糖尿病儿童的饮食安排有什么特点？

（1）儿童处于生长发育期，尤在青春发育期，身体快速增长，热量需要多，安排糖尿病患儿的饮食，应保证每日总热量在 1000 ~ 2000kcal 之间。

（2）计算糖尿病儿童每天所需的总热量时，不能与成人一样按标准体重计算。要考虑到患儿的年龄、胖瘦程度、活动量大小及其饮食习惯。每日热卡的需要量（kcal）= 1000 + 年龄 ×（70 ~ 100）（kcal），3 岁以内相对需要量大，每岁 100kcal，4 ~ 6 岁每岁 85 ~ 90kcal，7 ~ 10 岁每岁 80 ~ 85kcal，10 岁以上每岁 70 ~ 80kcal。身体胖、活动少的患儿、青春期女孩用偏低热卡；身体瘦、食量大、活动多的患儿用偏高热卡。参加较大运动量的患儿，可将日需要量增加 10% ~ 20%。

（3）儿童有喜食零食的习惯，改吃零食为加餐。在总热量范围内，采用少量多餐，安排携带食用方便的食品用于加餐。

（4）热量分配时，儿童对蛋白质的需要量大，蛋白质的含量应占20%，坚持低脂、粗制碳水化合物食品，蔬菜宜用含糖量少的菠菜、白菜、萝卜、黄瓜等；适当增加含膳食纤维多的食品如玉米，豆皮、高粱，烹调方法宜多样化，这样可提高患儿进食的兴趣。

第二章

脂 类 代 谢

脂类是脂肪和类脂的总称。脂肪即三脂酰甘油，也被称为甘油三酯。类脂包括固醇、固醇酯、磷脂及糖脂等。甘油三酯是机体的主要能量储存形式，正常人体内的脂肪量（男性占体重的21%，女性占体重的26%）可抵抗2~3个月的饥饿。甘油三酯也是机体重要的能量来源，1g甘油三酯彻底氧化可产生38kJ能量，而1g蛋白质或1g碳水化合物只能产生17kJ能量。

1. 什么是血脂？

血液中的脂肪类物质，统称为血脂。血浆中的脂类包括胆固醇、甘油三酯、磷脂和非游离脂肪酸等，它们在血液中与不同的蛋白质结合在一起，以"脂蛋白"的形式存在。大部分胆固醇是人体自身合成的，少部分是从饮食中获得的。甘油三酯恰恰相反，大部分从饮食中获得，少部分是人体自身合成的。

2. 血脂正常范围是多少？

总胆固醇（TC）低于5.20mmol/L（200mg/dl）正常，高于5.72mmol/L（220mg/dl）异常；低密度脂蛋白胆固醇（LDL-C）低于3.12mmol/L（120mg/dl）正常，高于3.64mmol/L（140mg/dl）异常；高密度脂蛋白胆固醇（HDL-C）高于1.04mmol/L（40mg/dl）正常，低于0.91mmol/L（35mg/dl）异常；甘油三酯（TG）低于1.70mmol/L（150mg/dl）正常，高于1.70mmol/L（150mg/dl）异常。

3. 什么是高脂血症？

高脂血症是指血中胆固醇（TC）和（或）甘油三酯（TG）过高，或高密度脂蛋白胆固醇（HDL-C）过低，现代医学称之为血脂异常。

4. 高脂血症的危害？

血脂是人体中一种重要的物质，有许多非常重要的功能，但是不能超过一定的范围。如果血脂过多，容易造成"血稠"，在血管壁上沉积，逐渐形成小斑块（就是我们常说的"动脉粥样硬化"），这些"斑块"增多、增大，逐渐堵塞血管，使血流变慢，严重时血流被中断。这种情况如果发生在心脏，则引起冠心病；发生在脑，就会出现脑卒中；如果堵塞眼底血管，将导致视力下降、失明；如果发生在肾脏，就会引起肾动脉硬化、肾功能衰竭；发生在下肢，会出现肢体坏死、溃烂等。此外，高血脂可引发高血压、诱发胆结石、胰腺炎，加重肝炎、导致男性性功能障碍、老年痴呆等疾病。最新研究提示，高血脂可能与癌症的发病有关。

5. 高脂血症患者食物选择要点？

（1）节制主食。体重超重或肥胖者尤应注意节制。忌食纯糖食品及甜食。

（2）多食用鱼类（尤其是海产鱼类）、大豆及豆制品、禽肉、瘦肉等能提供优质蛋白，而饱和脂肪酸、胆固醇较低的食物。

（3）控制动物肝脏及其他内脏的摄入量，对动物脑、蟹黄、鱼子等要严格限制。

（4）用植物油烹调，尽量减少动物油脂摄入。

（5）多食用蔬菜、水果、粗粮等，保证适量食物纤维、维生素、无机盐摄入。尤应多食用富含尼克酸、维生素 C、维生素 E、维生素 B_6 等食品。

6. 哪些食物具有降血脂作用？

（1）大蒜：大蒜可升高血液中高密度脂蛋白，对防止动脉硬化有利。

（2）茄子：茄子在肠道内的分解产物，可与过多的胆固醇结合，使之排出体外。

（3）香菇及木耳：能降低血胆固醇和甘油三酯。据研究，其降胆固醇作用比降血脂药物安妥明强 10 倍。

（4）洋葱及海带：洋葱可使动脉脂质沉着减少；而海带中的碘和镁对防止动脉脂质沉着也有一定作用。

（5）豆类：包括大豆、蚕豆、豌豆、赤豆、绿豆等，它们是人体蛋白质的良好来源，也是防治高脂血症和冠心病的健康食品。研究人员发现，每天吃 115g 豆类，血胆固醇可降低 20％，特别是与动脉粥样硬化形成有关的低密度脂蛋白降低明显。

（6）茶叶：茶能降血脂，茶区居民血胆固醇含量和冠心病发病率明显低于其他地区。

（7）鱼类：鱼中含有大量高级不饱和脂肪酸，对降低血胆固醇有利。

（8）植物油：含有人体必需的不饱和脂肪酸，能降低血胆固醇，尤以芝麻油、玉米油、花生油等为佳。

（9）苹果：苹果素有"果中之王"的美称，可以大大降低冠心病患者死亡的危险性，是防止高血脂的理想食物。荷兰国立公共卫生和环境保护研究所进行的一项流行病学研究表明，常年不间断地食用苹果，每天大约110g左右，可以防止血中胆固醇的增高，减少血液中的含糖量，对身体健康大有益处。

（10）山楂：酸甜可口，能促进消化液的分泌，增进食欲，帮助消化，具有扩张血管、改善微循环、降低血压、促进胆固醇排泄而降低血脂的作用。

（11）菌类食物：是蘑菇、草菇、香菇、平菇等菌类食物的总称，是一种高蛋白、低脂肪，富含天然维生素的健康食品，能促进胆固醇分解代谢，防止血脂升高。

（12）牛奶：不仅营养价值高，而且含有羟基与甲基戊二酸，能够抑制人体内胆固醇合成酶的活性，从而抑制胆固醇的合成，降低血中胆固醇的含量。如果有条件喝脱脂的牛奶和酸奶对高脂血症或高胆固醇症者有益。

（13）燕麦：必需氨基酸的含量高于其他谷类粮食，而且有降低胆固醇的作用。每天适量食用燕麦粥，可使人体血清胆固醇水平降低。

7. 血脂与脑梗死的关系？

当血液中胆固醇增高时，容易形成动脉硬化斑块，这些斑块在动脉壁内堆积，使动脉管腔狭窄，阻塞血液流入相应部位，引起动脉缺损。它发生在脑血管时引起脑梗死。医学证明，长期调脂治疗不仅能治疗脑梗死，还能预防脑梗死。脑卒中的原因很多，有高血压、高血脂、吸烟、饮酒、肥胖、高龄、糖尿病、血液病等，其中高血脂、脑动脉粥样硬化是脑梗死的重要危险因素之一。许多研究证明，长期调脂治疗能明显减低脑卒中的发生率和致残率，因此，临床医师对高脂血症的治疗越来越重视。

第三章

蛋白质代谢

　　体内的蛋白质处于不断合成与降解的动态平衡。成人体内的蛋白质每天有 $1\%\sim2\%$ 被降解，其中主要是肌肉蛋白质。蛋白质降解所产生的氨基酸，大约 $70\%\sim80\%$ 又被重新利用合成新的蛋白质。食物蛋白质经消化而被吸收的氨基酸（外源性氨基酸）与体内组织蛋白质降解产生的氨基酸及体内合成的非必需氨基酸（内源性氨基酸）混在一起，分布于体内各处，参与代谢，称为氨基酸代谢库。体内氨基酸的主要功能是合成蛋白质和多肽，也可转变成其他含氮化合物。

第六篇

预 防 篇

脑科疾病常见症状与预防

脑科疾病的常见症状包括：头痛、头晕，语言障碍，肢体麻木、无力、抽搐，视物不清和视物成双，晕厥和意识丧失，失眠，疲劳，紧张，焦虑及抑郁等，都属于脑科疾病的常见症状。

一、头痛

从医学上讲就是额、顶、颞及枕部的疼痛，可见于多种疾病，其中又以颅脑病变引起的头痛症状最为多见，如脑炎、脑血管病变（如蛛网膜下腔出血、脑出血、脑梗死、高血压脑病等）、脑肿瘤、脑外伤等；也可见于颅脑以外的病变，如眼、耳、鼻和口腔疾病所致的头痛；还可见于全身性疾病，如急性感染（包括感冒、伤寒、肺炎等发热性疾病）、高血压、心功能不全、中毒、肝肾功能不全、低血糖、贫血、肺性脑病、自身免疫性疾病如系统性红斑狼疮等。当然，精神紧张、过度疲劳也可引起头痛，但一般不会有不良的后果，且经休息后多能自己缓解。所以，一旦您出现不明原因的头痛，且经休息后不能很快缓解，建议及早到医院最好是专科医院就诊。

二、头晕

医学上又可进一步分为眩晕和头昏。眩晕是患者感到自身或周围环境有旋转后摇动的一种主观感觉，有的患者感觉为"天旋地转感"，也有的描述为"好像感觉床要翻个似的"，还有的"站立走路不稳，好像要摔倒似的"，一般不伴有意识障碍，常见疾病有梅尼埃病、迷路炎、药物（如链霉素、庆大霉素等）中毒、前庭神经元炎（感冒后出现的眩晕，常伴恶心、呕吐，一般无耳鸣及听力下降，持续时间可长达 6 周，痊愈后很少复发）、位置性眩晕等，以上所列疾病均属于周围性眩晕，也叫耳性眩晕；与此相对的就是中枢性眩晕，如小脑、脑干的梗死，多发性硬化和延髓空洞症，癫痫，听神经纤维瘤，小脑、脑干或第四脑室的肿瘤等。以上疾病除眩晕外还往往伴有其他相关的症状，需要由具有专业知识的神经科医生作进一步鉴别。

头昏一般是指头沉、头脑不清醒感，不会有旋转感，常见于高血压病、心脏病、中毒性疾病、眼源性头晕（如屈光不正、眼肌麻痹等）以及头部或颈椎损伤后。

三、语言障碍

临床上有一个名词叫失语症，是由于脑损害所致的语言交流能力障碍。语言交流的基本形式是听、说、读、写，任何一方面发生障碍都属于失语症，不过老百姓讲的言语不利还包括构音不清，总的来说就是讲话不利索或者是想说的话说不出来，一旦您家里有人出现上述情况，应及时到综合医院的神经科或者脑科医院就诊。

四、面瘫

面瘫也就是我们平时常说的口眼歪斜，可见于面神经麻痹、脑卒中、脑肿瘤等，也见于吉兰-巴雷综合征，以上疾病病因不同，治疗方法不同，预后也相差甚远，一定要在专业医生指导下及时进行诊断治疗，避免耽误了治疗时机，留有后遗症。

五、肢体麻木、无力、抽搐

这个好理解，不管你是胳膊没劲还是手没劲或者腿没劲，也不管无力是单个肢体或者是两个肢体，也不管无力是持续几分钟还是十几分钟，甚至是几个小时或者短时间内完全缓解了，一定尽快到医院找神经科医师尽早明确诊治，不要以为肢体麻木或无力能缓解就不就诊，会把本来能治的病耽搁成治不好或者无法治疗的疾病。

六、视物不清和视物成双

大家都知道眼睛局部有病变可以引起视物不清，殊不知，脑部发生病变也可引起视物不清，甚至是视物变形，还可以视物成双，也就是看东西有重影，甚至可以"看东西不完整了，少了一块"，专业上叫视野缺损。如您或您的家属出现看东西不正常了，一定到医院就诊。如果只有看东西不正常没有其他伴随症状，可以先看眼科，排除了眼睛的疾病后再看神经科。

七、晕厥和意识障碍

晕厥是由于全脑血流量的突然减少引起的短暂的发作性的意识丧失。发病时患者因姿势性张力丧失，不能站立而跌倒，可很快恢复，一般数秒钟，可伴有尿便失禁，醒后无头晕、头痛等不适。晕厥如发生在青年女性，大多查无器质性疾病的证据，不过也应该到医院经专业医生判断，以免漏诊重要的疾病；如发生在中老年患者，更应引起注意，可见于双侧颈动脉重度狭窄或者主动脉弓综合征（Takayasu，无脉病，该病患者头臂干、颈总动脉和椎动脉狭窄，体力活动后可以显著减少上位脑干的血流量，迅速引起意识丧失）、主动脉瓣狭窄以及直立性低血压性晕厥。需要客观检查的证据来帮助诊断。

意识障碍不仅包括意识水平的障碍，如嗜睡、昏睡、昏迷等，还包括意识内容的障碍，如谵妄状态，患者的意识水平是正常的，但是注意力涣散，还伴有时间、地点及人物的定向障碍，自知力也不正常，与外界不能正常接触，常有丰富的错觉、幻觉，形象生动逼真，甚至有恐惧、外逃及伤人行为。一旦出现上述情况，应急诊到脑科医院就医。

八、失眠

好多人不知道，失眠也是病，严重的时候也需要到医院就诊治疗。人群中 30%～50% 的人有过失眠的经历。失眠是长时间睡眠不佳，常表现为睡眠时间减少、深度表浅、精神及体力恢复不满意等，是神经科最常见的症状和主诉之一。失眠可以指入睡困难（起始失眠）、易醒（持续失眠），也可指患者感觉未得到充足的休息。由于每个人对睡眠的需求不同，所以不能用平均睡眠时间来判断是否是失眠。如果仅仅是睡眠时间较他人少，但是醒来以后精力充足，能很好的胜任平日的工作，则不能认为是失眠。失眠虽不属于危重疾病，但妨碍人们正常生活、工作、学习和健康，并能加重或诱发心悸、胸闷、眩晕、头痛、中风等病症。顽固性的失眠，给患者带来长期的痛苦，甚至形成对安眠药物的依赖，睡眠障碍影响血糖、血压以及机体免疫力，可导致心脑血管疾病的发生。

失眠按病程分可分为：急性失眠，病程 <4 周；短期失眠或亚急性失眠，病程在 4 周到 6 个月；慢性失眠，病程 >6 个月。

失眠症按严重程度分类可分为：

（1）轻度：偶发，对生活质量影响小，一般不需要特殊干预。

（2）中度：每晚发生，中度影响生活质量，伴一定症状（易怒、焦虑、疲乏等）；需要到脑科医院或者综合医院的神经科或心理科就诊。

（3）重度：每晚发生，严重影响生活质量，临床症状表现突出。需到医院就诊甚至需要住院治疗。

九、疲劳、紧张、焦虑及抑郁反应

疲劳、紧张、易激惹、焦虑和抑郁等是人们日常生活中及某些疾病中十分常见的现象，尽管这些症状具有主观性和抽象性，但其重要性丝毫不亚于瘫痪、感觉缺失、失语和癫痫发作等。

疲劳的患者常常说"累得要命"、"总是感觉累"、"没有精神"、"不愿意动弹"、"喘不上气来"、"没意思"等，往往表现出对工作漠不关心、爱袖手旁观或消磨时光，对任何事物都没有兴趣，不愿意活动，即使活动也不能持久。当然，这种情况可能与休息不足或者长期身心紧张有关，可视为正常生理反应；但是若无前述诱因出现类似症状，应及时到医院就诊。

（1）紧张：多为面临挑战、威胁或担任重任时出现的心理行为异常，通常指不安、忧虑、焦虑、恐惧、易激惹和兴奋等。可伴有出汗、颤抖、心悸、反酸和排尿次数多等。

（2）焦虑：是一种情感状态，以紧张不安、易激惹、担心的预感和忧虑为特点，经常但不一定表现为气喘、胸闷、窒息感、心悸、肌紧张度增加、眼花、手抖、出汗和面部潮红、易疲劳和不能耐受体力活动等。

（3）抑郁：临床常见，如同没有任何人不曾患过感冒一样，几乎没有人不曾有过抑郁心境或未经历过沮丧失望。近年来，已经越来越多地得到医生及患者和家属的关注。如果抑郁心境持续时间不长，可以自行缓解，不用特殊干预；一旦症状突出且超过2周，影响了日常生活及工作，也应到综合医院神经科或脑科医院接受治疗，严重者甚至需要到精神专科医院接受治疗。

第七篇

就 医 篇

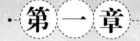

脑 血 管 病

一、概述

脑血管病（cerebrovascular disease）是指在供应脑血管壁病变或血流动力学障碍的基础上发生颅内缺血或出血，并引起短暂或持久的局部或弥漫脑损害，造成一系列临床表现的一组疾病。

脑血管病按发病急缓分为急性脑血管病和慢性脑血管病，前者又根据临床症状持续的时间分为短暂性脑缺血发作（TIA）和脑卒中（stroke），又称中风（apoplexy）、脑血管意外，一般包括脑出血、脑梗死和蛛网膜下腔出血；按病变性质可分为出血性脑血管病和缺血性脑血管病，前者包括脑出血、蛛网膜下腔出血，后者包括 TIA 和脑梗死。

脑出血性疾病是中老年人最主要和最常见的疾病之一，与心血管病、恶性肿瘤成为三大主要死因。近 70% 的存活者留有不同程度的偏瘫、失语和痴呆（致残率高）。我国平均发病年龄在 60 岁左右，但近年来发病率有年轻化趋势，在我国脑血管疾病分为多个种类（见表 7-1-1）。

表 7-1-1　我国脑血管疾病的分类

分类	包含疾病
一、颅内出血	1. 蛛网膜下腔出血
	2. 脑出血
	3. 硬膜外出血
	4. 硬膜下出血
二、脑梗死（颈动脉及椎-基底动脉系统）	1. 脑血栓形成
	2. 脑栓塞
	3. 腔隙性脑梗死
	4. 血管性痴呆
	5. 其他

续表

分类	包含疾病
三、短暂性脑缺血发作	1. 颈动脉系统
	2. 椎-基底系统
四、脑供血不足	
五、高血压脑病	
六、颅内动脉瘤	
七、颅内血管畸形	
八、颅内静脉或窦血栓形成	

二、脑血管病的危险因素

（1）高血压：血压越高，发生中风的机会越大。高血压患者发生中风的概率是血压正常人的6倍，大约80%的脑出血患者都是由于高血压引起的。

（2）高脂血症：血脂增高一方面使得血液黏稠，血流缓慢，供应脑的血液量减少；另一方面可加重动脉硬化的程度。目前认为胆固醇增高、低密度脂蛋白增高和高密度脂蛋白降低与脑血管病的发生有关。

（3）糖尿病：糖尿病常伴动脉硬化，而且血内葡萄糖含量增多也会使血黏度和凝固性增高，有利于脑血栓形成。有资料表明，糖尿病患者患中风的年龄要提早10年，发病人数比血糖正常的人高2~4倍。

（4）心脏病：脑的血液来源于心脏。当心肌梗死、心力衰竭时，脑的供血量不足，会引起脑梗死；当风湿性心脏病合并有心房颤动等心律失常发作时，心房内的栓子脱落进入脑血管，可引起脑栓塞。

此外还有很多其他危险因素，如年龄、脑血管病家族史、不良生活习惯等。年龄越大中风风险越高，55岁以后发病率大大增加；吸烟、酗酒、高盐饮食等不良的生活习惯也会增加中风的危险。

第一节 脑 梗 死

1. 什么是脑梗死？与脑梗塞相同吗？

脑梗死又称缺血性卒中，中医称之为卒中或中风。本病是由各种原因所致的局部脑组织缺血缺氧性病变坏死，并产生临床对应的神经功能缺失表现，通常脑梗死指脑动脉血栓形成，与脑梗塞无明显区别。

2. 脑梗死都是高龄发病吗？

在过去的几十年，脑梗死的发病年龄逐渐年轻化，并非老年人特有疾病，年轻人的高危因素逐渐上升，如高脂饮食、吸烟饮酒、口服避孕药物等。

3. 吸烟饮酒对脑梗死有影响吗？

循证医学证实，吸烟对于脑血管病的发病有较大影响，吸烟患者的发病率比不吸烟患者高 2~6 倍，且吸烟支数与发病程度成正比。少量饮用红酒有软化血管的效果，大剂量饮酒尚无明确报道。

4. 脑梗死患者需要控制血压吗？控制在多少合适？

脑梗死患者应积极控制血压，但收缩压不高于 180mmHg 时，不能快速降压，力求长效平稳降压，否则容易出现再发梗死状况。

5. 脑梗死患者需要积极控制血糖吗？

需要，血糖偏高可明确损伤血管内皮，导致颅内外血管动脉粥样硬化，进一步发展为脑梗死，需积极控制。

6. 脑梗死患者可以锻炼身体吗？

脑梗死急性期患者，不宜过多下床活动，可于平卧位行肢体功能锻炼，待病情平稳，可逐渐增加锻炼。

7. 没有症状的人可以口服阿司匹林吗？

有多发高危因素（如高血压、糖尿病、冠心病等）且头 CT 显示腔隙性梗死的患者，虽然无临床症状，但仍需小剂量口服阿司匹林。

8. 脑梗死患者需要终身服药吗？

脑梗死患者需终身服药，因服用药物主要为抗血小板聚集类药物，可能出现消化道、颅内出血等情况，需经常复查，调整用药，但如无出血倾向，不能停用药物。

9. 为什么脑梗死的患者情绪很差？是焦虑抑郁吗？

脑梗死患者在发病 1~3 个月时，有约 1/4 患者出现情绪低落、易烦躁、哭闹、对生活失去信心，甚至有自杀倾向，这个是卒中后焦虑抑郁的表现，需药物治疗及心理疏导。

10. 焦虑抑郁能治愈吗？

焦虑抑郁多数有明显的诱发因素，如工作生活压力过大、自身有较严重疾病等，给予药物治疗及心理疏导可有明显效果，但治愈后需避免再次诱发。

11. 父母有脑梗死，子女会遗传吗？

脑梗死不是遗传性疾病，但它与生活习惯密切相关，所以患有脑梗死的家族尤其是同一家庭成员需注意：避免高脂肪、高热量食物，避免过甜过咸食物，忌吸烟饮酒。

12. 脑梗死的患者多久复查一次？

脑梗死患者从出院后复查时间为：1 个月、3 个月、6 个月。如有不适，随时就诊。

13. 什么食物对脑梗死患者有益处？

豆类、谷物、绿色蔬菜（如芹菜）、新鲜水果（如草莓）、鱼类等。

14. 为什么脑梗死的患者需要检查完头 CT 后才开始用药？

临床上，脑出血如果出血量较少，可以引起和脑梗死一样的表现，但这两种疾病在治疗尤其是用药上是不同的。头 CT 能迅速区分脑梗死和脑出血，是脑血管病患者进行鉴别诊断需要做的第一项检查。溶栓治疗前也需要头 CT 排除出血及影像学上可见的脑梗死责任病灶（如果在发病早期出现新发脑梗死病灶是溶栓的禁忌，不能进行溶栓治疗）。

15. 得了脑血管病，出院后应该注意什么？

坚持服药，尤其是抗血小板聚集的药物不能擅自停药；控制脑血管病的危险因素：高血压、糖尿病、冠心病、高脂血症、颈动脉狭窄、肥胖以及吸烟饮酒等；定期复查自己的肝肾功能、血脂、血糖等指标，遇到不适请及时就诊（最好是在发病 2 小时之内到达医院）。

16. 脑血管闭塞后通过输液血管能够通开吗？

脑梗死又名缺血性脑血管病，是一种由于脑血管内发生血栓、栓塞或其他原因导致脑供血不足而引起的疾病。脑梗死包括常见的脑动脉硬化血栓形成性脑梗死（简称脑血栓）和脑栓塞。急性期应卧床休息，头部放平，必要时给予吸氧，除血压特别高外一般不降压，勤翻身，注意呼吸道通畅，预防呼吸道及泌尿道感染，预防压疮。药物可用：低分子右旋糖酐、血管扩张剂、抗凝治疗、活血化瘀的中药（如丹参、川芎、葛根、当归、红花等）可酌选用。对颈动脉阻塞者可作血栓摘除术，对于短暂性脑缺血发作和颅内动脉系统阻塞者可于病侧进行颞浅动脉和大脑中动脉的吻合术。脑梗死恢复期要适当地服用末梢循环改善剂，降低血小板凝集性，降低血脂，营养神经，促进神经细胞代谢，注重血压等治疗，对有冠心病、风湿性心脏病、糖尿病者，要注意原发病的治疗。

17. 脑梗死的预后怎么样？

脑梗死的死亡率较脑出血低，一般预后较脑出血好，但病情严重的脑梗死，预后不佳。脑梗死的预后与下列因素有关。

（1）与阻塞的血管大小有关：如阻塞的是小血管，脑缺血范围小，侧支循环易形成，恢复较快，预后较好。如阻塞的血管大，脑缺血范围大，脑组织受损严重，临床症状恢复慢，预后较差。

（2）与发病速度有关：缓慢逐渐发病者，较易形成侧支循环，脑缺血可逐渐代偿，预后较好。急性起病者，未能建立侧支循环，预后较差。

（3）与梗死的次数和数量有关：首次发作，预后较好。但一次大面积梗死，预后较差。发生两次以上的梗死，特别是两侧脑血管均受累，预后较差。梗死灶越多，预后越差。梗死灶单一者，预后较好。

（4）与栓子的性质有关：如栓子疏松，在随血液运行过程中，自身破碎，流到血流的远端，阻塞小血管者，预后较好。而脂肪栓子、空气栓子、细菌栓子，比心源性栓子预后严重。但心源性栓子引起脑脓肿者，预后较差。

（5）与局灶定位症状轻重有关：发病后偏瘫、失语等定位症状较轻，预后较好。反之，偏瘫、失语程度较重者，预后较差。

（6）与昏迷程度有关：昏迷程度严重，持续时间越长，预后越差。起病时无昏迷，以后进入昏迷，且昏迷程度逐渐加重者，预后较差。患者神志始终处于清醒状态，预后较好。

（7）与有无合并症有关：如合并压疮、肺部感染、尿路感染、糖尿病、冠心病、心律不齐、心力衰竭等，预后较差，无合并症者预后较好。

（8）与患者年龄有关：年龄大，体质差，预后较差；年龄小，体质好，预后好。

18. 脑梗死都需要溶栓治疗吗？什么是溶栓？

溶栓治疗是脑梗死的一种积极治疗方法，有明确的时间限制的，一般是 3 ~ 6 小时之内，肢体瘫痪明显的患者，或者昏迷患者，患者近期无手术，无新发梗死，无出血情况，才有可能溶栓，发病时间越长，溶栓风险越大，很容易出血。

19. 什么叫短暂性脑缺血发作？

约有 1/3 的脑卒中（中风）发病前会有短暂性脑缺血发作，这是因为输送到脑部的血液和氧气暂时中断所致。短暂性脑缺血发作也叫"小中风"，其症状通常持续数分钟到数小时，不超过 24 小时。然而这种"小中风"却是个强有力的先兆，如不积极预防，真正的脑卒中将会在短期内发生。事实上，半数以上的患者在脑卒中发病前都有短暂性脑缺血发作的病史。

20. 什么是腔隙性脑梗死？有哪些临床症状？

腔隙性脑梗死是一种很小的梗死灶，直径一般不超过 1.5cm，这种梗死多发生在大脑深部的基底节区及脑干，在这些部位的动脉多是一些成为深穿支的细小动脉，这些动脉的供血范围有限，所以一支闭塞只引起很小范围的脑组织缺血坏死，可无临床症状。

21. 什么叫脑动脉供血不足？和脑梗死有什么关系？

脑动脉供血不足时指各种原因导致大脑出现慢性的广泛的供血不足，引发脑部缺血缺氧而出现的一系列脑功能障碍。可出现头晕、肢体麻木、短暂的讲话不清、头痛、头沉、全身乏力、恶心、呕吐、嗜睡、单侧肢体抽搐、突发的视物不清等。如果脑动脉供血不足的原因是脑血管病变，那么病情加重的下一步表现就是脑梗死。

第二节 青年性脑卒中

1. 什么是青年性脑卒中？

脑卒中是一种高发病率、高病死率、高致残率的疾病，严重威胁着人类的生命与健康。近年来，脑卒中患者有逐渐增多且年轻化的趋势。青年脑卒中一般是指 18 ~ 45 岁的患者患有脑血管病，包括缺血性脑血管病和出血性脑血管病，占全部卒中的 5%~15%。脑卒中的年轻化导致了青年人群的生活质量下降和社会劳动力丧失。

2. 青年性脑卒中的危险因素有哪些？

（1）脑血管畸形或先天发育异常：Moyamoya 病、先天发育异常、新生物性血管内皮病。

（2）感染：钩端螺旋体性血管闭塞性脑梗死、肉芽肿性动脉炎、感染性动脉炎、寄生虫感染。

（3）自身变态反应：多发性大动脉炎、系统性动脉炎、溃疡性结肠炎、胶原病等。

（4）少见的心源性栓子。

（5）凝血功能亢进或出现异常成分。

（6）遗传基因突变：CADASIL 病、MELAS 病、Fabry 病、Marfan 综合征。

（7）血管损伤：颅脑外伤、手术、插入导管、穿刺等。

（8）其他：①颈部血管杂音：意味着局部动脉粥样硬化形成，发生脑卒中的危险性明显增加。在西方人群中更明显。②抗氧化维生素缺乏：维生素 C、维生素 E 和胡萝卜素缺乏与血压升高和动脉粥样硬化有关，也可导致青年性脑卒中。

3. 青年性脑卒中有哪些症状？

以急性发病、症状及体征在 24 小时内达高峰者居多（81.4%），以偏侧肢体无力、一侧感觉障碍、头痛头晕为较常见的临床表现。

4. 如何预防青年性脑卒中？

明确该病的危险因素，及早进行二级预防，对降低该病发病率有十分重要的意义。

脑卒中的一级预防包括：早期一级预防以健康教育，戒烟酒及饮食控制和锻炼为主；药物主要应用阿司匹林。晚期一级预防为控制危险因素，例如高血压治疗、动脉血栓的治疗和他汀类调脂药物的应用及颈动脉狭窄治疗。

脑卒中的二级预防，为症状发生后或颈动脉狭窄超过 60% 的患者，采用华法林加阿司匹林进行药物治疗。通常采用以下措施：①早期使用华法林，因心房颤动是脑卒中的重要原因。②应用抗血小板药物阿司匹林可以减少脑卒中的发生率，并可以降低 25% 高危患者的急性心肌梗死和心血管病的病死率。对于早期脑卒中患者，使用低剂量 40～75mg 可达到使脑卒中的发生率下降 16% 的效果。③应用调脂药物调脂治疗可以减少急性心肌梗死患者发生脑卒中的危险，当低密度脂蛋白胆固醇高于 3.64mmol/L（140mg/dl）时，血管性痴呆的发生明显增加。目前已证实调脂治疗可以降低脑卒中的危险性。因此，对一些高危的脑卒中患者，尽管胆固醇在正常水平，而进一步的使用他汀类药物调脂治疗，也能达到预防脑卒中的目的。④抗氧化剂的应用。大量试验和临床研究表明，血管紧张素转换酶抑制剂合用维生素 E 的疗法能延缓动脉粥样硬化进程，对脑卒中有预防作用。近年来，饮食疗法的重大贡献之一是长期食用适量水果和蔬菜能使心血管疾病、脑卒中和恶性肿瘤的发病率显著下降，其机制主要为水果和蔬菜内含有大量抗氧化剂。常用的抗氧化剂有维生素 E、维生素 C、维生素 B 和胡萝卜素。

第三节 缺血性脑血管病的手术治疗

1. 什么是"脑缺血"？常见的症状是什么？

我们平时所说的"脑缺血"在临床上最典型的表现是"短暂性脑缺血发作"，英文简称 TIA 发作，是由脑供血血管狭窄或闭塞引起的一过性或短暂性、局灶性脑或视网膜功能障碍。以反复发作的头晕、恶心、短暂性失语、瘫痪或感觉障碍为特点，每次发作持续数分钟，通常在 60min 内完全恢复。

2. 脑缺血与脑梗死有什么不一样？

脑缺血就像地里的庄稼缺水但没有旱死；若不及时治疗缺水越来越重，等庄稼旱死就成了不可逆转的脑梗死。

3. 什么样的脑缺血适合手术治疗？常用的手术方式有哪些？

脑组织由颈内动脉和椎动脉及上述二者的分支所供血。颈动脉、颈内动脉、椎动脉等大血管狭窄常能以"颈动脉内膜剥脱术"、"支架植入术"解决问题。若颅内分支血管广泛狭窄，如颈动脉系统闭塞、烟雾病等，则需要行"脑血管搭桥术"。

4. "颈动脉内膜剥脱术"是什么手术？手术危险性大吗？

中老年人因血脂高等原因常发生颈动脉粥样斑块形成，如同下水道被淤泥阻塞一样，导致血管管腔变细、脑供血不足，严重者发生脑梗死。我们可以切开颈动脉，把"淤泥"清除，重新打通管腔，改善脑供血，可大大降低患脑梗死的危险，而这是所有的药物治疗都难以企及的。大型三甲医院或水平较高的脑科专科医院有条件开展此类手术，手术的总体风险不高，一般不会遗留手术并发症。

5. "脑血管搭桥" 是什么手术？

脑血管搭桥最常用的术式是将本来供养头皮的血管颞浅动脉与脑内动脉相吻合，以补充大脑供血。常用于一侧或双侧（烟雾病）颈内动脉分支系统的狭窄甚至闭塞。因内膜剥脱和支架只能解决大血管狭窄，而广泛的分支血管狭窄只能采取脑血管搭桥手术或药物保守治疗。

6. 是不是所有的分支血管狭窄和烟雾病患者都需要血管搭桥呢？

要判断是否手术需要考虑两方面。第一需要深入检查脑血管造影、磁共振、脑灌注 CT 等，详细了解脑缺血机制和严重程度，还要看代偿血管是否代偿完全，结合患者年龄、症状、基础体质、药物治疗效果等综合判断；第二需要排除手术禁忌证，一般已经发生脑梗死，尤其是近期梗死的患者不应手术。这只是一般的原则，最后治疗决策应由有经验的医生结合患者具体情况而定。

7. 是不是接受了手术治疗后就不需要吃药了？

颈动脉内膜剥脱和脑血管搭桥是治疗脑缺血性疾病的理想办法，可以大大降低患脑梗死的风险，但手术后仍需继续服用阿司匹林、阿托伐他汀等药物巩固疗效。有高血压、糖尿病的患者还需继续控制血压、血糖，有助于降低患脑梗死的概率。

8. 这些手术是否成熟？有没有必要去"北京大医院"？

我院颈动脉内膜剥脱和血管搭桥手术技术已成熟，常规开展，已有大批患者接受此类手术并从中获益，总体手术水平不低于北京尖端医疗单位，患者朋友无需出沧州即可享受高水平的医疗服务。

9. 手术需要多少费用？住院时间长不长？需要做什么特殊准备？

脑缺血手术治疗因无需植入支架等异物材料，且创伤小恢复快，平均住院费用目前在 2 万 ~3 万元左右（报销前）。住院时间 10 余天。不需做特殊准备，只需持续应用阿司匹林、阿托伐他汀等口服药物即可。

10. 术后出院该注意什么？

术后应长期口服阿司匹林等抗血小板药物，视情况服用降脂药。患此类疾病的患者多合并高血压、糖尿病等，应注意饮食并服药控制血压、血糖。

第四节　出血性脑血管病

1. 什么是脑出血？

非外伤性脑实质内出血，发病率为 6080/10 万，在我国约占全部脑血管病的 20% ~30%，急性期病死率为 30% ~40%。

2. 脑出血的常见病因及诱因？

脑出血的主要病因是高血压和脑动脉粥样硬化，其次是淀粉样脑血管病，高血压是脑出血最重要的独立预测因素，大约 60% ~70% 的原发脑出血患者有高血压病。淀粉样脑血管病常常引起脑叶出血，并且易于复发。其他病因包括：脑血管畸形、动脉瘤、动脉夹层、Moyamoya 病、脑动脉炎、脑静脉系统血栓形成、血液病、医源性等。比较少见的有颅内肿瘤、药物、吸毒等，一些脑出血原因不明。

吸烟、酗酒、剧烈运动、情绪激动、咳嗽、屏气大便为脑出血的常见诱发因素。

3. 脑出血的临床特点有哪些？

（1）好发年龄为 50 ~70 岁之间。
（2）男性稍多于女性。
（3）冬春两季发病率较多。
（4）多有高血压病史。
（5）多在情绪激动或活动中突然发病。
（6）发病后病情常于数分钟至数小时内达高峰

4. 脑出血的临床表现有哪些？

脑出血临床表现依据其出血量和出血部位不同而变化。

（1）基底节出血：最常见，多有头痛、恶心、呕吐，表现为一侧肢体瘫痪、感觉障碍、同向性偏盲，还可出现双眼球凝视，左侧大脑半球受累可出现失语。丘脑出血还可出现震颤等帕金森样表现、偏身舞蹈-投掷样运动。

（2）脑叶出血：约占脑出血的5%～10%，常由脑动静脉畸形、血管淀粉样病变、血液病等所致。如额叶出血可有偏瘫、尿便障碍、运动性失语、摸索和强握反射等；颞叶出血可有感觉性失语、精神症状、偏盲、癫痫；枕叶出血可有偏身感觉障碍、轻偏瘫、偏盲等。

（3）脑干出血：约占脑出血的10%左右，病情较重，进展迅速，预后一般较差。重症患者突发意识障碍、双侧针尖样瞳孔、四肢瘫痪、中枢性呼吸障碍，病情继续进展，可出现脑疝，导致死亡。轻症患者表现为交叉性瘫痪、共济失调、眼球运动障碍、复视、头晕、吞咽困难等症状。

（4）小脑出血：常有头痛、恶心、呕吐、眩晕和共济失调，起病突然，可伴有枕部疼痛。出血量较大者，病情进展迅速，发病后迅速出现昏迷、脑疝等征象。

5. 脑出血的影像学表现？

头CT是诊断脑出血首选的重要方法，可清楚的显示出血部位、出血量、血肿形态。病灶多呈圆形、卵圆形均匀高密度影。需动态观察头CT变化以观察出血的进展、吸收情况。

6. 脑出血的一般处理？

卧床休息2～4周，保持安静，避免一切引起血压高及颅内压升高因素，包括情绪激动、用力排便、喷嚏等。监测生命体征、瞳孔及意识情况。

（1）创造安静的环境，保证患者充足的休息及睡眠。

（2）如有便秘，避免过度用力，可予以缓泻药或润肠剂，如开塞露等。

（3）保持呼吸道通畅，昏迷患者应将头歪向一侧，以利于口腔分泌物及呕吐物流出，并防止舌后坠阻塞呼吸道。

（4）有吞咽困难者，如不能短期恢复应尽快通过鼻饲管进食。

（5）瘫痪患者加用防压疮气垫，预防压疮。

7. 脑出血的内科治疗？

（1）降低颅内压：脑出血后脑水肿约在48小时达高峰，维持3～5天后逐渐消退，可持续2～3周或更长。脑水肿可使颅内压升高，并致脑疝形成。积极控制脑水肿、降低颅内压是脑出血急性期治疗的重要环节。

常用制剂：①甘露醇：通常125～250ml，每6～12小时1次，快速静点，冠心病、心肌梗死、心力衰竭和肾功能不全者酌情减量或慎用。②利尿剂：呋塞米较常用，常与甘露醇交替使用，增强脱水效果，注意监测肾功能及水电解质平衡。③甘油果糖：脱水、降颅压效果较缓和，用于轻症患者、重症患者的病情好转期和肾功能不全患者。④人血白蛋白：可提高胶体渗透压，作用较持久；但价格昂贵，应用受限。

（2）止血治疗：一般高血压性脑出血在 30 分钟内停止，常用于止血药对高血压性脑出血作用不大，但凝血功能障碍或抗凝治疗后导致的脑出血，需给予针对性止血药物治疗。

8. 脑出血的并发症如何防治？

（1）感染：轻症又无感染证据者，一般不建议常规使用抗生素。合并肺炎，可采用仰卧位，头偏向一侧，床头略抬高，防止误吸，经常变换体位，定时翻身拍背。尿路感染者注意个人卫生，留置导尿时注意会阴护理，必要时膀胱冲洗。可根据经验或细菌培养及药敏结果选用抗生素。

（2）应激性溃疡：对于重症或高龄患者预防应用 H_2 受体阻滞剂以保护胃黏膜。一旦出血予以暂禁进食，使用抑酸止血药物，如西咪替丁或奥美拉唑等，或胃内灌洗冰生理盐水和止血药物。

（3）癫痫发作：发作频繁者，予以安定缓慢静推，口服抗癫痫药物治疗。

（4）下肢深静脉血栓或肺栓塞：肺栓塞为致死性并发症，注意活动患肢，康复锻炼，预防下肢深静脉血栓形成。对于高龄、衰弱患者酌情给予预防性治疗。一旦发生，予以抗凝治疗。

9. 脑出血患者的血压如何管理？

脑出血急性期血压调控目前尚无公认标准。一般认为脑出血患者的血压是根据颅内压情况，以保证脑组织血供为前提自动调节，随颅内压下降血压也会下降。所以降低血压首先以进行脱水降颅压治疗为基础。但如果血压过高，又会增加出血风险。因此，调控血压应考虑患者年龄、基础血压、颅内压情况、出血原因及发病时间等因素。

一般来说，当血压 ≥200/110mmHg 时，在降低颅内压时应慎重平稳降血压治疗，使血压维持在略高于发病前水平。收缩压为 170～200mmHg 或舒张压为 100～110mmHg，暂时可不必使用降压药物，先脱水降颅压，监测血压，必要时再用降压药。当血压 <160/95mmHg 时，不需降压药物。降压不应过快，防止因血压下降过快引起脑灌注下降。

当收缩压 <90mmHg 时，应用升压药物，维持足够的脑灌注。

10. 脑出血外科治疗的目的及时机？

手术治疗主要目的是清除血肿，降低颅内压，挽救生命，并尽可能减少血肿对周围组织压迫，降低致残率。

通常下列情况需考虑手术治疗：基底节中等量以上出血；小脑出血≥10ml 或直径≥3cm，或合并明显脑积水；重症脑室出血（脑室铸型）。

11. 脑出血患者何时开始康复锻炼？

早期患肢处于功能位。如患者生命体征平稳，病情不再进展，宜尽早进行康复锻炼，提高生活质量。

12. 什么是蛛网膜下腔出血？

脑底部或脑表面的病变致血管破裂，血液直接流入蛛网膜下腔导致的一种临床综合征。

13. 蛛网膜下腔出血的常见病因？

最常见病因是颅内动脉瘤，约占 50% ~ 80%；其次为脑血管畸形；其他还包括高血压病、烟雾病、血液系统疾病等。蛛网膜下腔出血诱发因素基本同脑出血。

14. 蛛网膜下腔出血临床表现？

中青年多发，起病突然（数秒或数分钟内发生），多数患者发病前有明显诱因，一般症状包括：

（1）头痛：突发异常剧烈全头痛，患者常将头痛描述为"一生中经历的最严重的头痛"，伴恶心、呕吐，出冷汗。

（2）多数患者可伴有短暂的意识模糊或昏迷。

（3）动脉瘤性蛛网膜下腔出血还可出现眼球活动障碍。

（4）精神症状：约25%患者可出现，表现为欣快、幻觉等。

15. 蛛网膜下腔出血并发症？

（1）再出血：是蛛网膜下腔出血主要的急性并发症，症状又复出现或加重，多见于起病后 10 ~ 14 天。

（2）脑血管痉挛：死亡和伤残的重要原因，是指出血后 4 ~ 15 天出现脑梗死，表现为波动性轻偏瘫或失语等。

（3）脑积水：分为急性或亚急性，是血凝块阻塞脑脊液循环通路所致，表现为意识障碍、痴呆、步态异常、尿失禁等症状，严重者可危及生命。

（4）其他：部分患者可发生癫痫发作，少数患者可发生低钠血症。

16. 蛛网膜下腔出血的辅助检查？

头 CT 是目前诊断蛛网膜下腔出血的首选方法，可清楚地显示出血部位。头 CT 扫描不能确定蛛网膜下腔出血的诊断时，可行脑脊液检查。肉眼可见均匀一致的血性脑脊液。

头 CTA、头 MRA、全脑血管造影确定动脉瘤和血管畸形位置及形态。

17. 蛛网膜下腔出血的一般处理？

（1）急诊住院监护治疗，绝对卧床休息 4～6 周，避免搬动和过早离床，床头抬高 15°～20°。

（2）减少探视，保持环境安静和避光。

（3）避免引起血压和颅内压增高的诱因，如用力排便、咳嗽、喷嚏、情绪激动、疼痛及恐惧等，出现上述情况可针对性应用通便、镇静、止痛药等。

（4）去除疼痛等诱因后，如血压仍较高，再监测血压下使用降压药物，保持血压稳定在正常或起病前水平。

（5）低钠血症者可口服或静脉滴注生理盐水。

18. 蛛网膜下腔出血的内科治疗？

（1）脱水降颅压：临床常用甘露醇、呋塞米和白蛋白等。

（2）预防再出血：防止动脉瘤周围的血块溶解引起再出血。常用 6-氨基己酸。

（3）防治脑血管痉挛：常用药物为尼莫地平，主要扩张脑小血管，改善脑部供血，防止出血后脑血管痉挛引起的缺血性脑血管病。

19. 蛛网膜下腔出血的手术治疗？

消除动脉瘤是防止动脉瘤性蛛网膜下腔出血最好的方法，可选择手术夹闭动脉后介入栓塞动脉瘤。

20. 蛛网膜下腔出血预后如何？

动脉瘤性蛛网膜下腔出血死亡率高，约 12% 的患者到达医院前死亡，20% 死于入院后，2/3 的患者可存活。未经外科治疗者约 20% 死于再出血。

第二章

脊髓病变

1. 脊髓病变的常见类型有哪些？

（1）脊髓横贯性损害为最常见的脊髓病变，是脊髓 2~3 个节段的完全性损害，如急性脊髓炎、脊髓压迫症、脊髓外伤和脊髓出血等。

（2）前角和侧索的锥体束同时受损，如肌萎缩侧索硬化症。

（3）后索和侧索的锥体束同时受累，如亚急性联合变性。

（4）前角病变，如急性脊髓灰质炎、进行性脊髓性肌萎缩。

（5）后角和中央管周围，包括灰质前连合的病变，如脊髓空洞症、髓内肿瘤和脊髓出血等。

（6）锥体束病变，如原发性侧索硬化。

（7）后索病变，如脊髓痨和糖尿病引起的假性脊髓痨。

（8）前索和侧索同时受累，如脊髓前动脉闭塞综合征。

（9）脊髓小脑束、后索和锥体束同时受累，如遗传性小脑性共济失调。

（10）脊髓半横贯损害，如髓外硬膜内肿瘤、脊髓压迫症和部分脊髓外伤。

（11）脊髓病变可伴有脊神经前根、后根和脊膜的病变，称神经根脊髓病、脊膜脊髓病和神经根脊膜脊髓病。

2. 急性脊髓炎的病因有哪些？

急性脊髓炎是局限于数个脊髓节段的急性非特异性炎症，为横贯性脊髓损害。病因多为病毒性感染或疫苗接种后的自身免疫反应。

3. 急性脊髓炎有哪些临床表现？

（1）多发生于青壮年，无性别差异。

（2）病前数天或 1~2 周常有上呼吸道感染病史或疫苗接种史，或有受凉、过劳和外伤等诱因。

（3）急性起病，多于数小时或 2~3 天内病情达到高峰。

（4）首发症状为双下肢麻木、无力，病变相应部位的背痛，病变节段的束带感等。表现为病变以下肢体瘫痪、感觉缺失和尿便障碍。

（5）急性横贯性脊髓损害的急性期表现为脊髓休克，休克期一般持续 2~4 周，表现为瘫痪肢体肌张力低、腱反射消失、病理征引不出、尿潴留（无张力性神经源性膀胱）。休克期后肌张力增高，腱反射亢进，肌力开始恢复，病理反射出现，感觉平面逐渐下降。膀胱充盈 300~400ml 即自动排尿（反射性神经源性膀胱）。

（6）T_3~T_5 节段最易受累，可能与血液供应的薄弱区有关。

（7）病变平面以下无汗、皮肤水肿、干燥和指甲松脆等自主神经症状。

（8）腰穿脑压正常，白细胞数正常或稍增多，蛋白含量可轻度增高，糖和氯化物正常，压颈试验通畅。急性脊髓炎通常不出现椎管梗阻，若急性期出现梗阻可能系脊髓炎性水肿，若 2~3 周后出现梗阻可能由于脊髓蛛网膜粘连。

4. 急性脊髓炎患者的尿潴留处理及压疮防治需注意哪些方面？

急性脊髓炎及其他急性脊髓横贯性损害时常常发生尿潴留，通常的处理原则如下：

（1）发生尿潴留可先用针刺治疗，选取气海、关元和二阴交等穴，无效时则留置导尿。

（2）留置导尿应采用半封闭式冲洗引流装置，该装置及尿瓶需每日更换及消毒，用庆大霉素 8 万单位加入生理盐水 500ml 中，或用甲硝唑 250ml 冲洗灌注，保留半小时后放出。1~2 次/d。鼓励患者多饮水，每 3~4 小时放 1 次尿，以保持膀胱有一定的容量，防止挛缩。膀胱功能恢复后应尽早拔除导尿管。

（3）如有尿路感染，应及时检菌。根据病原菌的种类选用适宜的、足量的敏感抗生素进行静脉滴注治疗。

5. 脊髓灰质炎的临床表现有哪些？

急性脊髓前角灰质炎是由脊髓灰质炎病毒引起的急性传染病。其临床表现多种多样，可为很轻的非特异症状，或为无菌性脑膜炎，也可发生某些肌群的弛缓性瘫痪。脊髓灰质炎病毒属微小 RNA 族肠道病毒，可分 3 种血清型，其中 I 型最易导致瘫痪和发生流行。急性脊髓灰质炎主要侵犯脊髓前角 2/3 区域，腰段是最好发的部位。

急性脊髓前角灰质炎的临床表现如下：

（1）轻型或顿挫型：占临床感染的 80%～90%，多发生于小儿，常见于 2～4 岁，5 岁以后显著减少。仅有轻度发热、不适、头痛、咽喉痛和呕吐等症状，24～72 小时恢复。

（2）重症：无前驱症状，突然发病，多见于年长儿和成人。潜伏期 7～14 天，也可长达 35 天。表现发热、剧烈头痛、颈背僵硬和深部肌肉疼痛，有时有感觉过敏和感觉异常。可表现为无菌性脑膜炎而不再发展，也可继续进展，出现腱反射消失，肌群不对称的瘫痪。脑脊液糖和氯化物均正常，蛋白轻度增高，细胞数（20～300）×10^6/L，以淋巴细胞为主。

6. 颈椎病的表现是什么样的？

（1）颈型颈椎病：

1）在颈椎病中此型最多见。

2）症状为颈后部、上背部、肩胛部（包括冈上及冈下部）、肩胛骨内侧缘、肩部、上臂、前臂及手、胸前区的疼痛，为持续性酸痛或隐痛，可有阵发性加剧。

3）检查时可发现患侧颈肌强直，活动受限，伴有椎旁压痛。但神经系统检查无感觉障碍，肌力和腱反射也正常。

4）牵引头颈时疼痛减轻。

（2）神经根型颈椎病：

1）此型较多见，为椎间孔狭窄，颈神经根受压所致。

2）早期出现睡醒后手臂部和肩部的活动不适、酸麻和钝痛，可因变动头颈位置或用力而加剧，可出现剧烈的疼痛或麻木，休息后症状可减轻。

3）急性损伤后发病者常有典型的刀割样疼痛，随咳嗽、喷嚏、屏气和用力等增加腹压而加剧；慢性病例多为钝痛。

4）症状主要表现在颈、肩、臂和手指范围内，病变在 C_3～C_4 椎间隙以上时，出现颈项和后枕部的疼痛；病变在 C_4～C_5 椎间隙可损害 C_5 神经根，则出现颈、肩、上臂外侧和前臂桡侧的放射性疼痛；病变在 C_5～C_6 椎间隙损害 C_6 神经根，疼痛沿患肢桡侧放射至拇指；病变在 C_6～C_7 椎间隙损害 C_7 神经根，疼痛扩散到示指和中指；病变在 C_7～T_1 椎间隙损害 C_8 神经根，疼痛放射至前臂尺侧和 4～5 指。

5）有时病变位于 C_5～C_6 椎间隙，却出现尺神经刺激症状。这可能是由于反射性前斜角肌痉挛，使臂丛一级下束受压所致，这时疼痛的放射部位不一定与颈椎病变部位相符。

6）检查时可发现颈部僵硬，向某一方向活动受限，颈部活动可使疼痛加重。感觉异常多为麻木感、针刺感、冷、热及肿胀感，最常见的部位是第 1 ~ 3 指、4 ~ 5 指、前臂桡侧或尺侧。上肢腱反射可减弱或消失，慢性病例可有上肢及手部肌无力和萎缩。

7. 脊髓亚急性联合变性的临床表现有哪些？

脊髓亚急性联合变性的病变部位在脊髓后索和侧索，该病的主要临床特点如下：

（1）中年起病，呈亚急性和慢性，病情逐渐发展。

（2）常患有胃酸缺乏及巨幼细胞性贫血等。

（3）病变主要在脊髓后索、侧索，脊髓上胸段最常受累，颈髓下段次之，周围神经和大脑白质也可有改变。

（4）首发症状常为四肢远端的感觉异常，如刺痛、麻木和烧灼感。

（5）明显的深感觉障碍和感觉性共济失调，音叉振动觉和关节位置觉消失，走路不稳，基底增宽，如踩棉花、Romberg 征阳性。

（6）双下肢痉挛性瘫，肌张力增高，腱反射亢进，病理征阳性。

（7）末梢性感觉障碍呈手套、袜套形分布。

（8）晚期可发生屈性截瘫，伴有括约肌障碍。有些患者可出现精神症状、智能减退或痴呆。

8. 脊髓梗死的病因有哪些？

（1）在脊髓供血动脉分支的交接处或分水岭区，尤其是 $T_2 \sim T_4$ 节段，尤易发生梗死而引起软化，然而脊髓梗死实不多见。

（2）比较常见的是由于肿瘤或急性椎间盘突出压迫血管所致。

（3）远隔因素如主动脉手术或夹层动脉瘤使脊髓供血减少。

（4）结节性动脉炎引起动脉闭塞属一种罕见的情况。

9. 脊髓梗死有哪些临床表现？

（1）病变的脊髓节段突然感到背痛。

（2）因病变血管的不同而表现为脊髓前动脉综合征或脊髓后动脉综合征，但以前者较常见。主要的临床体征是双侧的弛缓性轻瘫和分离性感觉缺失。

10. 神经源性与血管性跛行的鉴别要点有哪些？

（1）位置性跛行：发生于行走或长时间站立不动时，改变体位，如弯腰、下蹲等可使疼痛消失。其发作常与腰部伸直有关，故患者常保持弯腰的姿势。有的患者仰卧和俯卧均可使疼痛加剧,仰卧屈膝可使疼痛消除。对某些不弯腰的活动,患者仍可参与,如骑自行车和打网球等。这类跛行占大多数,且常被误诊为神经官能症和癔症。

(2)缺血性跛行:发生于行走或下肢活动时,疼痛呈肌痉挛性,多为两小腿前外侧肌群,如停止活动或行走疼痛即可消失。这种发病与伸腰无关,变换体位亦不受影响,但与血内的氧张力显著相关。肌肉活动时其相应的脊髓血供增加,但腰椎管狭窄使根动脉受到压迫,引起马尾神经供血不足而产生症状,停步休息可使症状改善。这类跛行占少数。

11. 什么是脊髓空洞症?

脊髓空洞症是奥利弗于1821年首先命名,包括脊髓积水症:1875年司门首先提出脊髓积水症是指脊髓中央管扩张,而脊髓空洞是与脊髓中央管相交通的。因两者主要的首发症状相似,以往的文献及教科书均统称为空洞症。脊髓空洞症是一种以脊髓内伞洞形成的缓慢进展性疾病,病理特点为脊髓内管状主腔形成及在空腔壁周围部分胶质增生,而临床特征为长束传导功能障碍及受损脊髓节段的分离性感觉障碍。

12. 脊髓空洞症有哪些临床表现?

脊髓空洞症随着疾病的进展,可出现不同的脊髓受损与长束损害的临床表现。

(1)症状:最初可能表现为单侧肢体痛温觉减退,随后可能出现双侧手、臂部、胸痛及肢体无力等,同时出现肢体萎缩、行动困难等;晚期常有大小便障碍等。

(2)体征:可能有典型的分离性感觉障碍即触觉及深感觉存在,而痛温觉减弱或消失。空洞平面以内可能出现肌力下降和肌肉萎缩,其至可发生下肢痉挛性瘫痪,锥体束征阳性,还可发生自主神经功能障碍,直肠及膀胱括约肌功能障碍体征。

(3)可能发现伴有先天性寰枕部畸形等体征。

13. 脊髓空洞症手术治疗的方法如何选择?

手术治疗的方法仍较多争议,但目前手术治疗仍为其主要手段。手术目的在于消除脊髓中空洞及引流空洞异常灌流。依据空洞的类型、临床症状与体征,以及结合影像学检查可以选择的手术方法如下:

(1)50%~70%的脊髓空洞症有枕颈部畸形,可参照相关畸形进行手术。

（2）有枕骨畸形的脊髓空洞或是较大的脊髓空洞，多采用或加用空洞分流术，其中有空洞-蛛网下腔分流术和空洞-腹腔分流术，可使空洞内的液体随动脉搏动而在收缩时流出，同时可使椎管内压力下降。

第三章

癫 痫

癫痫突然和反复发作，严重损害人的身心健康，且该病病程长、致残率高，所以被世界卫生组织定为重点防控的神经、精神慢性病之一。2011年6月28日由中国抗癫痫协会发起的第五个"国际癫痫关爱日"，向中国900万癫痫患者发出口号："坚持正规治疗，勿信虚假广告"；同时向全社会呼吁，对癫痫患者提供良好的就医环境，给予最大关爱，让他们真正得到规范、科学的治疗。其中85%的患者可以经过长期药物治疗控制癫痫发作，其他患者经手术等治疗手段，也可以减少癫痫发作次数，让癫痫患者与正常人一样求学、工作、结婚，享受正常生活。中国有900万癫痫患者，其中约600万是"活动性癫痫"患者。癫痫患者的死亡危险性为一般人群的2～3倍。我国目前癫痫患者约2/3没有得到及时、正规治疗，原因来自治疗误区，更多的是走入治疗歧途。一些人认为癫痫是不治之症或短期服药不见效果即放弃治疗，更多患者病急乱投医，被大量"包治"、"保好"、"药到病除"虚假广告诱惑，出现药物乱用、病情难以控制、越"治"病情越加重的后果，甚至发生严重药物中毒。目前大大小小癫痫中心、癫痫门诊层出不穷，有少数单位收费高昂，动辄手术治疗不当，一些冒牌"专家"或游医使用掺了西药又秘而不宣的"偏方"施治，有的貌似"中药丸"内含高达四种西医抗癫痫药，造成患者呕吐、头疼、药物中毒等。

总之，坚持正规科学治疗，癫痫发作可控，癫痫可以治愈，从控制到治愈癫痫是可以实现的；反之，如果被虚假宣传蛊惑，走入"治疗误区"，不但劳民伤财，而且贻误病情，造成悲惨后果。

1. 什么是癫痫？癫痫有什么特点？

癫痫是一种由多种病因引起的慢性脑部疾病，以脑部神经元过度异常放电引起突发的、短暂的和反复的神经系统功能障碍为特征，常表现为意识丧失、肢体抽搐、口眼歪斜、眼角上吊、口吐白沫等。据估计我国约有癫痫患者900多万，全国每年新发病癫痫患者65万～70万。

癫痫可发生于任何年龄段，其中，儿童期和老年期是两个发病高峰。癫痫发作的频率无法预知，所以应遵循专科医生的建议，积极救治。

2. 癫痫有哪些危害？

癫痫的反复发作，一方面，不仅仅给患者带来了身体的病痛，也有少数患者不可预测地发生了摔伤、烫伤、舌咬伤等，严重的甚至发生了窒息、恶性心律失常，危及患者生命。另一方面，癫痫患者也可能因此产生心理的窘迫、害怕，担心受歧视、被孤立；患者家庭也因此过度保护、过于溺爱、包办代替等，多种因素导致患者的心理承受能力越来越差、情绪暴躁、心理扭曲等。

3. 癫痫会遗传吗？

癫痫从病因上讲，可以分为原发性癫痫和继发性癫痫。在原发性癫痫当中，有很少一部分有遗传性。结节性硬化（TSC）是一种累及多系统的遗传性疾病，多数在疾病早期表现为癫痫，随着病情的进展，出现多器官受累的表现。但是，这种原发性疾病发病率比较低；而另一方面，在众多有遗传倾向的人中，约95%的人不会发生癫痫，因此，癫痫遗传概率很低。继发性癫痫如脑外伤后、脑肿瘤后、脑炎后出现的癫痫等都不具有遗传性。

因此，要判断癫痫患者有没有遗传性最关键的是了解其家族史及病因，如果家族中上代或同辈中已有病例，则遗传的可能性较大，如果找到了明确的癫痫病因，则遗传的概率不大。

4. 癫痫有哪些诱发因素？为减少发作癫痫患者需要特别注意哪些方面？

癫痫的诱发因素很多，如长时间看电视、电脑，熬夜、闪光刺激、暴饮暴食、辛辣刺激性调味剂、碳酸饮料、咖啡、浓茶、奶茶以及情绪的大喜大悲等都会诱发癫痫发作。

5. 癫痫患者在日常生活中需要注意以下几个方面？

（1）保持乐观情绪：精神紧张、悲观失望等可促使癫痫发作，癫痫患者要拥有良好的心理状态，积极配合医生，坚持长期治疗，绝大多数患者可基本治愈而过与正常人一样的生活。

（2）按时规律服药：服药效果约10天后稳定。虽然多数人对药物敏感，但不是每个人都对某种药物效果良好，所以疗效不好时，应及时联系医生调整药物。

（3）劳逸结合，控制体重：生活一定要规律，严禁熬夜；可以正常锻炼身体，避免体力透支、大汗淋漓。

（4）合理饮食：不需要特殊饮食，一般鸡鸭鱼肉正常进食没有问题。不需要吃补品，尤其是成人的补药，如甲鱼、人参、蜂王浆等；避免暴饮暴食；禁一次过量饮水或吃西瓜，不要喝碳酸饮料、浓茶、咖啡等兴奋饮料；严禁吸烟、喝酒。

（5）严禁驾驶、登高、近水等危险性工作：不要长时间看电脑、电视，看1小时要休息10~15分钟；不要长时间玩电脑游戏、搓麻将、打扑克、下棋等。

（6）按照医嘱定期预约复查：包括脑电图、血常规、肝肾功能等；

（7）禁用药物：①青霉素类；②喹诺酮类（如氟哌酸、环丙沙星等）；③甲硝唑，替硝唑；④看药物说明书，癫痫患者慎用或禁用者均不能使用，当必须应用时应与医生积极沟通，严密观察。

6. 癫痫发作时家属能做什么？

癫痫发作是无法预测的，一旦碰到癫痫患者突然发作，一定要注意保护患者安全，防摔伤、烫伤、舌咬伤、骨折等意外；另外，如果人多的话，最好能第一时间把视频录像拍摄下来，就诊时带着发作视频，能够为疾病的正确诊断提供有力的支持。

7. "癫痫大发作"时，家属如何急救？

"癫痫大发作"也就是我们临床上常说的全面性强直-阵挛发作，是比较严重的一种发作类型，一定要及时正确地处理，否认容易对患者造成伤害：

（1）癫痫发作时，迅速让患者侧卧，不要垫枕头，把缠有纱布的压舌板垫在上下牙齿间，以防患者自己咬伤舌头。有些家属担心患者发作时咬舌，情急之下将自己的手指放在患者的牙齿之间，这种做法是绝对不可取的，将给家属造成不必要的伤害。

（2）将患者头偏向一侧，使口腔、鼻腔分泌物自行流出，防止口水误入气道，引起吸入性肺炎。

（3）同时，把患者下颌托起，头略后仰，防止因颈前屈使舌头后坠堵塞气管，气道不畅。解开患者身上约束的衣物，如领带及绷紧的衣物等，且移开易造成伤害的对象或家具，防止患者发生意外。

（4）在肢体抽搐时，不能将肢体用力按压或屈曲，以免造成伤害（如骨折等）。

8. 如何识别癫痫发作？

全身强直-阵挛发作，是大家熟悉的所谓的"大发作"，但除此之外，癫痫发作还有很多其他表现形式，有的"小发作"容易被忽略，患者及家属不认为是癫痫，不能及时就医，往往错过最佳治疗时机，耽误病情。临床常见发作类型如下：

（1）失神发作：儿童失神表现为正在进行的活动突然停止，说话或行走时突然停止，不跌倒，两眼发直，发作短暂每次十几秒。成人失神发作时间稍长，发愣，可伴有手摸索衣角、咂嘴咀嚼动作、无目的四处乱走等异常行为。

（2）肌阵挛发作：儿童突然点头，青少年、成人突然肢体抖动一下，刷牙时甩掉牙刷，吃饭时筷子扔掉。

（3）失张力发作：全身突然无力，不能维持原有的姿势，常见于儿童，行走时突然跌倒，之后又马上站起；坐位时突然低头、歪倒等。

（4）部分性发作：一侧肢体、口角抽搐；偏侧肢体麻木、针刺感；发作时闻到怪味；安静的时候却听到嘈杂的声音；眼前五颜六色的光点、看东西变形；上腹部一股气体上升感；似曾相识的场景或画面；突然的恐惧等。

一旦患者或家属发现有上述情况应及时就医。

9. 癫痫需要做什么检查？

癫痫是一个症状诊断，是由多种病因引起的综合征。所以，除详细询问发病表现外，还应做化验及影像学检查，才可正确确定发病原因。癫痫患者需要做的检查有头 CT、头 MRI、脑电图、视频脑电图、长程脑电图、SPECT 及 PET。如考虑为脑炎引起，还需要查腰穿进行鉴别诊断；如果是由蛛网膜下腔出血引起，尚需进一步查头 MRA 或 DSA，如考虑桥本脑病、狼疮脑病等引起者还需进行甲状腺功能及自身抗体等免疫学指标检查以寻找病因。

10. 什么是脑电图？癫痫患者为什么要做脑电图？

脑电图（EEG）是通过电极记录下来的脑细胞群的自发性、节律性电活动。EEG 是癫痫诊断和治疗中最重要的一项检查工具，一般而言，异常脑电图最容易在睡眠期出现，所以睡眠脑电图是发现异常脑电波最好的方法之一。不使用镇静类药物睡眠最好，因为用此类药物容易进入深睡状态，错过最易发现异常脑电图的时机。

由于脑电图描记的大脑皮层神经细胞电活动非常微弱，所以必须有大量的神经细胞同时活动产生足够强大的电流，才能传导到头皮表面被常规脑电图描记下来。因此，常规脑电图所描记到的脑电活动受到多种因素影响，如果同时出现异常电活动的神经细胞数量相对较少，电流在传导的过程中会明显衰减，这样常规脑电图就有可能发现不了异常放电。这时，就需要进行视频脑电图监测（VEEG），也就是在脑电图设备基础上增加了同步视频设备，从而同步拍摄患者的临床情况，临床医生会以临床发作和同步脑电相一致为原则进行辨别是否为癫痫发作，以便进一步诊治。

综上所述，我们应该充分认识到 EEG 在癫痫诊断和治疗中的重要作用，EEG 有一定的敏感性和特异性，选择合适的 EEG 监测类型，并对 EEG 数据进行精确的判读，既不夸大也不低估 EEG 在癫痫中的作用，第一次无热癫痫发作后尽早完成 EEG 监测以对临床进行指导，根据 EEG 变化来评判治疗效果及指导抗癫痫药物的减停。

11. 在临床中为诊断癫痫需要反复做脑电图检查的情况有哪些？

临床上常常遇到有些癫痫患者发作表现不典型，单凭临床表现难以确诊是否癫痫发作，这时脑电图检查就显得特别重要。而有时在发作间歇期一两次脑电图正常又不能完全排除癫痫，有时为了确定癫痫发作类型和寻找癫痫病灶，就需要反复检查脑电图。另外，癫痫患者在药物治疗过程中或准备减药时也常常需要做脑电图，以帮助判断药物疗效和决定是否可以减停药物。脑电图检查是无创伤性的，一般医院都可进行，费用又不高，因此，在癫痫的诊断治疗过程中常需反复做脑电图检查。主要见于以下几个方面：

（1）治疗过程中复查脑电图。在癫痫治疗过程中，一般半年左右复查一次脑电图，以了解病情变化。在决定药物减量与否时，也应作脑电图检查。脑电图对人体完全无害，必要时应反复检查。

（2）需要重复做脑电图检查是为了确定癫痫发作类型和寻找癫痫病灶。治疗癫痫的重要前提是分类明确，有时要反复几次检查才能明确发作类型。外科治疗癫痫，有时癫痫病灶用现有影像学检查并不能发现，脑电生理检查配合视频脑电图常能明确这类形态改变不明显的癫痫病灶，从而为手术治疗提供重要帮助。

（3）当患者癫痫发作不典型，而一两次检查脑电图又正常，医生难以确诊是否为癫痫发作，而患者也疑虑重重，这时重复做脑电图检查就特别重要。曾经有癫痫疑似患者做了几十次脑电图检查，最终发现有癫痫样波，也有连续监测脑电图 10 天，终于发现癫痫样波的病例。

12. 关于脑电图的常见误区有哪些？

误区一：脑电图对身体有害，有辐射。做脑电图检查对身体没有任何危害。正常人的大脑都有电活动，脑电图只是用头皮电极记录脑细胞的自发性电活动，不但无害，无辐射，同时也没有痛苦。

误区二：脑电图对癫痫病无诊断价值。小儿脑电图检查是癫痫病诊断和分类最重要的检查方法之一，并可作为选择治疗和判断预后的依据之一。有时候癫痫放电很隐蔽，时隐时现，故依据病情酌情复查脑电图是很有必要的。常用脑电图监测方法有 24 小时动态脑电图及录像监测脑电图。录像监测脑电图是目前国际公认对儿童癫痫及非痫性发作性疾病诊断最有价值的检测方法。

误区三：脑电图检查不需要剥夺睡眠。脑电图异常及癫痫发作与睡眠有密切关系。大多数癫痫患者的异常放电仅出现在睡眠期，或在睡眠期明显增多。为了保证患者在白天的监测检查时能顺利监测其睡眠全过程，必须在检查前一夜进行不同时程的剥夺睡眠，家长应遵医嘱帮助孩子完成这一操作。

13. 为什么癫痫不发作了，准备停药时还要经常复查脑电图？

脑电图在评判是否可停用抗癫痫药治疗时也具有重要的指导意义。当临床上考虑停用抗癫痫药时，应进行脑电图检查来评判癫痫复发的危险性，脑电图正常的患者仍可能存在活动性癫痫，并有复发的危险性，而异常脑电图提示复发的危险性相对更大，应继续进行进一步治疗。

14. 癫痫怎么治疗？

正确的也是唯一的治疗途径就是到正规治疗癫痫的医院就诊。目前我国的卫生系统二、三级医院中设有神经科，许多三甲医院有该病专科门诊；此外，在全国各地成立了多个不同层次的癫痫中心。原卫生部疾病控制局在"全球抗癫痫运动示范项目"基础上启动的"农村癫痫防治管理"项目已在 18 个省市 80 余个县开展；几年来培训了约 2000 名基层医生，使之掌握了癫痫治疗的基本知识。癫痫患者应当循这些路径求医治疗。

正规的规范化诊治，绝大多数患者可以获得良好的控制。癫痫无论是原发性还是继发性，其最主要的治疗目的是控制发作，目前控制发作的主要手段仍然是药物治疗。中华医学会和中国抗癫痫协会编有《临床诊疗指南·癫痫病分册》，对癫痫的诊断、药物治疗、外科治疗、脑电图的应用和结果判读等制定了临床指导原则。上述医疗机构的医生会依据《指南》，明确癫痫疾病的类型和病因，合理选用最恰当的抗癫痫药物，而且，结合患者自身特点，给予针对性、个体化、规范化抗癫痫药物治疗方案，提倡单药治疗，合理联合用药。患者严防偏听偏信，随意停药、自行换药是大忌，严格遵守医嘱坚持长期规范用药则是最终控制病情并远离癫痫的必由之路。患者正规用药3~5年后，经医生评估大多数患者可停药并不再发作。

规范用药2年以上无效者为"药物难治性癫痫"患者，应在具有专业资质和相当水平的癫痫中心接受多学科医生评估后选择外科治疗，或其他新技术治疗（如迷走神经刺激术等）。对于部分难治性癫痫患者，可以辅助生酮饮食治疗，有外科手术指征者，还可以进行癫痫外科会诊，必要时给予癫痫外科手术治疗。脑外科手术本来就是癫痫的一个常见致病因素，除非是难治性癫痫，一般不主张首选神经外科手术治疗。

15. 癫痫发作后什么时候开始药物治疗？

药物治疗的目的是什么？仅仅是为了追求不发作吗？国际抗癫痫诊疗指南指出：癫痫药物的控制不仅仅在于控制临床不发作，而是在有效的药物控制的基础上，使药物不良反应达到最小化，患者能获得最佳的生活质量！

对于找不到原因的癫痫发作，第一次发作可以不予干预，起始治疗多于第二次发作后开始。癫痫发作患者首选抗癫痫药物治疗，应根据患者的发作类型和严重程度、癫痫综合征的类型、合并用药和共患病情况、患者的生活方式、特征和偏好等，个体化选择治疗方案。首选单药治疗并以低剂量开始，逐渐增量直至发作缓解或出现不良反应。癫痫发作如经足量足疗程单药治疗仍不能有效控制，或出现难以忍受的不良反应，应开始第二种药物治疗（可以是一线或二线药物），待第二种药物达到足够剂量或最大耐受剂量，然后逐渐停用第一种药物。如果第二种药物仍无益，在开始另一种药物治疗前，第一种或第二种药物应逐渐减量，具体取决于药物的相对疗效、不良反应以及耐受性。上述治疗一定要在正规医院或癫痫病专科医院专业医生的指导下进行。

16. 癫痫发作能用中成药吗？

目前我国国内临床使用的中成药，大多掺有各种西药成分，如苯巴比妥、苯妥英钠、丙戊酸钠及卡马西平等，尤以苯巴比妥为多见。对于癫痫患者来说，还是应用药理作用明确、疗效确切、可监测血药浓度的西药治疗更好。

17. 什么是难治性癫痫？难治性癫痫是怎样引起的？

癫痫患者虽然经过正规抗癫痫药物治疗，且剂量已足够，疗程也充分，但是其发作仍不能得到控制，且不能进入真正意义的缓解，或发作控制是建立在严重不良反应甚至致残为代价的，可以认为是难治性癫痫。国内学者认为经 2 种以上抗癫痫药物正规治疗 2 年以上，每月仍有 1 次以上发作，可归为难治性癫痫。所以，一些未经正规系统治疗，癫痫发作控制不佳的不应属于此列。

难治性癫痫发病原因：脑部疾病包括海马硬化、颞叶中部硬化、脑皮质发育不良、海绵状血管瘤、低分化神经胶质瘤、脑炎后遗症、结节性硬化及脑微小组织发育不全等可能是其主要原因。

18. 什么是生酮饮食治疗，什么情况下选择生酮饮食治疗？

生酮饮食是一种特殊的治疗癫痫的饮食治疗方法。正常情况下，人需要不断摄取食物，为机体提供能量和各种营养素。正常人群饮食所需能量的供应主要来自于食物中的碳水化合物（糖类）、蛋白质和脂肪三大营养素，碳水化合物每日所供能量约为总能量的 50%。

生酮饮食是一种高脂肪、低碳水化合物、适量蛋白质的饮食治疗方案，使机体的能量供应转化为以脂肪为主（机体每日 90% 的能量供应来自于脂肪）。生酮饮食治疗癫痫的历史由来已久，古代由于人们对癫痫这种疾病的认识不清，认为是一种怪病，于是只要发作的患者，就被监禁起来不给任何食物，人们就发现某些癫痫患者处于饥饿状态下时，癫痫发作会减少。1921 年，美国梅奥诊所的 Wilder 博士首次提出生酮饮食，并应用于治疗儿童难治性癫痫。

生酮饮食并不是抗癫痫治疗的首选方法，主要用于难治性癫痫的治疗。目前，生酮饮食广泛应用于各种类型、各种病因的难治性癫痫，如婴儿痉挛征、Lennox-Gastaut 综合征、Landau-Kleffner 综合征、Dravet 综合征等，并开始应用于青少年及成人。临床研究发现，生酮饮食在难治性癫痫的治疗中反应良好。生酮饮食控制儿童癫痫发作的总体有效率大约在 50% ~ 70%，应用于成人难治性癫痫有效率约 41%。

生酮饮食改变了机体正常的代谢过程，有可能对机体产生不良影响。常见的生酮饮食早期不良反应包括：①脱水；②胃肠道功能紊乱，腹泻、恶心、呕吐以及便秘等；③感染性疾病，主要表现为肺炎、膀胱炎和非特异性发热；④其他代谢紊乱，如高脂血症、低血糖、低蛋白血症、低镁血症、低钠血症、酸中毒；⑤极少见的肝炎、急性胰腺炎等。远期不良反应包括骨密度减低、肾结石、缺铁性贫血、继发性肉碱缺乏等。在生酮饮食治疗开始前患者应进行肝功能、肾功能、血糖、血脂、腹部彩超等检查，在治疗过程中应定期监测血糖、尿酮、血脂、肝肾功能、微量元素等。生酮饮食毕竟是一种饮食疗法，其所产生的不良反应是可以控制的，与药物治疗相比，不良反应是轻微且可逆的，对于无手术机会的难治性癫痫患者，不失为一种值得尝试的治疗方案。

19. 癫痫能治愈吗？

这是个很多癫痫患者和家属都关心的问题。那么，癫痫到底能不能治愈呢？首先得了解什么叫治愈，科学规律服用抗癫痫药物，有效控制癫痫不再发作就应该认为是治愈。在全部癫痫患者中，大约20%～30%患者的癫痫属良性自限性疾病，几次发作后未再发作，无需药物治疗，包括良性新生儿发作、良性部分性发作、婴儿良性肌阵挛癫痫等。大约30%～40%的患者可以通过单药治愈，这其中又有大约一半以上的癫痫患者甚至可以停药后不再发作，另一半则需要终身服用抗癫痫药物。20%的患者可以通过联合两种或以上的抗癫痫药物治愈，还有20%属于难治性癫痫，单纯通过药物是不能治愈的。那么，到底什么样的癫痫能治愈呢？这与病因、起病年龄、发作类型及频率，脑电图表现及抗癫痫药物治疗反应等多种因素有关。不同类型癫痫的预后差异很大。也就是说，癫痫能不能治愈，不是医生说了算，也不是患者早期规律服药就一定能治愈的，但是早期治疗的癫痫肯定比早期未规律治疗者预后要好，治愈的机会要大很多。总之，癫痫治愈的前提是需要去专业的、正规的医院接受治疗，而不是听信江湖游医的宣传，不规律地服用药物，结果不但不能治愈癫痫，反而出现药物诱发的新的癫痫发作类型，成为"假性难治性癫痫"。

20. 癫痫治愈后能停药吗？

癫痫病是一种慢性病，且多有复发，因此需要长期服药，但也不是所有的患者都需要终生服药。如果规律服药连续3～5年不发作，且多次复查脑电图无异常放电，即可以考虑停药，但是停药过程不能一蹴而就，即使症状完全消失，还需在专业医生的指导下经2～3年时间逐渐减药至完全停药。

21. 常年服用抗癫痫药物会有不良反应吗？

在抗癫痫药物治疗过程中，大家最关心的是抗癫痫药物的不良反应，甚至"谈虎色变"，抗癫痫药物的不良反应真的那么可怕吗？其实，"是药三分毒"，所有事物都有正负两方面作用，药物也不例外。任何药物都有可能产生不良反应。由于患者个体因素的差异及药物剂量的不同，临床不良反应也不尽相同，常见不良反应主要有肝功能异常、恶心、皮疹、嗜睡、头晕、血细胞异常等。在应用抗癫痫药时，务必遵循医生建议定期到门诊复查，进行有关化验检查，观察疗效。

22. 如何做好一名癫痫患者的家属？

癫痫是发作性疾病，以反复出现的不可预期的癫痫发作为特征，由于其难以预测性，医生往往无法亲眼目睹患者发作时的表现，而对于疾病的诊断，癫痫发作的临床表现至关重要。因此，病史描述非常关键。然而，经常有患者或家属尤其是刚刚患病者，不能记清楚癫痫具体发作形式及发作时间、频率，在医生面前互相讨论，急躁起来甚至会起争执，各持己见，还是说不清来龙去脉。还有的患者家属空手来就诊，没有保存既往的检查结果，令医生没有依据可寻，在此，提醒大家将患者所有的病史详细记录在小本上，包括发作形式、发作频率、持续时间、既往用药经过等，所有的检查资料保存完好，以供医生参考。

23. 癫痫病友及家属们，您记好癫痫日记了吗？

癫痫是一种慢性病，癫痫治疗需要做好打持久战的心理准备，在治疗期间，一个非常关键的因素是记好癫痫日记。在门诊，经常有很多癫痫患者及家属，在被问及癫痫病史时，对病情不详、遗忘，提供病史不详细，比如医生问"患者第一次是什么时间发病的？""患者发作时有什么表现？""在服用什么药物？"很多人的回答是"记不清了"，"时间太久，模糊了"等。大家都知道，癫痫是慢性病，一些患者甚至记不清楚发作的次数和表现，在什么状态下发生，以及有哪些诱发因素。但是，这些关于发作的信息对于医生的诊断治疗却是相当重要的。医生需要这些症状表现来判断是不是癫痫，如果确诊癫痫，还需判断属于哪种类型，甚至可以提示癫痫病灶的起源，进而客观判断癫痫的预后和治疗方案。患者的发作情况还可以帮助医生判断治疗的效果，并根据发作情况及时有效的调整治疗方案。有时，一些发作的细节如果能够准确被呈现出来，则会给医生的诊疗工作带来很大的帮助。设想一下，癫痫为发作性疾病，有很多的发作过程医生是看不到的，由于癫痫发作短暂且突然，患者事后如不做记录，发作的详细过程很快就会被遗忘，等到转述给医生时，很多重要的信息就已经遗漏了。患者及家属记不清病史，会给癫痫病情的判断带来难度。因此，我们建议患者及其家属使用癫痫日记的形式详细记录癫痫的每次发作过程。

填写癫痫日记时，应参考患者的回忆和目击者的描述，包含内容如下：

（1）任何一个癫痫发作，要尽量包括整个发作过程，发作前有无预兆，发作时的表现，比如头部处于什么位置、眼睛有无偏斜、四肢处于什么位置、口唇是否青紫等，持续多长时间，如有意识不清，要记录何时转清醒的，以及发作后有何不适等。

（2）要记录发作的时间，持续的时间，发作时的状态，是睡眠中还是清醒状态？有何诱发因素？比如最近是否发热？是否熬夜？是否暴饮暴食？是否情绪不稳？是否长时间看电脑、电视等。

（3）记清楚所用的抗癫痫药物的名称和剂量？是否出现了头晕、皮疹、困倦等症状？是否患有其他疾病？是否合用了其他药物？

（4）患者是儿童、青少年的情况下，记录癫痫患者的生长发育、学习、日常活动情况，以及睡眠情况等。

有条件的患者，还可以用摄影设备将发作的整个过程拍摄下来，这种视频资料可以更准确的记录发作情况，主要拍摄患者发作中的各种肢体动作变化、面部表情等，拍摄时去掉患者身上的遮盖物，尽量保持画面清晰、稳定，保证画面完整呈现发作的整个状态。

病历及填写好的癫痫日记要妥善保管，在就诊时带上癫痫日记以备医生参考。

24. 儿童癫痫有什么特点？

很多儿童癫痫患者都是在学龄前期至青春期起病，失神发作比较常见。失神发作也就是我们原来常说的"小发作"，表现为言语及活动突然中断，两眼凝视，偶尔上翻，有时面色苍白，无先兆。手中持物落地，有时打碎饭碗，被父母误认为精力不集中，常遭责备。儿童"癫痫小发作"停止后，可继续原来的活动。脑电图有两侧对称同步 3 次/s 的棘慢复合波是其特点。有的患者除有失神发作外，还伴有轻微节律性抽动。抽动最常见于面部或双上肢，尤其是眼、头部的抽动多见。这部分患者称失神肌阵挛。还有失神伴失张力发作，表现除有失神外，伴突然全身肌张力丧失而跌倒，致使头部伤痕累累。跌倒后很快恢复，称跌倒发作。发作较轻，有时只是头向下点，称点头发作。

一些患儿在癫痫发作过程中，总是容易出现一些磕伤碰伤。这种小危害往往可每日数次至数十次，突然发生，突然终止。需要引起家长的注意，不要总是以为是孩子调皮玩闹摔伤，应及时到医院就诊。

25. 儿童癫痫如何治疗好呢?

癫痫给患儿的身心健康带来很大危害,那么儿童癫痫如何治疗呢?

(1) 确诊后尽早治疗癫痫。一般癫痫发作 2 次即应开始用抗癫痫药物。

(2) 定期监测抗癫痫药物浓度,根据药代动力学参数和临床效应调整剂量。

(3) 简化服药方法。根据抗癫痫药物半衰期给药,分配好服药时间间隔。

(4) 合理选择抗癫痫药物。应根据癫痫发作类型或癫痫综合征选用药物。

(5) 新型抗癫痫药物的合理应用。

(6) 规律服药,合理换药或停药。一定要在专业医生指导下进行,避免自行调药、停药以及滥用抗癫痫药物。

(7) 定期随诊。注意不良反应,给予必要的心理支持。

(8) 尽量单药治疗癫痫,只有单药治疗确实无效时,再考虑合理的联合治疗癫痫。

(9) 强调治疗癫痫的目标是使患儿拥有最佳生活质量。

26. 喝酒能引起癫痫吗? 癫痫患者能饮酒吗?

饮酒可诱发癫痫发作,急性酒精中毒可导致癫痫发作。酒中的主要成分是乙醇,对高级神经活动有直接抑制作用。癫痫发作是由于大脑皮质有"停滞性病理兴奋灶"。癫痫患者因喝酒或外界其他诱因,这种"停滞性病理兴奋灶"便逐渐兴奋起来,并向周围扩散。当兴奋扩散到大脑皮质里某一运动分析器时,就引起运动性兴奋,表现为某一肢体甚至全身性抽搐发作。

慢性酒精中毒可致大脑皮质结构和功能改变,从而致使癫痫发作。长期饮酒成瘾者,戒酒时也可以出现癫痫发作。正在服用抗癫痫药的患者,因酒精可诱导肝脏药物代谢酶增生,抗癫痫药物代谢加快,易使血药浓度下降,疗效降低,出现发作现象。并且癫痫患者酒后服用抗癫痫的药物,还可能会出现生命危险。这是因为酒精本身对人的大脑起到麻痹的作用,神经系统反应性降低。如果酒后再服用抗癫痫的药物,产生协同作用,可加重该类药物的毒性,会发生致死性中毒。

因此,癫痫患者千万不能喝酒!专家提醒癫痫患者,为了身体的健康,不要喝一切酒类和含酒精的饮料。

27. 癫痫会遗传吗？

癫痫有一定的遗传因素，以下几种情况应积极产前咨询，定期孕期检查，产前筛查，尽量避免癫痫患儿的出生。

癫痫病患者的父母一方或者双方有此病，患者本人已生过患癫痫病的子女，准备再次怀孕时。因为这样的情况，第二胎也有很高几率遗传癫痫。

双方均为患原发性癫痫的非血缘关系者不应该结婚，特别是一方或双方有此病家族史者，如已结婚者准备怀孕时应积极产前咨询，定期进行孕检及筛查，因为此种状况所生孩子癫痫的发病率也很高，会给家人带来一定的影响。

28. 女性癫痫患者如何正确怀孕生子？

癫痫患者能否怀孕，主要担心以下三个方面：

（1）癫痫患者怀孕对癫痫病有无影响？

（2）服用抗癫痫药会不会影响胎儿？

（3）癫痫病会不会遗传给下一代？

根据大量的研究结果显示，癫痫患者怀孕是可以的。那么，怀孕前后要不要继续口服抗癫痫药物呢？抗癫痫药物到底该如何取舍呢？

癫痫发作与妊娠，两者之间是相互影响的。一方面，怀孕后癫痫发作的几率会相应的增高；而另一方面，癫痫发作会增加妊娠的风险，不仅妊娠期并发症增多，如果癫痫发作持续时间较长，特别是癫痫大发作、癫痫持续状态，会造成胎儿宫内缺氧，严重时会导致胎死宫内等，对孕妇和胎儿均会带来严重的不良影响。已经证实反复癫痫发作对胎儿和母亲的危害会远远大于抗癫痫药物对母婴的不良作用。因此，生育前选择最佳个体化治疗方案是生育期女性癫痫治疗的重要内容。

癫痫患者怀孕时，是否服用抗癫痫药物，应在癫痫病专科医生的指导下适量服用，不能盲目用药，以免对胎儿造成影响。在分娩前半年，就应该将癫痫病的发作率限制到最低程度。并且要定期做产前检查，只要以上一切都做好了准备，那么大部分癫痫患者都可以生下健康的宝宝。建议妊娠期及育龄女性癫痫患者应该做到以下几方面：

（1）受孕前如果癫痫已经控制，4年左右没发作，或发作次数很少，应据医嘱考虑停药后受孕。

（2）受孕前、后应据医嘱每天服叶酸，可减少或避免胎儿的畸形。妊娠最后30天，孕妇可据医嘱口服维生素K，对婴儿有利，母亲要预防静脉血栓的形成。

（3）妊娠期最好不要使用抗癫痫药物，妊娠期间要用抗癫痫药物者，可根据发作的类型选单一药物的最低量，且在医生指导下进行。

（4）若分娩时发作癫痫，可用苯二氮䓬类药，并继续使用原来所用抗癫痫药物，来预防癫痫复发。

（5）怀孕期间应定期对胎儿进行必要的检查。

总之，女性癫痫患者怀孕前要做好充分准备，有计划的怀孕，在癫痫专业医师的指导下，选用对妊娠影响最小的药物，定期复查，定期产检，不能盲目用药，更不能自行停药。否则，癫痫发作不仅得不到控制，而且对孕妇、胎儿均会带来严重的伤害。注意以上的相关问题，90%以上的女性癫痫患者都能生出健康的宝宝，希望所有的女性癫痫患者都能成功的做一个幸福的妈妈。

29. 癫痫患者能哺乳吗？

如果分娩后癫痫发作频繁，需要更换或者增加抗癫痫药物的剂量，最好选择奶粉喂养。只要仍然口服抗癫痫药物，建议最好请主诊医生帮助权衡母乳喂养还是奶粉喂养的利弊后再做决定。

30. 老年癫痫有什么特点？

近年来，随着人们健康生活水平的提高及人口老龄化的增加，老年癫痫患者逐渐增多（老年人指年龄大于 60 岁的人群），大多为症状性癫痫，脑卒中、脑肿瘤、脑变性疾病、代谢性疾病等为常见病因，大部分口服药物可良好控制癫痫发作。但老年人多脏器功能减退，且常合并其他系统疾病，如果用药不当，轻则延误病情，严重还会危害患者的健康。

31. 老年癫痫患者选择药物需注意什么？

（1）避免药物间的相互作用。老人患者可能合并其他的内脏疾病，需要同时服用其他药物，所以在癫痫药物选择上尽可能避免药物间的相互作用，可选择新一代抗癫痫药物（如拉莫三嗪、左乙拉西坦等），尽可能选用单一抗癫痫药物。

（2）尽量选用不通过肾脏代谢的药物。老年人抗癫痫药物的敏感性增加、肾小球的滤过率下降，药物在体内的存留时间更长，所以应采用低于平均剂量也会得到较好疗效的药物。

（3）注意药物的不良反应。老年人药物不良反应的发生率更高，尤其是卡马西平，更容易加重共济失调或出现过敏不良反应，出现药物的不良反应更容易中断抗癫痫药物的连续服用。

（4）某些药物易引发其他疾病。老年性癫痫患者服用有酶诱导作用的药物如丙戊酸钠更易发生骨质疏松症。由于体内脂肪含量、白蛋白和细胞色素 P450 的变化，卡马西平、奥卡西平在老年组更易发生低钠血症。

32. 癫痫患者能开车吗？

癫痫与开车既是医学问题，也是社会问题。开车可明显增加活动性癫痫的发病风险，但服从驾驶限制和经适当药物治疗得以控制的癫痫患者开车并无额外风险。禁驾可能使癫痫患者失去一种便捷的交通工具，甚至是就业机会，也是造成患者有被歧视感的原因之一。某些西方国家已取消相关禁令，癫痫无发作 2 年以上的患者或并不影响驾车，简单部分性发作患者取得驾照可不受限制。《2011 年抗癫痫药物应用专家共识》指出，在发作控制的情况下，无论正逐步减停抗癫痫药或换用其他抗癫痫药，在停药及换药期间应停止开车。

33. 癫痫患者能游泳吗？

癫痫获得良好控制的患者，大多数主治医生会允许患者到游泳池或海水浴场游泳，条件是需要有同伴（如家长、兄弟姐妹、朋友、同学）随行，而且同伴知晓患者患有癫痫，并且避免到深水区、不合格或无救生员的泳池及水域；幼童则需要有家长陪伴。下水应依一般游泳注意事项进行，如先做暖身运动、池边不奔跑、不跳水。最重要的是，一定要定时服药，疲倦时不要下水。

34. 为什么孩子长时间看电视、看电脑、玩游戏、上网可诱发癫痫发作增多？

门诊上碰到越来越多的癫痫患者，特别是十五六岁的青少年，因长时间玩电子游戏、看手机小说、看足球比赛等诱发癫痫发作；有些人长时间看电视、长时间打电话后突发意识不清、肢体抽搐，发作时人事不知，甚至摔伤、跌伤、咬破舌头等。

当今时代，手机和电脑已经成为人们生活中的一部分，方便了联系、方便了信息交流的同时，越来越多的对健康的损害的问题也不得不引起公众的重视。大家都知道，癫痫是神经元异常放电所引起的脑功能障碍，而电脑、电视和游戏机正是一种光的刺激，长时间应用，不仅可以导致大脑过度疲劳，而且能够刺激人体中枢神经系统，从而迅速引起大脑神经元的异常兴奋，从而诱发癫痫发作，特别是对于既往有高热惊厥、脑炎、脑外伤、脑血管畸形、脑发育障碍等各种原因所导致的脑组织损伤病史的患者，更易诱发癫痫发作。此外，这种兴奋对长期熬夜、工作压力较大的正常人，也会破坏脑部神经细胞的代谢平衡，诱发神经元放电，导致癫痫疾病的发生。

希望癫痫病友们、家长们都能够携起手来，加强监督、看管、引导，将孩子留恋在网络游戏上的目光吸引出来，带孩子一起玩耍，一起做有氧运动，多看些有益于身心的书籍等，保护好孩子的眼睛，锻炼身体的同时，或许，癫痫发作也能随之减少，学习成绩也能进步，工作也能有效，明天也许更美好！

35. 入夏后癫痫患者有什么需要特殊注意的吗？

入夏后，天气会逐渐转向炎热，癫痫患者平时需注意下列事项，以免病情复发或加重：充足睡眠，不要熬夜，每日可适当安排午休，保证精神饱满；按时按量饮食，因为过于饥饿很容易导致癫痫发作；不能饮用冷饮，特别是如可乐、咖啡、浓茶等含咖啡因、茶碱过多的饮料，可以适当喝绿豆汤；一日三餐尽量清淡为主，忌大鱼大肉，尽量不要游泳。

36. 怎样更好地让我们的癫痫病友们能够拥有和其他人一样的健康生活？

（1）从癫痫患者角度，要认识到癫痫是慢性病，癫痫患者要学会"带病生活"，养成良好的生活习惯，加强自我约束，抛弃对癫痫疾病不正当的认识、理解，拥有健康积极的心态。自觉避免癫痫的诱发因素。

（2）癫痫患者家庭的支持和关心，是战胜疾病非常重要的砝码。但是，在照顾癫痫患者长年累月的辛苦中，患者及其家属都经历了心理的折磨，大多存在抑郁和焦虑。为此，对于我们癫痫患者的家庭成员，必须有更高的要求，细心观察患者，与患者更多的沟通交流、及时发现问题，必要时邀请擅长癫痫患者神经心理评估师，早期发现心理行为的异常，早期指导。

（3）社会正确认识癫痫，给予每个患者关心、关怀。随着科学的发展，社会每个成员对癫痫认识程度的深入，摒弃对癫痫传统的错误认识和误区，伸出爱心之手。

37. 癫痫的防护措施？

除了给予癫痫患者早期有效的治疗外，家属还应该重视做好癫痫的日常防护，主要包括以下几种：

（1）癫痫的防护应注意患者的个人卫生，不要让患者用脏手抓食物，督促患者洗手、洗头、洗澡等，勤晒被褥，女患者还要注意经期卫生；让患者做一些力所能及的家务劳动，参加必要的娱乐活动等，不要让患者独自外出。

（2）对儿童患者，尤其要注意智能的开发，发现和培养他们的长处，积极鼓励他们在学习上哪怕是点滴的进步，使智力和心理得到正常发展。疾病导致智能不足的患者，记忆力明显受损，平时丢三落四，生活不能自理，外出时常常迷路，癫痫的防护要对他们的衣食住行都要细心照料。

（3）有的癫痫患者，特别是伴有脑部器质性损害的慢性癫痫患者，有时有不同程度的智能减退。对于这些患者的护理，不仅要有耐心和信心，更要有一颗火热的爱心，细致而全面的护理，让患者感受到家庭的温暖，对患者的康复及家庭的和睦都很重要。

38. 癫痫患者守则——如何做个有准备、有头脑、有慧眼的患者？

（1）分好型：癫痫治疗之前必须在专业医生的帮助下搞清三个问题：第一，发作性症状是否属于癫痫发作？第二，是哪种类型的癫痫？第三，属于何种癫痫综合征？每个患者病情不同，治疗选择药物不同，预后也不同。

（2）用好药：癫痫是一种慢性疾患，需要定期随访，必要时调整用药，要在正规医院的专科医生指导下定期观察调整服药。

（3）遵医嘱：患者不能随意地增减或停药，否则会导致病情反复甚至出现癫痫持续状态。正规治疗的最终目的是达到能够完全控制发作的服药最小剂量，最小的不良反应并保证患者的生活质量。只有在正规治疗的前提下，大多数患者才能达到完全康复。

（4）认好门：不正规治疗的危害很大，有些癫痫患者可能根本不需要治疗，多年的服药给患者带来不必要的负担和损害；原本是一些良性的癫痫综合征，经不正规的治疗后病情可能复杂化，反而成为医源性的所谓"难治性癫痫"；临床上很多真正的难治性癫痫，有的则是经不正规治疗，病情迁延，耽误了最佳的治疗时期或延误了手术时机所致；患者和家属有病乱投医，反而不得要领，丧失了信心，还可能有大量不必要的花费，造成经济损失。

第四章

中枢神经系统感染性疾病

中枢神经系统感染性疾病是各种病原微生物侵犯中枢神经系统的实质、被膜及血管等引起的急性或慢性炎症性疾病的统称。这些病原微生物包括病毒、细菌、真菌、寄生虫、朊蛋白等。

1. 单纯疱疹病毒性脑炎的病因及发病机制?

由单纯疱疹病毒感染引起一种急性中枢性感染性疾病。

单纯疱疹病毒是一种嗜神经病毒。病毒首先在口腔、呼吸道和生殖器引起原发感染，机体产生免疫力而康复，但不能彻底消除病毒，病毒潜伏在神经细胞内，但不产生临床症状。当机体免疫力下降时，病毒再度活化，经三叉神经进入颅内，导致颅内感染。

2. 单纯疱疹病毒性脑炎的临床表现?

（1）任何年龄均可患病，约 2/3 病例发生于 40 岁以上的成人。无季节、性别、地区的差异。

（2）前驱症状可有上呼吸道感染、发热、咳嗽、腹痛、腹泻等症状。

（3）急性起病，约 1/4 患者有口唇疱疹史。

（4）最常见症状为头痛、恶心、呕吐。

（5）部分患者可有精神和行为异常、认知功能障碍，如人格改变、行动懒散、反应迟钝、记忆力下降、情感淡漠，甚至缄默、行为奇特及冲动行为等。部分患者可因精神行为异常为首发或唯一症状就诊于精神科。

（6）1/3 患者出现癫痫发作。

（7）局灶性神经系统症状，如偏瘫、失语、偏盲、震颤等。

（8）可有不同程度的意识障碍，表现为意识模糊或谵妄，随病情加重可出现嗜睡、昏睡、昏迷，甚至危及生命。

3. 单纯疱疹病毒性脑炎的辅助检查?

（1）血常规：可见白细胞、淋巴细胞轻度升高。

（2）脑电图见额颞区高波幅慢波。

（3）头CT：最初4～5天内，头CT检查可能是正常的，约50%患者额颞叶可有异常密度影，部分有占位效应。

（4）头MRI：较头CT对该病的诊断和显示病变区域更有意义。

（5）脑脊液：脑脊液呈无色透明，颅内压正常或轻至中度升高，白细胞轻度升高，并可见少量红细胞。蛋白质含量轻度至中度增高，糖和氯化物多正常。发病2周内可在脑脊液中采用PCR技术检测出病毒DNA。亦可用免疫学方法检测病毒特异性抗体。

4. 单纯疱疹病毒性脑炎的治疗？

（1）抗病毒治疗：常用阿昔洛韦，常用剂量15～30mg/（kg·d），分3次静点，连用14～21天，主要不良反应为皮疹和肝肾功能损伤。对于重症、对阿昔洛韦耐药患者可使用更昔洛韦，其抗病毒作用是阿昔洛韦的25～100倍，主要不良反应为肾功能损伤和骨髓抑制。

（2）肾上腺皮质激素：对于病情危重、脑脊液中白细胞和红细胞明显升高患者可酌情使用。

（3）抗菌治疗：合并细菌感染者可予以抗生素治疗。

（4）对症治疗：如发热患者予以物理降温，颅内压升高患者及时给予脱水降颅压治疗。昏迷患者注意维持营养、水电解质平衡，保持呼吸道通畅，预防压疮及呼吸道感染。

（5）恢复期患者进行康复锻炼，加强营养，积极体育锻炼，增强免疫力。

5. 单纯疱疹病毒性脑炎预后？

本病预后取决于疾病的严重程度和治疗是否及时。如未经抗病毒治疗、治疗不及时或不充分，病情严重则预后不良，死亡率可高达60%～80%。如发病前几日及时给予足量抗病毒治疗或病情较轻，多数可治愈。

6. 什么是病毒性脑膜炎？

各种病毒感染引起的脑膜急性炎症性疾病，夏秋季为高发季节，儿童多见。多急性起病，表现为病毒感染的全身中毒症状，如发热、头痛、恶心、呕吐、腹泻、肌痛和全身乏力等，并可有脑膜刺激征。脑脊液中淋巴细胞轻到中度升高。治疗上主要予以抗病毒和对症支持治疗，一般预后较好。

7. 化脓性脑膜炎的病因及发病机制？

是由化脓性细菌感染所致的脑膜炎症，常见致病菌为肺炎球菌、脑膜炎双球菌、流感嗜血杆菌等。感染来源于心、肺等其他脏器波及中枢神经系统，也可有颅骨、鼻窦或乳突骨折或神经外科手术侵入导致感染。

8. 化脓性脑膜炎的临床表现？

表现为发热、寒战，颅内压增高症状，头痛、恶心、呕吐，脑膜刺激征。部分患者可出现局灶性神经功能损害的症状，如偏瘫、失语等。在脑膜炎双球菌感染时可有皮疹，而后出现皮肤淤点。

9. 化脓性脑膜炎的辅助检查？

（1）血常规：白细胞计数明显增加，以中性粒细胞为主。

（2）脑脊液：外观呈米汤样或脓性，压力升高，细胞数明显升高，以中性粒细胞为主，蛋白升高，糖及氯化物降低。80% 以上细菌培养阳性。

（3）血培养可检出致病菌。

（4）影像学检查：MRI 诊断价值优于 CT，有外伤史的患者注意是否存在颅底骨折。

10. 化脓性脑膜炎的治疗？

（1）抗菌治疗：及早使用抗生素，选择能透过血脑屏障、敏感的抗生素。

（2）肾上腺皮质激素：可抑制炎症反应，稳定血脑屏障。

（3）对症支持治疗：包括脱水降颅压、物理降温、使用退热剂等。癫痫发作者予以抗癫痫治疗。

（4）存在颅底骨折患者病情稳定后尽快行修补术。

11. 结核性脑膜炎的病因？

由结核分枝杆菌引起的脑膜、脊膜的非化脓性炎症性疾病，其中结核性脑膜炎约占肺外结核的 5% ~15%。

12. 结核性脑膜炎的临床表现？

（1）多隐袭起病，慢性病程，也可急性或亚急性起病。

（2）结核中毒症状：低热、盗汗、食欲减退、倦怠无力、精神不振等。

（3）头痛、恶心、呕吐，脑膜刺激征。

（4）发病4~8周，可有脑实质损害症状，表现为精神行为异常，癫痫发作，意识障碍，肢体瘫痪等。

（5）脑神经损害：以视神经、动眼神经、外展神经、面神经受累常见。

13. 结核性脑膜炎的辅助检查？

（1）血常规大多正常，部分患者血沉可增高。

（2）部分患者结核菌素试验阳性，胸部影像学可见活动性或陈旧性结核证据。

（3）多数患者可合并低钠低氯血症。

（4）脑脊液：脑脊液压力通常明显升高，外观澄清、淡黄色至黄色，静置后标本表面可以形成蜘蛛网样的膜。淋巴细胞显著升高，蛋白升高，糖和氯化物下降。培养出结核杆菌可确诊。

（5）影像学可见脑膜强化、脑积水，甚至脑梗死等表现。

14. 结核性脑膜炎的治疗？

（1）抗结核治疗：早期、联合、适量、规律、全程抗结核治疗。建议至少选择三种药物联合治疗，我国一般选用异烟肼、利福平、吡嗪酰胺和乙胺丁醇，应不少于1年。注意监测肝肾功能，同时补充维生素 B_6 预防药物导致的周围神经病。

（2）肾上腺皮质激素：减轻感染中毒症状、抑制结缔组织增生、防止蛛网膜粘连、减轻脑水肿、降低脑脊液蛋白等作用。

（3）脑脊液置换及鞘内注药：可以充分稀释脑脊液，减轻炎症反应，减少渗出，促进血液与脑脊液循环，促进蛋白等物质的吸收，缩短疗程，改善预后。

（4）脱水降颅压治疗。

（5）对症支持治疗：如纠正低钠低氯血症。

（6）如存在活动性肺结核时需就诊于传染病医院。注意隔离，禁止随地吐痰，适当防护。

15. 什么是新型隐球菌性脑膜炎？

是中枢神经系统最常见真菌感染性疾病，由新型隐球菌感染引起。该病原菌广泛存在于自然界中，鸽子和其他鸟类为主要中间宿主，因此，鸽子饲养者感染发病率较高。主要见于合并全身性免疫缺陷性疾病患者。临床表现与结核性脑膜炎相似，临床上易误诊。脑脊液墨汁染色可检出隐球菌。该病病情重，病死率高，预后不良。

16. 什么是克雅病？

克雅病是指由具有传染性朊蛋白导致人中枢神经系统变性疾病。感染牛称为疯牛病，感染羊称为羊瘙痒病。有散发、遗传性、获得性等类型。表现为 2 年内发生的进行性痴呆、共济失调、肌阵挛、视力障碍等症状。头 MRI、脑电图及脑脊液可见特征性改变。目前本病尚无有效治疗方法，90% 病例于病后 1 年内死亡。

17. 脑囊虫病病因？

脑囊虫病是由猪带绦虫蚴虫寄生脑组织形成包囊所致。主要是由外源性感染途径引起，即人摄入被虫卵污染的食物，或是因不良卫生习惯虫卵被摄入体内致病，少数原因是肛门-口腔转移形成的自身感染。

18. 脑囊虫病临床表现？

脑囊虫病自感染到出现症状，数日到 30 年不等。临床表现与寄生部位、数目、大小及囊虫所处的生长期有关。

（1）头痛：是脑囊虫病最常见症状之一。

（2）癫痫发作：约 30% ~ 50% 患者以癫痫发作为首发或唯一症状。

（3）颅内压增高表现：表现为剧烈头痛、恶心、呕吐、视乳头水肿，甚至失明。

（4）精神障碍和智力障碍：是囊虫引起广泛脑损害或脑萎缩所致。

（5）其他神经系统局部症状：囊虫寄生部位有关。

（6）神经系统以外表现：最常见的为皮下和肌肉囊尾蚴结节，少数可伴发眼囊虫病。

19. 脑囊虫病的辅助检查？

头 CT 可发现脑囊虫病病变位置、大小、数目等，头 MRI 平扫及增强可显示脑囊虫的不同生存期，分辨囊虫的存活和死亡。免疫学方法可检测血清或脑脊液中囊尾蚴的特异性抗体。存在皮下和肌肉囊尾蚴结节的患者，在小腿 X 线片中可见钙化的囊尾蚴结节。

20. 脑囊虫病的治疗？

（1）管好厕所，建圈养猪。

（2）养成良好的个人卫生习惯，不吃生肉，饭前便后洗手，切生熟肉刀及砧板分开。

（3）加强肉类管理，杜绝"米猪肉"流入市场。

（4）驱虫治疗：常用药物为吡喹酮和阿苯达唑，按剂量疗程服用。

（5）驱虫治疗时因囊尾蚴大量死亡引起剧烈炎症反应，可导致患者症状加重，出现频繁癫痫发作、颅内压升高、脑疝甚至危及生命，因此驱虫治疗必须住院。

（6）控制颅内压：甘露醇及糖皮质激素减轻脑水肿。

（7）抗癫痫治疗。

21. 神经梅毒有哪些临床表现？

神经梅毒是晚期梅毒全身性损害的重要表现，包括以下类型：

（1）无症状性神经梅毒：患者无症状，脑脊液呈轻度炎性反应，血清反应阳性。

（2）梅毒性脑膜炎：通常于感染后 1 年内出现，青年男性多见，表现为头痛、恶心、呕吐、发热，部分患者可有面瘫和听力下降。

（3）梅毒性血管炎：出现于原发感染后 5～30 年后，导致脑及脊膜小血管狭窄、闭塞，从而引起脑和脊髓缺血坏死，表现为偏瘫、失语、截瘫等。

（4）麻痹性神经梅毒：见于感染后 10～30 年，以进行性痴呆合并神经损害为主。

（5）脊髓痨：起病隐匿，脊髓的后索和后根损害为主，表现为肢体闪电样剧烈疼痛、共济失调、尿便及性功能障碍。大部分患者瞳孔不规则，双侧不等大，对光反应迟钝。

（6）先天性梅毒：由妊娠途径传播给胎儿，可出现除脊髓痨以外的其他所有类型。

22. 艾滋病导致的神经系统障碍有哪些？

（1）人类免疫缺陷病毒（human immunodeficiency virus，HIV）急性原发性神经系统感染：表现为意识模糊、记忆力减退和情感障碍、化脓性脑膜炎、单发脑神经炎等。

（2）HIV 急性原发性神经系统感染：包括隐匿进展的痴呆、复发性或慢性脑膜炎、进行性痉挛性截瘫、共济失调、周围神经病等。

（3）机会性中枢神经系统感染：包括弓形虫、真菌、病毒、细菌及寄生虫等感染。

（4）继发性中枢神经系统肿瘤：艾滋病患者免疫功能被破坏，是机体对某些肿瘤的易感性增加，原发性淋巴瘤最常见。

（5）继发性卒中。

23. 腰椎穿刺术对于中枢神经系统感染性疾病的意义？

腰椎穿刺术主要用于疾病诊断，同时可帮助判断病情、预后及指导治疗。必要时反复腰穿检测脑脊液情况，了解疾病转归。对于结核性脑膜炎患者可给予药物鞘内注射治疗。

24. 腰穿注意事项？

去除紧张害怕心理，积极合作。穿刺时取左侧卧位，两膝屈曲，大腿紧贴腹部，头向胸部屈曲，使腰背部尽量弯曲，不要随便变换体位以免误伤。术后去枕平卧 4 ~ 6 小时，多饮水，避免引起术后头痛。

第五章

神经肌肉接头疾病

1. 什么是重症肌无力？

重症肌无力是一种慢性的，由乙酰胆碱受体抗体（AchR-Ab）介导的、一种神经-肌肉接头处传递障碍的自身免疫性疾病，病变主要累及突处后膜上乙酰胆碱受体。临床表现为部分或全身骨骼肌易于疲劳，呈波动性肌无力，晨轻或休息后减轻，傍晚或活动后加重，可累及眼肌、呼吸肌和膈肌等，患者自觉乏力、懒动、精神不佳，出现上睑下垂、斜视、复视、肢体无力、咳嗽无力、呼吸困难等症状。

2. 重症肌无力发病原因与诱发因素？

重症肌无力的发病病因与发病机制尚不明确，可与胸腺的慢性病毒感染有关，遗传为内因，感染为主要的外因。发病诱因多为感染、精神创伤、过度疲劳、妊娠、分娩等。

3. 哪个年龄段的人易患重症肌无力？

本病可见于任何年龄，小至数个月，大至 70～80 岁。发病年龄有两个高峰：20～40 岁发病者女性多于男性，约为 3：2；40～60 岁发病者以男性多见，多合并胸腺瘤。少数患者有家族史。

4. 重症肌无力的分型包括哪些？

根据病情轻重和病变的分布，采用 Osserman 改良分型标准共分为 5 型：

Ⅰ型：眼肌型（15%～20%），仅眼肌受累。

ⅡA 型：轻度全身型（30%），进展缓慢，无危象，可合并眼肌受累，药物敏感。

ⅡB 型：中度全身型（25%），骨骼肌和延髓肌严重受累，无危象，药物不敏感。

Ⅲ型：重症急进型（15%），症状危重，进展迅速，数周至数月内达到高峰，胸腺瘤高发。可发生危象，药效差，常需气管切开或辅助呼吸，死亡率高。

Ⅳ型：迟发重症型（10%），症状同Ⅲ型，从Ⅰ型发展为ⅡA、ⅡB型，经2年以上的进展期逐渐发展而来。

Ⅴ型：肌萎缩型。

5. 通过哪些检查方法可明确是否得了重症肌无力？

（1）药物试验：

1）腾喜龙试验：腾喜龙10mg用注射用水稀释至1ml，先给予2mg试验剂量静脉注射，如可耐受在30秒内注射其余8mg。注射后30~60秒如肌无力好转，持续10分钟后恢复原状。

2）新斯的明试验：新斯的明0.5~1mg肌注，20分钟后肌力改善为阳性，可持续约2小时。

（2）肌疲劳试验：令患者重复活动受累肌群可见肌无力明显加重，如连续眨眼动作30次，可见眼裂逐渐变小；持续向上凝视，出现肌无力及瘫痪，休息后立即恢复为阳性。

（3）辅助检查：

1）血、尿和脑脊液常规检查正常。胸部CT平扫可发现胸腺瘤。

2）神经电生理检查：神经重频电刺激：分别用低频（3~5Hz）和高频（10Hz以上）重复刺激尺神经、腋神经、正中神经、副神经或面神经等运动神经，如出现动作电位波幅低频递减10%以上或高频递减30%以上为阳性，约80%的重症肌无力患者低频刺激可出现阳性反应，应停用抗胆碱酯酶药17小时后检查，否则可出现假阴性；眼肌型阳性率低，正常不能排除诊断。

6. 得了重症肌无力，如何治疗？

（1）胸腺治疗：包括胸腺切除和胸腺放射治疗。

（2）药物治疗：

1）胆碱酯酶抑制剂。

2）肾上腺皮质激素：包括大剂量冲击疗法和小剂量递增法两种方法。

3）免疫抑制剂：适用于对肾上腺糖皮质激素疗效不佳或不能耐受，或因有高血压、糖尿病、溃疡病而不能用肾上腺糖皮质激素者。

（3）血浆置换：仅适用于危象和难治性重症肌无力。

（4）大剂量静脉注射免疫球蛋白：作为辅助治疗缓解病情。

7. 服药有什么注意事项？

溴吡斯的明是重症肌无力患者常用的药物。如患者有饮食困难可在餐前半小时给药，如患者晨起行走困难，可在起床前服长效吡啶斯的明。因此病症状为晨轻暮重，给药剂量不同，应按时按量服药。其不良反应是腹痛、腹泻、呕吐、支气管分泌物增多等。忌用对神经-肌肉传递阻滞的药物，如各种氨基糖苷类的抗生素、奎宁、奎尼丁、普鲁卡因酰胺、青霉胺、心得安、氯丙嗪、苯妥英钠、锂剂、四环素以及各种肌肉松弛剂等。

8. 得了重症肌无力还能不能锻炼，该怎样锻炼？

重症肌无力的患者需要维持适当的活动量。由于肌无力发病通常是在用力之后或晚上，因此，应给患者制定适当的活动计划，根据患者情况，应在上午结合体力安排，体力很弱的患者应在床上进行活动。下午患者午休后再安排一次，能下床的患者，上午治疗后可在室内、楼道等进行活动，下午仍是午休后再进行一次活动锻炼，以患者不感疲劳为原则。

第六章

神经系统变性疾病

神经系统变性疾病是一组原因不明的慢性进行性损害神经等组织的疾病。临床中常见的疾病有运动神经元病、阿尔茨海默病、多系统萎缩、帕金森病等。在变性疾病中少数患者有家族遗传史。从病程来看，变性疾病起病十分隐匿。临床上大部分变性疾病均可造成双侧肢体的对称性损害，但疾病早期，病变所累及的肢体可不对称。该疾病的诊断必须依据详细的病史、仔细的神经系统体检及相关的辅助检查。对于神经系统变性疾病尚无有效的办法阻止疾病发展，多数治疗只是暂时缓解和减轻症状的对症治疗。

1. 什么是运动神经元病?

运动神经元病是一组病因未明的选择性侵犯脊髓前角细胞、脑干后组运动神经元、皮质锥体细胞及锥体束（即上、下运动神经元）的慢性进行性神经变性疾病。其年发病率为 1.5/10 万~2.7/10 万，患病率约为 2.7/10 万~7.4/10 万，多中年发病，病程为 2~6 年，亦有少数病程较长者。男性多于女性，患病比例 1.2:1~2.5:1。其临床表现可有肌萎缩、肌束震颤、肌无力、饮水呛咳、吞咽困难、声音嘶哑，严重者累及呼吸肌，引起呼吸困难等。根据其临床表现可以分为四型：进行性肌萎缩、进行性延髓麻痹、原发性侧索硬化、肌萎缩侧索硬化。

运动神经元病的致病因素多种多样，并且也是相互影响的，因此治疗的方法也必须采用联合治疗，包括病因治疗、对症治疗和各种非药物治疗。

由于运动神经元病的病因目前尚不明确，因此，目前病因治疗的研究方向主要是针对抗兴奋氨基酸毒性、神经营养因子、抗氧化和清除自由基、新型钙通道阻滞剂、抗细胞凋亡、基因治疗及神经干细胞治疗。临床上可以试用泼尼松、环磷酰胺，对于部分病例可以改善延髓麻痹（吞咽困难、声音嘶哑等）症状；其不良反应如泼尼松长期服用易引起骨质疏松、消化性溃疡、低钾血症、代谢综合征等；环磷酰胺不良反应有骨髓抑制、肝功能异常等，最常见的表现是白细胞减少、转氨酶升高，因此需定期监测血常规、肝功能。此外，通过抑制谷氨酸释放的药物利鲁唑，能够延缓疾病的发展，延长延髓麻痹患者的生存期。每次5mg，每日2次，连用18个月。但其药物价格昂贵，在国内没有普及使用。

运动神经元病的对症治疗是指针对吞咽、呼吸、构音、痉挛、疼痛、营养障碍等并发症和伴随症状。如针对吞咽困难患者，给予鼻饲饮食；呼吸肌麻痹、肺部感染患者给予行气管切开、机械通气、抗炎治疗，同时加强翻身拍背等；痉挛、疼痛患者给予缓解肌张力、止痛药物等。

大多数运动神经元病患者在最终确诊时已经历了很长时间，因此也已经出现了相关的症状，对于这部分患者而言，除了给予上述药物治疗外，更重要的是患者缺乏战胜疾病的信心，因此我们应鼓励他们、关心他们，给予他们战胜疾病的信心。此外，可以通过中国传统医学的针灸理疗等方法改善肢体活动障碍。

运动神经神经元病预后因不同疾病类型和发病年龄而不同。原发性侧索硬化进展缓慢，预后良好；部分进行性肌萎缩患者的病情可以维持较长时间稳定，但不会改善；肌萎缩侧索硬化、进行性延髓麻痹以及部分进行性肌萎缩患者的预后差，病情持续性进展，多于5年内死于呼吸肌麻痹或肺部感染。

斯蒂芬·威廉·霍金，英国剑桥大学著名物理学家，被誉为继爱因斯坦之后最杰出的物理学家。1942年1月8日出生于英国牛津，在其21岁时不幸患上肌萎缩侧索硬化，被禁锢在轮椅上，只有三根手指可以活动，后于1985年因患肺炎行气管手术，被彻底剥夺了说话的能力，演讲和问答只能通过语音合成器完成。当时医生预测他最多活两年，但他至今依然顽强地活着，并发现黑洞辐射、提出弯曲时空中的量子场论等著名理论，成为当代最重要的广义相对论和宇宙论家，是当今享有国际盛誉的伟人之一，被称为在世的最伟大的科学家，还被称为"宇宙之王"。

2014年夏天由前 Boston college 棒球运动员 Pete Frates 发起的冰桶挑战赛，该活动旨在是让更多人知道被称为渐冻人（运动神经元病）的罕见病，同时也达到募款帮助治疗的目的。

2004年，Phillp Martin 导演了人物自传电影《霍金》。2014年，由凤凰网与飞利浦联合制作，国内首部客观反映医生真实生存状况的五集系列记录片《医》，其中《暖春》则是讲述渐冻人医生的故事。

2. 什么是痴呆？

痴呆是由于脑功能障碍而产生的获得性、持续性智能损害综合征，可由脑退行性变（如阿尔茨海默病、额颞叶变性等）引起，也可由其他原因（如脑血管病、外伤、中毒等）导致。痴呆患者必须有两项或两项以上认知域受损（如记忆、语言、运用、视觉空间技能、执行功能、运用、计算等），并导致患者的日常或社会能力减退。此外，痴呆患者还可以伴发精神行为异常。其精神情感症状包括幻觉、妄想、淡漠、意志减退、不安、抑郁、焦躁等；行为异常包括徘徊、多动、攻击、暴力、捡拾垃圾、藏匿东西、过食、异食、睡眠障碍等。有些患者还有明显的人格改变。痴呆是一种综合征，根据其不同原因可以分为两大类：变性病性痴呆和非变性病性痴呆。变性病性痴呆包括阿尔茨海默病、额颞叶痴呆、路易体痴呆、帕金森病合并痴呆等。

3. 什么是阿尔茨海默病（即老年痴呆症）？

阿尔茨海默病（AD）指发生于老年和老年前期、以进行性认知功能障碍和行为损害为特征的中枢神经系统退行性病变。临床表现为记忆障碍、失语、失用、失认、视空间能力损害、抽象思维和计算力损害、人格和行为改变等。

阿尔茨海默病是老年期最常见的痴呆类型，约占老年期痴呆的50%～70%，65岁以上老年人患病率在发达国家约为4%～8%，我国约为3%～7%，女性高十男性；依次推算，我国目前约有阿尔茨海默病患者600万～800万，随着年龄的增长，其患病率逐渐上升，至85岁以后，每3～4位老年人中就有1名患病者。

易患AD的危险因素有低教育程度、膳食因素、吸烟、女性雌激素水平降低、高血糖、高胆固醇、高同型半胱氨酸、血管因素等。

患AD早期危险信号表现为近事记忆减退、迷路、不能精确的临摹立体图、猜疑、性格的改变、计算力下降以及难以胜任以往熟悉的工作等。如发现有上述表现，需及时来医院就诊，做到早发现、早诊断、早治疗。

努力控制促进衰老的因素，有利于延缓或防止AD的发生；此外，积极防治导致痴呆的各种因素和疾病，也能起到预防或减少AD的发病。如做到合理饮食、戒烟限酒、积极参加体育锻炼和体力劳动、保持良好心态和良好的睡眠、避免过多操劳和精神紧张、及时检查及治疗等。

AD患者发展到重度痴呆阶段时常并发全身系统疾病的症状，如肺部及尿路感染、压疮以及全身性衰竭症状等，最终因并发症而死亡。

本病目前尚无特效或逆转疾病进展的治疗药物，针对AD治疗的方法包括生活护理、非药物治疗（职业训练、音乐治疗等）、药物治疗及支持治疗。

目前治疗 AD 的药物包括：

（1）改善认知功能的药物：胆碱能制剂，代表性药物有多奈哌齐、利斯的明、石杉碱甲等；NMDA 受体拮抗剂：美金刚，现已应用于中晚期患者的治疗；临床上可使用脑代谢复活剂：奥拉西坦、吡拉西坦和茴拉西坦等。

（2）控制精神症状的药物：如抗抑郁药舍曲林、帕罗西汀、西酞普兰等；抗精神病药如利培酮、奥氮平、喹硫平等。这些药物的使用原则是低剂量起始，缓慢增量，增量间隔时间稍长，尽量使用最小有效剂量，个体化及注意药物间的相互作用。

AD 病程约为 5~10 年，少数患者可存活 10 年或更长时间，多死于肺部感染、泌尿系感染及压疮等并发症。

4. 脑萎缩就是痴呆这种说法对吗？

这种说法是错误的。人的大脑和其他体内器官一样，随着年龄增长而出现生理性老化。因此，人到老年有轻度的脑萎缩，是正常的生理现象。正常老人虽有脑萎缩，但其存活脑细胞强大的代偿功能能够维持正常的精神活动，因此不出现痴呆症状。在临床中发现大约 20% 的老年性痴呆患者无脑萎缩改变，因此诊断痴呆主要以临床症状作为依据，脑萎缩不是唯一的因素。

5. 老年人出现记忆力减退就是痴呆吗？

记忆力不好不一定是痴呆，在日常或生活过程中因事情繁忙或正常衰老，以及某些病理状态下（如脑炎、脑外伤、脑缺氧等）均可出现情况不同的记忆力减退。前者主要对部分事情记忆减退或遗忘，并非全部记忆丧失，自制力良好；后者出现记忆力不好，多是暂时性而非进行性的，随病情好转记忆力也能相应改善。而老年性痴呆者除近事记忆减退外，还可出现由近而远的记忆力减退，呈现进行性遗忘症，无自制力，且伴有痴呆的其他症状。

6. 什么是多系统萎缩？

多系统萎缩（MSA）是一组成年期发病、散发性的神经系统变性疾病，临床表现为不同程度的自主神经功能障碍、对左旋多巴类药物反应不良的帕金森综合征、小脑性共济失调和锥体束征等症状。由于起病时累及这三个系统的先后不同，所以造成的临床表现各不相同，但是不论以何种神经系统的症状群起病，当疾病进一步进展都会出现两个或多个系统的神经症状群。目前 MSA 主要分为两种临床亚型，其中以帕金森综合征为突出表现的临床亚型称为 MSA-P 型，以小脑性共济失调为突出表现者称为 MSA-C 型。

MSA 目前尚无特异性治疗方法，主要是针对自主神经障碍和帕金森综合征进行对症治疗。

体位性低血压首选非药物治疗，如穿弹力袜、高盐饮食、夜间抬高床头等。无效可选用药物如盐酸米多君、氟氢可的松、麻黄碱、非甾体抗炎药等，然而鉴于后三种不良反应多，不推荐使用。

排尿功能障碍可选用曲司氯铵、奥昔布宁、托特罗定，可以改善早期出现的逼尿肌痉挛症状。

左旋多巴对少数帕金森综合征患者有效，多巴胺受体激动剂无显著疗效；帕罗西汀可能有助于改善患者的运动功能，双侧丘脑底核高频刺激对少数 MSA-P 亚型患者可能有效。

若出现肌张力障碍可选用肉毒杆菌毒素。

MSA 患者多数预后不良。从首发症状进展到运动障碍和自主神经系统功能障碍的平均时间为 2 年（1～10 年）；从发病到需要协助行走、轮椅、卧床不起和死亡的平均间隔时间各自为 3 年、5 年、8 年和 9 年。研究显示，MSA 对自主神经系统损害越重，对黑质纹状体系统损害越轻，患者的预后越差。

7. 什么是帕金森？肢体抖动就是帕金森病吗？

帕金森是一种神经系统变性疾病，老年人多见，平均发病年龄为 60 岁左右，病因尚不明确，临床表现为静止性震颤、运动迟缓、肌强直、姿势步态异常。近年来，便秘和睡眠障碍等非运动症状也成为帕金森病患者的主诉。

8. 帕金森病影响寿命吗？

帕金森患者的预期寿命与普通人群无显著差异。

9. 帕金森患者可以中途停药吗？

帕金森患者需长期服药控制症状，但一般会逐渐出现耐药性，表现为口服同种药物效果不佳，可就诊后由医师逐渐调整用药，切忌自行停药，否则会症状加重。

第七章
神经系统遗传性疾病

1. 什么是神经系统遗传性疾病？

在遗传性疾病中约80%累及神经系统，其中以神经功能缺损为主要临床表现称为神经系统遗传性疾病。根据受累的遗传物质不同，神经系统遗传病主要分为四大类：单基因病、多基因病、染色体病和线粒体病。

2. 神经遗传性病临床常见的共同性、特征性及非特异性症状和体征的表现？

（1）共同性症状及体征：

1）智能发育不全。

2）行为异常：常伴智能减退，表现为兴奋、冲动、易激惹、烦躁不安和人格改变等，有时可误诊为精神病。

3）言语障碍：临床可见中枢神经系统发育障碍而出现失语；发音器官协调障碍出现构音障碍；痉挛性发音，见于脑瘫者；爆破性构音障碍，见于小脑共济失调；运动障碍性发音，见于锥体外系疾病者；迟缓性发音困难。

4）癫性发作：包括特发性癫痫及各类继发性癫痫。

5）不自主运动。

（2）特征性症状及体征：

1）肝豆状核变性可见角膜K-F环。

2）黑矇性痴呆可见眼底黄斑区樱桃红斑。

3）共济失调毛细血管扩张症可见结合膜毛细血管扩张。

4）进行性肌震挛性癫痫可见肌震挛。

（3）非特异性症状及体征：

1）共济失调。

2）瘫痪。

3）感觉异常。

4）肌肉异常。

5）脑脊液压力增高。

6）体态异常及其他异常。

3. 如何诊断神经系统遗传性疾病？

通过病史、症状、体征及常规辅助检查（生化、影像学、病理学等）等发现神经系统遗传性疾病的共同特征时应该首先考虑到遗传性疾病的可能，然后依据遗传学特殊诊断方法，如系谱分析、染色体检查、DNA 和基因产物分析来提出和确定诊断。

4. 神经遗传性疾病所需要的临床辅助检查？

（1）系谱分析。

（2）常规检查：生化、电生理、影像学和病理学对诊断颇有意义。

（3）生化酶监测。

（4）细胞学检查。

（5）免疫技术。

（6）遗传物质和基因产物检查。

5. 针对神经系统遗传性疾病如何进行防治？

通过避免近亲结婚、推行遗传咨询、携带者基因检测及产前诊断和选择性流产等措施防止患儿出生及预防遗传病的发生是最根本的措施。目前大部分神经系统遗传病尚缺乏有效的治疗方法，疗效多不满意。此类疾病治疗的原则包括：针对遗传缺陷采取替代疗法、对症治疗、康复和手术矫正等以提高患者的生活质量，神经营养和保护性治疗延缓疾病的进展。值得重视的是，针对那些发病较晚、饮食和环境因素影响较大的神经遗传病临床前患者，如能早期诊断、及时治疗可使症状减轻或缓解，乃至延缓疾病的发生。此外，基因治疗正处于试验阶段，有望通过替换、增补或校正缺陷基因，达到治愈遗传病的目的。

6. 什么是遗传性共济失调？

遗传性共济失调是一组以慢性进行性小脑性共济失调为特征的遗传变性病，具有世代相传的遗传背景，以共济失调表现及小脑损害为主的病理改变。

7. 脊髓性小脑共济失调的病因？临床特点？

脊髓性小脑共济失调是遗传性共济失调的主要类型，成年期发病，常染色体显性遗传及共济失调等是本病的共同特征。临床特点：30～40岁隐袭起病，缓慢进展，下肢共济失调为首发症状，走路摇晃，突然跌倒，讲话含糊不清，双手笨拙，意向性震颤。眼震，痴呆，远端肌萎缩。

8. 进行性肌营养不良定义和临床分型？

进行性肌营养不良是一组原发于肌肉的遗传性疾病。主要临床特征为进行性加重的肌肉萎缩和无力。其临床分型如下：

（1）假肥大型肌营养不良。

（2）Becker型肌营养不良。

（3）肢带型肌营养不良。

（4）眼咽肌营养不良。

（5）远端型肌营养不良。

9. 进行性肌营养不良的药物治疗和预防是怎样的？

（1）药物治疗：

1）泼尼松0.75mg/（kg·d）。

2）肌酸单水化物。

3）别嘌呤醇。

4）三磷腺苷。

（2）预防：主要措施包括检出携带者和产前诊断。

10. 线粒体肌病的临床特征是怎样的？

线粒体病的病变如侵犯骨骼肌为主，称为线粒体肌病。如病变除侵犯骨骼肌外，还侵犯中枢神经系统，则称为线粒体脑肌病，主要包括：Kearns-Sayre综合征、慢性进行性眼外肌瘫痪、肌阵挛性癫痫伴蓬毛样红纤维、线粒体脑肌病伴高乳酸血症和卒中样发作。如病变侵犯中枢神经系统为主，则称为线粒体脑病，如遗传性视神经病、亚急性坏死性脑脊髓病。

线粒体疾病的遗传方式有两种：即母系遗传和孟德尔遗传。线粒体病是一组多系统疾病，除主要影响神经系统外，还影响其他系统。最易受到影响的组织包括脑、骨骼肌及心肌。其神经系统损害表现为眼外肌瘫痪、青年人卒中、癫痫发作、肌阵挛、视神经病、肌病、偏盲、脑脊液蛋白升高、神经性耳聋、共济失调、痴呆、周围神经病及肌张力障碍等。多系统损害表现为心脏传导阻滞、心肌病、糖尿病、身材矮小、甲状腺功能低下、视网膜色素变性（可能与色素细胞的生理活动需较高能量相关、白内障、乳酸酸中毒、耳聋、近端肾小管功能缺陷、肾小球疾病、肝病、小肠假性梗阻、发作性呕吐、全血细胞减少、胰腺功能失调及精神性疾病（特别是抑郁）。线粒体病合并的化验室检查异常（以发生多寡为序）：骨骼肌活检中破碎红纤维、血清和脑脊液中的乳酸水平增高、肌电图肌源性损害、周围神经病、听力图检查示神经性耳聋、基底节钙化或局限性信号异常、氧化磷酸化中酶的缺陷及突变。体格检查时常无局灶体征，肌肉萎缩者少见，部分病例可查出深感觉减退、肌肉压痛。

第 八 章

功能神经疾病和脑神经疾病

1. 什么是三叉神经痛？

三叉神经痛是在面部三叉神经分布区内出现的短暂的、反复发作的、阵发性的、剧烈的、闪电样疼痛，又称痛性抽搐，不伴有三叉神经功能障碍。一般呈慢性病程，大多患者症状逐渐加重，偶有自发的缓解期，但自愈少见，多见于 40 岁以上人群，年龄越大，发生率越高。

2. 三叉神经痛分为哪些类型？

根据神经放射学检查结果，三叉神经痛分为原发性和继发性两种。继发性三叉神经痛指病因明确，如颅底或桥小脑角肿瘤、转移瘤和脑膜炎，血管病变或颅底畸形等压迫或刺激三叉神经的感觉根或脊髓内感觉核而引起的疼痛，多伴有邻近结构的损害和三叉神经本身功能的丧失。

3. 原发性三叉神经痛的机制是什么？

此前广为接受的观点是三叉神经周围支异常和中枢核团过度兴奋共同导致三叉神经痛。认为三叉神经痛是由于微血管压迫三叉神经感觉根入脑干脑桥段所造成。三叉神经根进入脑干的中枢与周围鞘膜间存在 5～10mm 长的移行带。该移行带对血管压迫刺激很敏感，微血管的搏动性和交叉性压迫使神经纤维间形成伪突触，发生短路，这样微小触觉刺激可通过短路传入中枢，而中枢传出的冲动也可经短路变为传入冲动，如此反复积累，一旦达到痛觉神经的阈值即引起三叉神经痛的临床表现。同时压迫会造成三叉神经中枢核团的过度兴奋，尤其是丘脑发生功能紊乱，在此基础上，外周正常的刺激冲动的传入，即可相继引起于三叉神经半月节、核细胞以及丘脑的兴奋爆发，出现三叉神经痛，类似一种感觉样癫痫发作，因此抗癫痫药物如卡马西平、苯妥英钠等治疗有效。

4. 典型的三叉神经痛的特点是什么?

(1) 阵发性,短暂而剧烈,疼痛发作无先兆,骤然发生,骤然停止。每次发作持续数秒到数分钟不等,疼痛剧烈,患者常难以忍受,如刀割、针刺、触电样疼痛。部分患者伴有面部肌肉抽搐,口角偏斜。疼痛周期性发作和缓解,病程初期发作时间短,间歇期时间长,随病程进展,间歇期逐渐缩短,但三叉神经痛很少在夜间发作。

(2) 疼痛间歇期正常,但发作的频率会逐渐增加。

(3) 疼痛呈局限性,多为单侧发病,根据三叉神经的分支分布,以右侧多见。多由上颌支或下颌支分布的上下牙或牙龈开始,逐渐扩散至同支支配的其他部位或另外一支分布区内。单支疼痛以第三支最多见,第二支次之,第一支最少见。两支同时疼痛的,以第二、第三支同时出现最多见。

5. 三叉神经痛如何诊断?

三叉神经痛的诊断主要靠临床表现,不依靠影像学检查,但为区分原发性与继发性三叉神经痛,常需要做 MRI 检查。

6. 原发性三叉神经痛主要与哪些疾病相鉴别?

(1) 牙痛:为牙龈及颜面部肿痛。后期多为持续性胀痛或跳痛,疼痛时间长,局部肿胀,需要牙科检查确诊。有些三叉神经痛的患者早期误诊为牙痛,经多次拔牙而不能使疼痛缓解。

(2) 颞颌关节痛:与下颌运动有关,关节肿胀,压痛,张口有弹响。

(3) 偏头痛:为血管舒缩失衡所造成的单侧头痛。女性多见,多为搏动性跳痛或钝痛,持续数小时,有时长达 1 天不能缓解。

(4) 舌咽神经痛:疼痛位于舌根、扁桃体、咽部和外耳道处。用麻醉药喷洒咽部疼痛消失确诊。

(5) 非典型性面神经痛:疼痛多缓慢开始并逐渐加重,不呈发作性。疼痛部位弥散、深在,不易定位。疼痛范围波及一侧头部,超过三叉神经分布区,无扳机点,用卡马西平、苯妥英钠治疗无效,而用抗抑郁和抗精神病药物治疗有效。

(6) 三叉神经或三叉神经节带状疱疹后疼痛:有面部口唇出水疱史,疼痛为慢性,有烧灼感。

(7) 与肿瘤、血管畸形等引起的继发性三叉神经痛鉴别。

7. 常见的治疗原发性三叉神经痛的药物有哪些?

（1）卡马西平：是治疗三叉神经痛的首选药物。其机制是降低三叉神经核对刺激的反应。初次服用为100mg，每日1次或2次，不能控制，每天增加100mg，直至疼痛缓解或出现不良反应。控制疼痛后逐渐减量，不良反应主要有头晕、嗜睡、眼球震颤，其他如药物性肝炎、骨髓抑制、低钠血症，减量或停药后作用消失。

（2）苯妥英钠：并发症主要有皮疹、肝脏损害和骨髓抑制等。苯妥英钠的中毒症状为头昏、步态不稳和眼球震颤等。

（3）巴氯芬：5mg，3次/d，常见的不良反应有恶心、皮疹、头昏、嗜睡、肝功能影响及诱发癫痫。

8. 三叉神经痛的非药物治疗有哪些?

三叉神经痛局部封闭治疗，射频热凝治疗术，三叉神经半月节经皮球囊压迫治疗，微血管减压术，三叉神经感觉根切断术，三叉神经周围支撕脱术，三叉神经立体定向放射外科（γ刀）治疗术等。

9. 三叉神经痛微血管减压术的适应证是什么?

（1）凡三叉神经痛经磁共振体层成像脑血管显像术（MRTA）检查、确诊为"血管压迫"病因者。

（2）经其他方法（包括药物治疗，封闭，周围支撕脱术等）治疗无效者或复发者。

（3）高龄但估计其生存时间较长超过5年且无明显器质性疾病并要求手术者。

（4）三叉神经第一支疼痛者。

10. 三叉神经痛微血管减压术的并发症有哪些?

（1）小脑出血。

（2）幕上卒中。

（3）第四对脑神经麻痹。

（4）短暂的第七对脑神经麻痹，面瘫。

（5）单侧听力丧失。

（6）三叉神经损伤引起角膜溃疡。

11. 面肌痉挛有哪些临床表现？

面肌痉挛有典型和非典型两种发作方式。

（1）典型发作：初期常为一侧眼轮匝肌间歇性抽搐、以后逐渐发展，抽搐范围扩散到口轮匝肌及其他面部表情肌，一般不累及额肌，严重者抽搐时可感到面部轻度疼痛，有耳鸣、出汗、鼻塞等症状，可因疲倦、精神紧张、情绪激动等加剧，轻者可在睡眠时停止或减轻，重者则不能停止，常被抽醒，发作后肌张力减退。神经系统检查一般均无异常改变，严重久病者可致面肌轻度或中度瘫痪。部分患者有发作缓解期，间歇时间可数天数月不等，也有终年不止者。

（2）非典型发作：由颊肌开始，再逐渐向上延及整个面肌，晚期可影响额肌，甚至颈阔肌。

12. 面肌痉挛需与哪些疾病相鉴别？

（1）习惯性面肌抽搐：常见于儿童及青壮年，多为双侧，为短暂的强迫性面肌运动。

（2）癔症性眼睑痉挛：常为双侧性，仅限于眼睑肌的痉挛，额面下部肌肉并不累及，可伴有其他痛症发作症状，暗示疗法有效。

（3）局灶性面肌抽搐癫痫发作：为部分性运动性癫痫，抽搐幅度较大，并常伴肢体、头和眼的抽搐，脑电图上可见有癫痫波发放。

（4）面神经麻痹后面肌抽搐：患者有面神经外伤或面神经炎病史，抽搐时常伴有面肌挛缩，面肌连带运动。

（5）舞蹈病及手足徐动症：可累及面肌，为双侧性，呈不自主抽动，伴有四肢类似的不自主运动。

13. 面肌痉挛的非手术治疗有哪些方法？

（1）药物治疗：除苯妥英钠或卡马西平等药物对一些轻型患者可能有效外，一般中枢镇静药、抑制剂和激素等均无显著疗效。过去常用普鲁卡因、无水乙醇做茎乳孔处注射，以造成一时性神经纤维坏死变性，减少异常兴奋的传导，一次注射量为 0.3~0.5ml，以出现轻度面瘫为度。剂量过大将产生永久性面瘫，剂量过少 3~5 个月后仍要复发。现已很少采用。有用肉毒杆菌素 A 小剂量注入不同面肌内，尤以眼肌痉挛者，可有停止抽搐疗效，但仅可维持 3~4 个月，需定期重复注射。中药有补血活血通脉，柔肝止痉息风之功，一部分患者可从根本上控制抽搐，但康复速度慢，需较长时间用药和调整。

（2）理疗：有用钙离子透入疗法或平流电刺激，部分患者可减轻发作。

（3）射频温控热凝疗法：用射频套管针依上法刺入茎乳孔内，利用电偶原理，通过射电使神经纤维产生热能，蛋白质变性，在面神经功能监测仪监护下，控制温度使神经热凝变性，以减少传导异常冲动的神经纤维。术后要发生面瘫，在 1~2 年内的面瘫逐渐恢复过程中又会旧病复发，否则电热过度，痉挛虽可长期不发作，但会出现永久性面瘫。此法较简便，无痛，复发者可再次治疗有效，即刻成功率高，但复发率高，术后的并发症也多，适用于高龄体弱，不能手术及双侧面肌抽搐者。

14. 面肌痉挛的手术治疗有哪些？

（1）继发性面肌抽搐：应针对病因处理，如病原灶不能根治，可作面神经松解减压或面神经减压。

（2）面神经干或分支切断术：术后有面瘫，疗效可维持 1~2 年。

（3）面神经微血管减压术：是神经外科常用的方法。认为面神经根在出脑处有血管跨越压迫所致，最常见为小脑前下动脉或其分支，经后颅手术将压迫血管与面神经分开，或悬吊开或在血管神经之间隔以涤纶棉、筋膜等。据报道，术后疗效良好达 88.9%~99.5%，部分患者术后并发面瘫、听力减退及眩晕、复视等。

（4）颅内面神经干梳理术：按血管减压术操作，游离出面神经干，用纤刀多层次劈开，将原来压迫的血管梳理后，恢复原位。手术有效率高，复发率低。有人采用改良乙状窦后进路颅内面神经根梳刮术治疗面肌痉挛，与单纯梳理术相比，操作相对容易、简便，在一定程度上能减少严重并发症的发生。

15. 舌咽神经痛有哪些临床表现？

原发性舌咽神经痛（glossopharyngeal neuralgia，GPN）主要表现为咽部、扁桃体区、舌根部的阵发性疼痛，严重时给患者带来巨大痛苦，相当一部分患者需外科手术介入。目前乙状窦后入路显微血管减压术（microvascular decompression，MVD）已成为外科治疗的首选方法。

16. 舌咽神经痛需与哪些疾病相鉴别？

发病者神经系统多无阳性体征，根据病史和临床表现不难诊断。本病的疼痛性质与三叉神经痛相似，骤然发作和突然停止，间歇期如常，且疼痛部位亦与其毗邻，可与三叉神经痛并存。因此，不少舌咽神经痛病例被误诊为三叉神经痛。二者的鉴别点为三叉神经痛位于三叉神经分布区，疼痛较浅表。扳机点在脸，唇或鼻翼。说话，洗脸，刮须可诱发疼痛发作。舌咽神经痛较少见，以左侧发病较多。疼痛较深在，疼痛位于舌咽神经分布区。扳机点多在咽后、扁桃体窝、舌根。咀嚼，吞咽常诱发疼痛发作。若一侧扁桃体、舌根、软腭、咽侧壁、耳道深部因吞咽动作诱发刀割样剧烈疼痛。用地卡因喷雾咽后壁疼痛缓解，应诊断为舌咽神经痛。舌咽神经痛的表现除神经痛以外，偶然可伴有晕厥，心跳停搏和癫痫发作。

17. 舌咽神经痛保守治疗有哪些方法？

卡马西平为最常用的药物，可有效缓解疼痛，不良反应有头晕、嗜睡、恶心、白细胞减少、肝损害、共济失调及皮疹等。苯妥英钠也常用来治疗舌咽神经痛。其他的镇静止痛药物，安定，曲马多及传统中草药对该病也有一定的疗效。

18. 舌咽神经痛的手术治疗适应证及并发症有哪些？

经过以上治疗后疼痛不能改善。疼痛仍剧烈者可考虑手术治疗。常用的手术方式有以下几种：

（1）微血管减压术：解剖学的研究认识到舌咽神经痛可能由于在脑神经根进入区血管压迫舌咽神经和迷走神经。国内外学者行血管减压治疗收到了良好的效果。因此，有人认为采用神经血管减压术治疗是本病最佳方案，可保留神经功能。避免了神经切断术所致的患者遗留病侧咽部干燥，感觉消失和复发之弊端。

（2）经颅外入路舌咽神经切断术：术后复发率较高，建议对开颅不能耐受的患者可试用这种方法。

（3）经颅舌咽神经切断术：对术中探查没有明显的血管压迫神经，则可选用舌咽神经切断术。

19. 什么是特发性面神经麻痹？会留后遗症吗？

特发性面神经麻痹（idiopathic facial palsy，IFP）又称面神经炎，是指茎乳突孔内急性非化脓性炎症引起的周围性面瘫。面神经麻痹表现以一侧面部表情肌突然瘫痪，同侧前额皱纹消失，眼裂扩大，鼻唇沟变浅，面部被牵向健侧为主要特征。本病任何年龄均可发病，以20~40岁最多见，男性多于女性，多一侧发病，双侧同时发病者较少见。发病率高达42.5/10万，预后多良好。一般起病迅速，在几小时至1~2天，面肌麻痹达高峰，持续1~2周开始恢复，3个月不能完全恢复者，则会留后遗症。

第九章

颅 脑 肿 瘤

1. 颅脑常见的肿瘤有哪些，最好的治疗方法有哪些？

胶质瘤最常见，占颅内肿瘤的 40% ~ 50%，来源于脑神经胶质细胞，呈浸润生长，无完整的包膜，手术不易完全切除。成人绝大多数生长在大脑半球和脑室，而儿童易生长在小脑半球和脑干。病理分类为星形细胞瘤、室管膜瘤、少突胶质细胞瘤、髓母细胞瘤等。治疗以手术为主，可肉眼全切或大部切除，术后配合化疗或放疗。但易复发，预后较差。

脑胶质瘤系浸润性生长，它和正常脑组织没有明显界限，难以完全切除，对放疗化疗不甚敏感，非常容易复发，生长在大脑等重要部位的良、恶性肿瘤，手术难以切除或根本不能手术。化学药物和一般抗肿瘤的中药，因血脑屏障等因素的影响，疗效也不理想，因此脑胶质瘤至今仍是全身肿瘤中预后最差的肿瘤之一。

脑膜瘤来源于蛛网膜颗粒，通常为良性，呈膨胀性生长，有完整的包膜，大部分可行全切，术后获得终生治愈。少数为恶性脑膜瘤，预后差。

垂体腺瘤来源于脑垂体前叶，首先出现内分泌症状，如生长激素瘤，儿童可致巨人症，成人致肢端肥大症；泌乳素瘤，在生育年龄的妇女停经泌乳。肿瘤生长到一定程度突破鞍隔向上生长，出现对称性视力障碍和视野缺损（双颞侧偏盲）。手术可大部切除，术后放疗，疗效较好。

听神经瘤首发症状是耳鸣和听力下降，部分患者可有耳聋，晚期可有呛咳、构音不清等后组脑神经损害和脑干受压及颅压增高等症状。治疗以手术全切为首选。部分患者因损伤面神经，术后可遗有不同程度的面瘫。

2. 脑肿瘤如何分类？

根据 2007 年世界卫生组织对中枢神经系统肿瘤的分类，将脑肿瘤分为7 类；神经上皮组织肿瘤、脑（脊）膜瘤、淋巴瘤和造血系统肿瘤、生殖细胞肿瘤、鞍区肿瘤及转移性肿瘤。原发的颅内肿瘤可以按定位进行分类，或按组织学类型进行分类（例如脑膜瘤，原发的中枢神经系统淋巴瘤，星形细胞瘤）。先天性原发的颅内肿瘤包括颅咽管瘤，脊索瘤，生殖细胞瘤，畸胎瘤，皮样囊肿，血管瘤以及成血管细胞瘤，癌肿转移可以累及颅骨或任何颅内结构，因为颅内肿瘤常见，而且时常被误诊，应该及早进行神经放射辅助检查。

3. 脑肿瘤是怎么引起的?

癌基因和遗传学因素：肿瘤分子生物学研究表明与肿瘤发生、发展密切相关的基因有两类。癌基因的活化和过度表达诱发肿瘤形成，抗癌基因的存在和表达有助于抑制肿瘤的发生。带有癌基因的细胞并不一定都发生肿瘤，需要经过反复多次的各种激惹，才能使细胞发生小的演变。病毒，X线，致癌化学物质等生物的、化学的和物理的刺激因素，都能促使细胞染色体上的致癌基因使细胞发生失控性增殖，形成程度不等的恶性肿瘤。神经纤维瘤病、血管网状细胞瘤和视网膜母细胞瘤等有明显的家族发病倾向。物理因素放射线可增加肿瘤发生率，可引起细胞的癌基因再次变种而导致细胞间变。化学因素中以蒽类化合物为主，其中甲基胆蒽易诱发胶质瘤。苯并芘易诱发垂体瘤。甲基亚硝胺、乙基亚硝胺是很强的致癌物，特别是对中枢神经系统。其中乙基亚硝脲在围生期特别易发生致癌作用。

4. 颅内肿瘤的主要临床表现有哪些?

颅内肿瘤的临床表现可归纳为颅内压增高症状与局灶症状两大类，两者可先后或同时出现。

5. 颅内压增高的症状主要有哪些?

典型表现为头痛、呕吐与视乳头水肿"三主征"，还可引起复视、黑矇、头晕、大小便失禁、意识障碍、脉搏徐缓及血压升高等临床表现。

颅内占位性病变可刺激、压迫及破坏邻近脑组织及脑神经，从而出现神经系统定位症状及体征，如精神症状、癫痫发作、运动障碍、感觉障碍、失语、视野改变、视觉障碍、内分泌功能紊乱、平衡失调、各种脑神经功能障碍等。

6. 颅脑肿瘤的主要诊断方法有哪些? 需要做什么检查?

脑肿瘤的诊断包括定位与定性两部分。患者的临床病史、症状和体征是定位与定性诊断的主要依据。能初步确定病变的部位和性质，然后根据神经系统特殊检查结果进一步明确病变的性质及所在部位。

（1）CT 扫描。

（2）磁共振成像（MRI）。

（3）放射性核素扫描：主要有单光子发射断层扫描（sPECT）与正电子发射断层扫描（PET）。

（4）X 线检查：头颅平片。

（5）脑血管造影（DSA）。

（6）脑诱发电位记录。

（7）脑电图与脑地形图。

（8）脑脊液检查。

7. 颅脑肿瘤的化疗应建立在什么基础上？

脑肿瘤的化疗应尽量建立在对脑肿瘤手术切除后病理诊断的基础上。对于不能或无法手术者，应在专科医生指导下进行化疗。一般来说，术后残余肿瘤越少，化疗效果越显著。化疗是恶性肿瘤手术治疗的必要补充。

8. 颅脑肿瘤术后的最佳体位是什么？有何优点？

麻醉清醒后床头抬高 30°左右，该体位既有利于颅内静脉回流，减少充血性脑水肿，降低颅内压，又较少影响脑血供。

9. 颅脑肿瘤患者术后常规注意事项有哪些？

（1）观察患者意识、瞳孔、肢体活动、血压、脉搏和呼吸。若患者意识由清醒转入昏迷，或瞳孔双侧不等大，或肢体瘫痪、血压升高，或脉搏和呼吸不规则或急促烦躁等。

（2）保持伤口敷料整洁干燥，发现敷料潮湿应及时通知医生更换。

（3）头部引流管妥善固定，导管无折叠、扭曲和受压，患者活动度不受限。若考虑颅内血肿或水肿的可能，应立即通知医生并做好抢救准备。

（4）观察体温变化，若高于 38℃ 及时给予降温处理。如术后 3 ~ 5 天仍发热，应注意切口、肺部及泌尿系统以及颅内有无感染。

（5）术后密切注意呼吸节律及幅度、血氧饱和度，保持呼吸道通畅。

10. 脑肿瘤术后继发性脑水肿常发生于什么时间？如何有效减轻脑水肿？

脑肿瘤术后继发性脑水肿一般在术后 3 ~ 7 天达到高峰，然后逐渐消退。脱水疗法是减轻脑水肿、降低颅内压的方法。常用药物如下：

（1）渗透性脱水药：20% 甘露醇、10% 甘油果糖、七叶皂苷钠、人血白蛋白等。

（2）利尿性脱水药：呋塞米（速尿）、氢氯噻嗪（双氢克尿塞）等。

（3）糖皮质激素：地塞米松、甲泼尼龙（甲基强的松龙）、氢化可的松等。

11. 何谓神经胶质瘤？治疗原则？

神经胶质瘤简称胶质瘤，是指来源于神经外胚层的肿瘤。采用以手术治疗为主的综合性治疗。手术应做到在不加重神经功能障碍的前提下尽可能多切除肿瘤，明确肿瘤病理学诊断，缓解和降低颅内压，术后辅以放疗、化疗等综合治疗。

12. 胶质瘤的发病率如何？患者性别、年龄如何分布？

胶质瘤是中枢神经系统最常见的肿瘤，约占颅内肿瘤的44.6%，以男性多见，年龄在20~50岁，以30~40岁发病率较高。

13. 胶质瘤分哪几类？如何分级？

本类肿瘤包括星形胶质细胞瘤、间变性星形胶质细胞瘤、胶质母细胞瘤、少突胶质细胞瘤、髓母细胞瘤、室管膜肿瘤、脉络丛乳头状瘤、松果体肿瘤等。以星形细胞瘤最为多见，其次为胶质母细胞瘤。胶质瘤根据恶性程度分为Ⅰ~Ⅳ级，Ⅰ级恶性程度最低，Ⅳ级恶性程度最高。

14. 胶质瘤最佳治疗方案？复发率高吗？

当前对于胶质瘤的治疗仍采用以手术为主，辅以化疗、放疗以及生物基因治疗等综合治疗。但胶质瘤好发于人脑重要功能或其附近区域，具有侵袭性生长的特性，与正常脑组织分界不清，术中难以将肿瘤完全切除，术后病死、病残率及复发率均居高不下。伽玛刀作为手术后肿瘤残留及复发的补充治疗，取得了较满意的近期疗效，尤其是对非功能区体积较小的低级别肿瘤患者。尽管远期疗效仍无根本性改变，但伽玛刀治疗对改善患者症状，延缓复发，延长生命，改善生活质量，有很大帮助。

15. 星形胶质瘤的临床表现有哪些？胶质母细胞瘤的特点是什么？

星形胶质瘤生长缓慢，病程常长达数年，平均3.5年。多数患者呈缓慢进行性发展，癫痫为首发症状。不同部位的肿瘤可产生不同的临床症状和体征。发生于大脑半球者，常见的症状为头痛、精神改变、感觉障碍、对侧肢体瘫痪和同向偏盲等；发生于中线者，早期可引起颅内压增高症状。

胶质母细胞瘤是高度恶性胶质瘤，生长速度快、病程短，由于肿瘤迅速生长，脑水肿明显，颅内压增高症状明显，发生呕吐、视乳头水肿等症状。癫痫：约有33%患者可以出现；精神症状：约有20%患者可表现为淡漠、痴呆、智力减退等。肿瘤侵犯性破坏脑组织造成一系列的局部神经功能障碍，如偏瘫、偏盲、偏身感觉障碍、失语等。

16. 目前神经胶质瘤的个体化治疗是什么样的概念？

目前胶质瘤手术的个体化治疗，主要体现为两点：第一，切多切少很重要。手术是治疗脑胶质瘤最有利的手段与工具，但是如何做到肿瘤切除达到95%以上，又保护脑功能是我们临床中需要认真考虑与研究的问题。有的患者在手术后，住院期间肿瘤迅速生长起来。所以恶性脑胶质瘤扩大切除有利于患者存活期的延长。低级别胶质瘤，尤其是WHO I 级的胶质瘤，理论上可以通过外科手术切除治愈，必须在保证功能的前提下作扩大切除，才能提高治愈率。相对而言，WHO III、IV 级肿瘤，由于其预后差，自然生存周期短，所以应该在保证其功能的前提下做最大范围的安全切除，保证术后的生活质量更应该被重视。第二，能不能切很关键。位于功能区，如运动区、感觉区、基底节区、脑干等部位的胶质瘤，与周围正常组织互相浸润，边界不清，在这种"寸土寸金"的部位随意切除或扩大切除，必然会导致不可挽回的神经功能缺失，导致患者术后偏瘫、失语等症状，致其生活质量严重下降，给社会和家庭带来无止境的负担。

17. 胶质瘤术后应如何复查？

胶质瘤易复发，故应每隔3个月左右到医院复查头颅 MRI 或 CT。

18. 恶性胶质瘤均可采用放疗，其中哪种类型对放疗最为敏感？

髓母细胞瘤对放疗最为敏感，多数患者放疗后病情迅速好转，并有相当长的缓解期。常见放疗并发症有伤口灼痛、伤口愈合不良、迟发性脑水肿、延迟性颅内高压、视力下降等。

19. 脑膜瘤是良性肿瘤吗？常见的症状有哪些？

（1）颅内脑膜瘤是来源于脑膜组织的肿瘤，多为良性，极少数恶性。女性的发病率较高。

（2）生长缓慢，病程长，一般为2～4年。

（3）多先有刺激症状，如癫痫等，继以出现麻痹症状，如偏瘫、视野缺失、失语或其他局灶症状。

（4）肿瘤长得相当大，症状却很轻。如眼底视乳头水肿，但头痛却轻微。当神经系统失代偿，才出现病情迅速恶化。这与胶质瘤相反，后者生长迅速，很快出现昏迷或脑疝，而眼底却正常。

（5）少数生长迅速，病程短，术后易复发和间变，尤其是儿童。

20. 脑膜瘤常见的部位？为什么会引起脑水肿？

脑膜瘤可见于颅内任何部位，但幕上较幕下多见，约为8:1。好发部位依次为大脑凸面、矢状窦旁、大脑镰旁和颅底，包括蝶骨脊、嗅沟、桥小脑角等区域。由于脑膜瘤本身的压迫造成的瘤周水肿及影响静脉回流受阻出现脑水肿。

21. 脑膜瘤首选的治疗方案？什么样的脑膜瘤可以用伽玛刀治疗呢？

外科手术为首选治疗。能做到全切除者应争取做根治性手术以减少复发。伽玛刀治疗适应证：肿瘤直径在30mm以内，脑膜瘤术后残留或者术后复发者，肿瘤位于高危险区，如脑干、鞍上或者与大血管粘连者，患者高龄、身体状况差而不能耐受手术者。

22. 垂体分为哪两部分？持有何功能？腺瘤分为哪几类？

垂体分为腺垂体和神经垂体。腺垂体分泌激素（生长激素、催乳素、促甲状腺激素、促性腺激素、促肾上腺皮质激素和黑色素细胞刺激素），神经垂体本身不分泌激素，只是储存和释放下丘脑分泌的抗利尿激素和缩宫素（催产素）。根据内分泌学，垂体腺瘤可分为泌乳素细胞腺瘤、生长激素细胞腺瘤、促肾上腺皮质激素细胞腺瘤、促甲状腺激素腺瘤、促性腺激素腺瘤、多分泌功能细胞腺瘤、无内分泌功能细胞腺瘤和恶性垂体腺瘤。

23. 头部长垂体瘤了吗？

我们怎么能够大致判断一下头部是否长了垂体瘤？

如果出现以下症状就应予以警惕：

（1）如果有不明原因的头痛、视力下降或者在走路、开车的过程当中经常发生碰撞。这时就要提起注意了，因为这可能是垂体瘤压迫引起的症状。

（2）要是发现成年人的鼻子肥大，嘴唇增厚，下巴越来越长，手脚开始变得粗大，甚至几年前买的鞋已经穿不了了，青春期的孩子个头奇高，这个时候一定要注意是不是长了垂体瘤。

（3）青春期前的孩子不长个，迟迟不发育，第二性征不出现，如女孩子不来月经，乳房不发育，男孩子不长胡子，不变声，外生殖器不发育，没有遗精，家长要注意查一查孩子是不是垂体出现了问题。

（4）育龄妇女出现乳头流液体的现象，突然月经周期变长了，延长 2 ~ 3 个月，甚至没有月经了，除了可能是得了妇科病，同时也要想到是不是垂体瘤引起的问题。

（5）有的青壮年突然出现性功能下降，或者想生孩子又一直要不上，除了要查生殖系统之外，也要注意查一查垂体。如果存在怕冷，脱发，大便也不好，食欲也不好，又多饮多尿，更需要考虑到垂体瘤的可能。有这类情况的患者经常一直在男科或者是泌尿外科就诊，有的就延误了诊治。

垂体瘤的症状其实是很明显，只是很多人平时并不注意，只要你注意到了，想到了，一般诊断不难。

24. 有以上某些症状就一定是垂体瘤吗？

当然没这么简单。前面已经说过，有的可能就是妇科病或男科病，有的可能只是发育问题或遗传问题，有时可能是垂体增生。

垂体增生又分两种情况，一种是生理性增生，一种是病理性增生。生理性增生多见于青春期、妊娠和哺育期，而青春期过后会慢慢恢复正常。病理性增生，是在甲状腺、肾上腺、性腺这些功能腺体发生症状的时候反馈性的刺激垂体引起的增生，这种增生一般也不需要针对垂体治疗，只要针对靶腺治疗或者补充一些激素，这种垂体增生自然而然就恢复了。所以不能因为某些症状就武断地认为长了垂体瘤，去正规的医院检查是十分必要的。

25. 如果怀疑长垂体瘤该做什么检查？

磁共振是发现垂体瘤的首选，一些非常小的垂体瘤都可以通过这项检查发现。此外，一些相关内分泌激素的抽血检查也是必须的；某些较大的垂体瘤通过 CT 也可以检出。

26. 垂体瘤是恶性的吗？

很多患者总害怕垂体瘤是恶性的，心理负担很大。实际上垂体瘤绝大多数都是良性的，恶性的垂体瘤极其罕见。当然垂体瘤因为长在颅内，而且可引起内分泌功能紊乱，虽然不是恶性的，系统规范的治疗还是十分必要的。

27. 垂体瘤应该如何治疗呢？

垂体瘤治疗包括手术治疗、药物治疗和放疗。

大多数垂体瘤需要手术治疗。手术又分为开颅手术与经鼻微创手术，选择什么手术方式需要根据垂体瘤的大小、形状、生长方向等进行综合考虑后决定。绝大多数垂体瘤可以通过经鼻微创手术切除，这种手术又可分为神经内镜下切除与显微镜下切除。神经内镜的应用使手术更视野宽阔、肿瘤切除完全、创伤更小、出血少、恢复快。由于神经内镜下切除垂体瘤有这些突出的优点，目前显微镜下切除垂体瘤已经被逐步淘汰。

部分类型的垂体瘤可以通过药物进行治疗。溴隐亭对于垂体泌乳素瘤有非常好的治疗效果，可以单独或与手术联合治疗泌乳素瘤，已经在以往研究中取得了很好的效果。长效生长抑素在生长激素瘤的治疗中也有很好的作用。无功能腺瘤及垂体功能低下者采用各种激素替代治疗。

有的垂体瘤术中无法切除干净，术后进行放疗可以延缓肿瘤的复发。对于年老体弱的患者放疗也是个不错的选择。

虽然大多数垂体瘤需要手术治疗，但也不是绝对的，一些长了垂体瘤的年轻育龄妇女或者是壮年男子，当我们切除肿瘤以后会引起激素水平下降，可能影响到生育，因此可以采取暂时观察的办法。有些人无意中发现垂体微腺瘤，并没有任何症状，也可以采取观察的办法。因为很多垂体微腺瘤是不长大或者长的非常缓慢的，对机体无太大影响，如果过分积极的手术治疗有时会引起垂体功能低下带来很多不必要的麻烦。但如果微腺瘤长大就要考虑治疗。

垂体瘤的治疗必须是综合性的，建议大家到正规的医院进行规范化治疗。有的医院在诊断都不明确的情况下，就给患者进行治疗，或者手术治疗，或者采用伽玛刀治疗，这些都是不正确的。不同医院治疗垂体腺瘤的效果或者愈后差别极大，一个医院如果一年治疗垂体腺瘤患者少于 10 例，和治疗几百例、几千例患者的医院相比，从技术熟练程度、经验、规范化治疗等方面都要差很多。因此，建议患者应到有治疗经验的医院系统治疗，少走弯路，少花冤枉钱。

28. 为什么垂体瘤首先引起视物模糊、视力下降的问题呢？

垂体瘤可能会导致视力下降，也正是由于这个原因，视力下降常常被误诊。早期垂体腺瘤常无视力、视野障碍。如肿瘤长大，向上伸展，压迫视交叉，则出现视野缺损，外上象限首先受影响，以后病变逐渐增大，压迫较重，渐渐缺损可扩大至双颞侧偏盲。如果未及时治疗，视野缺损可再扩大，并且视力也有减退，以致全盲。因为垂体瘤多为良性，初期病变可持续相当长的时间，待病情严重时，视力视野障碍可突然加剧，如果肿瘤偏于一侧，可致单眼偏盲或失明。所以垂体瘤给患者带来的危害是很严重的。

29. 垂体腺瘤的临床表现有哪些？

（1）内分泌紊乱症状。腺垂体中各种内分泌细胞可产生相应内分泌细胞瘤，引起内分泌功能紊乱。早期即可出现内分泌亢进征象。

（2）慢性额顶疼痛。

（3）进行性视力减退、视野缺损，双侧视乳头原发性萎缩。

（4）向邻近生长压迫者可有偏瘫、失语、烦渴、多饮、多尿等。

30. 何谓垂体瘤卒中？有什么诱因？有什么表现？

垂体卒中指垂体腺瘤梗死或出血，出现鞍旁组织的受压症状或脑膜刺激征头痛、视力下降或失明、复视、眼险下垂等。垂体卒中的诱因有外伤、血压波动、糖尿病酮症等。其临床表现如下：

（1）突然发生鞍内压及颅压增高症状，突然头痛，伴有呕吐和脑膜刺激征。

（2）常伴有鞍旁邻近组织压迫症状，眼球运动障碍，视野缺损及生命体征改变向后压迫丘脑，引起血压、体温、呼吸及心律失常；进入海绵窦引起眼外肌麻痹、三叉神经症状及静脉回流障碍。

31. 垂体瘤是不是有微创治疗手段，是不需要开颅吗？

垂体瘤主要有两种手术方式，根据肿瘤大小、质地及形态性质选择，经鼻蝶手术，就是采用不开颅的治疗方式，借鼻腔通道，经蝶窦直达垂体肿瘤。与开颅手术治疗相比较，它具有肿瘤暴露佳，创伤和危险性小，颅面外观无损伤，疗效好、根治率高等优点。适合经蝶手术的垂体腺瘤包括：

（1）垂体微腺瘤（直径＜1cm）。

（2）侵犯蝶窦的腺瘤。

（3）向鞍上扩展而未向鞍旁扩展的垂体腺瘤。

内科治疗一般会首选药物治疗。服用多巴胺激动剂类药物已经有多年的临床应用经验，其中最为常用的是溴隐亭，这种药物在多数患者中能够有效的控制泌乳素腺瘤的症状，对其他类型的腺瘤也有一定作用。

32. 垂体瘤术后注意事项有哪些？

应严密观察生命体征、瞳孔和意识变化，视力、视野有无改变，尿量变化，保持 24 小时出入量平衡。注意观察有无水、电解质、酸碱失衡，脑脊液鼻漏等并发症。

33. 听神经瘤有哪些临床表现？应做哪些检查？

听神经瘤是由第 8 对脑神经的前庭分支外层的鞘膜细胞所长出的一种良性肿瘤，为神经鞘瘤，位于桥小脑角区，一般做 CT 扫描、MRI 增强扫描、X 线平片、脑干听觉诱发电位（AEP）、听力试验、前庭功能试验、面神经功能试验等，分四期：

（1）第一期：肿瘤直径 <1cm。仅有听神经受损的表现，即耳鸣、听力减退、发作性头昏、眩晕和眼球震颤症状。

（2）第二期：肿瘤直径 <2cm。除听神经症状外出现邻近脑神经症状，如三叉神经受损的症状，角膜反射减弱或消失，病侧面部麻木和感觉减退。

（3）第三期：肿瘤直径为 2~4cm。除上述症状外，可有后组脑神经、面神经及脑干功能的影响，可有明显的小脑症状，表现为吞咽呛咳、发音嘶哑、耸肩力弱、病侧闭眼无力、步态不稳、肢体共济失调、眼球震颤等。

（4）第四期：>4cm。上述症状更趋严重，吞咽明显障碍，可有对侧脑神经症状，有严重的梗阻性脑积水，小脑症状更为明显。

34. 对于不明原因的单侧耳鸣和听力进行性减退的患者，须行什么检查？

（1）听力检查：主要包括纯音测听和脑干听觉诱发电位等，纯音测听常提示病侧不同程度的感音神经性聋，而脑干听觉诱发电位则显示病侧 V 波波峰幅度变小、潜伏期显著延长或消失。

（2）颅脑影像学检查：包括 CT、MRI 等，CT 及 MRI 可以发现听神经瘤，主要在患侧桥小脑角区发现软组织肿块，听神经受损及内听道扩大。对于发现较小的听神经瘤 MRI 检查明显优于 CT，MRI 增强扫描为目前公认的早期确诊小听神经瘤的敏感而可靠的方法。

35. 听神经瘤都有面瘫的症状吗？保留面神经功能的几率大吗？

目前显微外科手术是治疗听神经瘤的最佳选择，既可以把肿瘤全部切除，还可以尽可能的保留面神经和听神经功能。小的听神经瘤首选显微外科手术，也可考虑伽玛刀治疗，后者的治疗目标是阻止肿瘤继续生长，维持神经功能和预防新的神经损害，但是存在治疗不彻底和放射性脑水肿问题，而且照射后再手术，面神经功能保留较困难。听神经瘤位于颅底桥小脑角区，解剖关系复杂而重要，暴露困难，手术难度大。随着颅底外科的发展，以及术中面神经和脑干听觉诱发电位监测技术的应用，听神经瘤的外科治疗得到了长足进展。目前国内肿瘤全切除率达 99.5%，面神经功能保留率达 97.5%，无围手术期死亡。

36. 颅咽管瘤是良性的吗？有哪些表现？怎么和垂体瘤鉴别呢？

颅咽管瘤是一种良性先天性肿瘤。从胚胎期颅咽管的残余组织发生。发病率约占颅内肿瘤的 4%。发病高峰为 7~13 岁，任何年龄均可发病，男性稍多于女性。临床表现如下：

（1）颅内压增高症状：头痛、呕吐、视乳头水肿、外展神经麻痹等。

（2）视神经受压症状：视力、视野改变及眼底变化。

（3）下丘脑症状：肥胖性改变、体温调节异常、尿崩症、嗜睡、精神症状、高泌乳素（PRL）、促垂体激素分泌丧失。

（4）垂体功能障碍症状：体格发育迟缓、身体矮小、瘦弱、易倦怠。

37. 颅咽管瘤术后护理有哪些特别关注的方面？

术后容易出现的情况：尿崩症、中枢性高热、急性上消化道出血、循环衰竭、无菌性脑膜炎、视力障碍及垂体功能低下。电解质紊乱、体内激素水平低下是颅咽管瘤意识改变的主要原因。应观察患者有无乏力、精神萎靡，中枢性高热是因为下丘脑体温调节中枢受损引起的。解热药难以产生作用，所以中枢性高热患者不能使用药物降温，须施行物理降温。

38. 颅内也有胆脂瘤吗？需要手术吗？术后会复发吗？

胆脂瘤亦称表皮样囊肿，是起源于异位胚胎残余组织的先天性良性肿瘤，可为多发，任何年龄可发病，高峰年龄均在 40 岁左右。胆脂瘤的好发部位包括小脑桥脑角、鞍旁，也见于第四脑室，侧脑室、大脑、小脑和脑干。胆脂瘤属于良性肿瘤，其治疗可以早期选择手术切除。由于肿瘤系良性肿瘤，术后恢复一般良好，若达到大部切除，则一般复发较晚，可延至数年甚至数十年。

39. 颅内胆脂瘤术后需注意什么？

（1）无菌性脑膜炎和脑室炎：最常见，发生率为 10%~40%，多数患者在术后 1~2 周内发生。早期手术和显微手术行肿瘤全切是预防本并发症的根本措施，一旦发生可采用大剂量激素及抗生素，可腰穿放液或腰穿置管行脑脊液持续引流。

（2）脑积水：主要因反复脑膜炎或脑室炎所致，可采取对症治疗，炎症控制后可考虑行分流术。

（3）继发性神经功能障碍：囊内容物外溢，引起脑神经周围纤维化，经压迫导致神经功能障碍。

40. 脑干肿瘤临床特点是什么？

脑干肿瘤症状复杂多样，特点是病变同侧的周围性脑神经麻痹和对侧的中枢性偏瘫及偏身感觉障碍-交叉性麻痹。肿瘤位于延髓，患者往往以呕吐、呼吸功能障碍为首发症状，常伴有头痛、头晕，可有呼吸困难；中脑肿瘤的典型症状是上视不能及复视；脑桥肿瘤可引起头晕、复视，肢体、面部麻木或无力。

41. 脑干肿瘤术后护理应注意哪些？

严密监测呼吸，监测血氧分压。呼吸浅慢或血氧分压低时，应嘱患者深呼吸或予以间断的人工呼吸。当后组脑神经损伤时，需观察吞咽反射，勤吸痰，防止误吸；注意鼻饲管的护理。观察有无胃肠道出血症状，选择保护胃肠部黏膜的药物。如卧床时间长，应加强翻身及四肢活动，防止坠积性肺炎及深静脉血栓发生，偏瘫患者加强肢体功能锻炼。

42. 淋巴瘤怎么治疗最有效？

中枢神经系统恶性淋巴瘤发病率越来越高，有报道称其已占颅内肿瘤的第五位。以往国内治疗都是手术后放化疗（化疗采用 CHOP 方案），预后非常不好，平均存活时间只有 8 ~ 10 个月。目前，大家公认 CHOP 方案治疗中枢神经系统恶性淋巴瘤无效。国际上多采用美国中枢神经系统恶性淋巴瘤诊治指南（NCCN）来指导脑恶性淋巴瘤的诊断治疗。主要诊治流程为：头颅 CT、核磁共振怀疑恶性淋巴瘤，采取立体定向活检确定诊断。活检之前，千万不要用肾上腺皮质激素类（如地塞米松、甲强龙、强的松等）药物。随后采取以大剂量甲氨蝶呤的化疗，化疗后配合放疗，大多数患者能够耐受，患者存活时间大幅度延长，达到了国际同类治疗的较好水平。

43. 颅内转移瘤通常是哪来的呢？能不能通过手术治疗？

脑转移瘤占颅内肿瘤的 10% ~ 15%。脑转移的肿瘤原发部位以肺、乳腺、消化道、肾常见，其中肺癌脑转移占 30% ~ 40%，以肺小细胞癌和腺瘤为多。

44. 手术治疗脑转移瘤的适应证？

（1）单发性转移瘤，原发灶已切除或暂时尚未找到原发灶，且能耐受手术者。

（2）多发性病灶，较大者已引起明显颅内高压威胁患者生命者。

45. 手术治疗脑转移瘤的禁忌证？

（1）原发肿瘤晚期，呈恶病质者。

（2）多发性病灶伴弥散性脑水肿者。

46. 脑转移瘤的 γ 刀或 X 刀治疗适应证？

适合于单发或多发转移瘤，其疗效与手术治疗相仿。原发灶不能切除以及病灶超过 3 个者疗效差。

47. 脊髓肿瘤是怎么回事？

硬脊膜内髓外肿瘤（如神经鞘膜瘤、脊膜瘤）产生的疼痛局限于一个节段，进而引起节段性肌肉无力，最后引起双下肢截瘫。

髓外肿瘤的早期症状通常是由神经根受压所引起：疼痛与感觉异常，继以感觉丧失、肌肉无力与萎缩，感觉与运动症状的范围都与受累神经根的支配区域相符。肿瘤进一步的生长产生对脊髓的压迫，产生进展性强直性肢体瘫痪，伴病变水平以下浅感觉与本体深感觉的障碍。括约肌控制功能的丧失可导致大小便的潴留或失禁。根据肿瘤的定位与肿瘤的性质，脊髓的症状可轻可重，而且往往是双侧不对称。肿瘤若压迫脊髓血管造成血管闭塞则可以引起脊髓软化，产生脊髓横断的症状。

髓内肿瘤（胶质瘤、室管膜瘤）往往延伸若干脊髓节段，临床表现可与脊髓空洞症相似。可发生进展性两下肢轻瘫，感觉丧失以及括约肌功能障碍。局限于一个节段的肿瘤在临床上可与一个髓外肿瘤很相似，但疼痛通常不显著，而括约肌功能障碍的症状出现较早。

48. 神经外科脊髓肿瘤手术的优势有哪些？

脊髓肿瘤引起神经系统功能障碍的唯一有效治疗方法是手术切除。当神经系统症状严重或进展迅速时，手术应按急症执行。脊膜瘤，神经鞘瘤等髓外硬膜内肿瘤被切除，解除对脊髓压迫后，效果很好，有时严重的痉挛瘫持续多年仍可完全恢复。而星形细胞瘤、室管膜瘤等髓内肿瘤与正常脊髓界限不清，难以准确彻底切除，效果较差。硬膜外转移瘤常侵袭脊髓，破坏其血运，减压术效果不稳固或不能缓解症状。近年来，由于显微外科器械、手术技术的进步，手术显微镜的日趋完善，激光的应用以及躯体体感诱发电位（somatosensory evoked potential，SEP）用于监护，手术成功率提高，致残率下降。神经外科开展脊柱神经外科的临床治疗，针对于椎间盘突出、颈椎病、脊髓损伤、脊柱肿瘤等进行微创治疗。目前采取显微外科技术，减小椎管开窗范围，从而有效降低脊柱的手术创伤，从而最大程度地减少对脊柱稳定性的影响。同时加之神经外科医生对脊髓神经的解剖、生理等有更深入的理解，在处理脊髓及神经减压方面，神经外科医生有着独特的优势，从而降低了手术的风险，减少了手术对脊柱稳定性的影响。

49. 脊膜瘤常见的检查有哪些？临床表现有哪些？

脊膜瘤起源于蛛网膜内皮细胞或硬脊膜的纤维细胞，是一种良性脊髓肿瘤。绝大多数脊膜瘤位于硬膜下髓外，与硬膜关系密切。其中约有 80% 发生在胸椎位置的硬膜下脊膜瘤生长较缓慢，早期症状多不明显，因此一般病史较长；脊膜瘤常见的首发症状是肿瘤所在部位相应的肢体麻木，其次是乏力、根性疼痛。

通过 X 线片和腰穿、CT、MRI 等检查并结合临床症状，对于脊膜瘤的诊断并不困难。

50. 脊髓肿瘤术后需注意什么？

脊髓肿瘤术后体位护理除了轴线翻身外，还需注意保持侧卧位，以免伤口受压，影响血供，引起感染，不利于伤口愈合。颈段肿瘤术后观察护理重点：观察呼吸、血氧饱和度、GCS 评分、血压、四肢肌力、伤口、引流量、尿量等变化。尤其要注意保持呼吸道通畅，监测血氧饱和度，观察咳嗽反射是否存在，鼓励有效咳嗽、排痰，必要时给予吸痰。密切观察呼吸变化，包括呼吸频率和节律；监测四肢肌力变化。

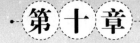

颅脑外伤

1. 什么是颅脑创伤？都包括哪些部位的损伤？

颅脑创伤指因外力所造成的头部内外各部位的损伤，包括头部皮肤损伤、颅骨损伤、颅内损伤。

2. 头皮损伤有哪些类型？

头皮由皮肤、皮下组织、帽状腱膜、肌肉和骨膜组成，根据损伤部位的不同可分为皮肤裂伤、皮下血肿、帽状腱膜下血肿以及骨膜下血肿几种不同的损伤类型。

3. 皮下血肿和骨膜下血肿怎么处理？

头皮血肿顾名思义是指头部皮肤组织因外力造成出血，积存在头皮组织而形成。不同的血肿类型处理亦有不同之处，皮下血肿和骨膜下血肿在受伤24小时之内采取冰敷，24小时以后采取热敷处理，绝大多数都可自行吸收，极少数由于血肿量大长时间不能吸收者，一般于受伤后2周左右血肿彻底液化后对血肿进行穿刺抽吸。

4. 头皮裂伤要注意什么问题？

头皮裂伤即头部皮肤出现裂开伤口，首先第一时间到正规医院就诊，对伤口进行清创缝合，24小时之内肌注破伤风抗毒素。头皮裂伤中的一种特殊类型损伤——头皮撕脱伤，为外力的作用使头皮从颅骨上撕脱分离，需第一时间就诊，行撕脱头皮缝合术，由于外伤导致头皮彻底分离，供血受损严重，术后头皮存在一定几率出现坏死，后期需行植皮手术。

5. 出现帽状腱膜下血肿怎么办？

帽状腱膜层成人比较致密，极少出现血肿，但是儿童尚未发育健全，

142

帽状腱膜层比较疏松，一旦血管破裂会向周围扩散，造成大量帽状腱膜下血肿，而且儿童血容量小，此类血肿对儿童影响较大，帽状腱膜下血肿不能自行吸收，须抽吸后加压包扎，使帽状腱膜层和其他各层紧密贴服。

6. 颅骨骨折有哪些类型？

颅骨骨折可分为颅骨线性骨折、颅骨凹陷骨折以及颅底骨折。颅底骨折是一种特殊类型的骨折，是指颅骨内面靠近面部的地方，脑组织表面包裹一层致密的膜样结构，称硬脑膜，这层膜和颅骨内面是贴服在一起的，颅底部位硬脑膜和颅骨粘连特别紧密，造成这个部位骨折的同时将硬脑膜撕裂，引起相应症状。颅底分为前颅底、中颅底和后颅底三个部分，不同部位骨折表现不同，前颅底骨折后出现眼周围组织渗血，外观上观察出现"熊猫眼"体征，同时硬脑膜撕裂导致脑脊液外漏自鼻孔流出；中颅底骨折后出现脑脊液耳漏；后颅底骨折出现耳后乳突部位皮肤青紫。因此，头部外伤后出现上述表现时，一定要提高警惕，尽快到医院就诊治疗，以免贻误治疗最佳时机。

7. 颅骨骨折需要怎么处理？

颅骨是扁骨，因此颅骨骨折不同于其他骨折处理，单纯的线性骨折不需要特殊处理，凹陷性骨折如果凹陷超过1cm，或者凹陷部位脑组织掌管重要功能且凹陷骨折已造成脑功能障碍则需要手术复位治疗，颅底骨折不伴随脑脊液漏的情况不需要特殊处理，伴随脑脊液漏需要绝对平卧，不能下地或坐起，一般1~2周左右脑脊液漏口可自愈封闭，如果超过2周脑脊液漏不能缓解，就要考虑行腰大池引流，减少漏口外渗脑脊液，如果仍不能自愈则必须行开颅脑脊液漏口修补手术。

8. 颅内的损伤包括哪些？

颅内损伤包括硬脑膜外血肿、硬脑膜下血肿、脑挫裂伤、弥漫性轴索损伤、脑干损伤。

9. 什么是硬脑膜外血肿？有哪些表现？

硬脑膜外血肿顾名思义是指血肿存在于硬脑膜外，一般由于颅骨骨折后，颅骨板障血管破裂出血，血液积存在硬脑膜和颅骨之间所致。硬膜外血肿患者受伤后症状典型，但也最容易造成伤情不重的假象，一般受伤后患者立即昏迷，很快清醒，醒后感觉头痛，随着硬脑膜外血肿量的增大，患者再次出现昏迷，这时手术指征很明确，必须紧急手术处理，否则有生命危险；同时因硬脑膜外血肿未对脑组织造成直接损伤而是挤压导致颅高压症状，因此紧急手术解决后患者预后良好，一般不遗留不良后遗症。

10. 什么是硬脑膜下血肿？有哪些表现？

硬脑膜下血肿是指血肿积存于硬脑膜下，外力致颅脑外伤导致硬脑膜与脑组织之间血管或者脑组织表面血管破裂出血，血肿积存于硬脑膜和脑组织之间。临床症状与出血部位有关，轻者导致功能障碍，重者危及生命。

11. 什么是脑挫裂伤？有哪些表现？

脑挫裂伤是指因外力致脑实质组织挫伤出血或者水肿，根据受伤部位不同表现亦不同，比如肢体活动障碍、言语功能障碍、精神症状、躁动不安，甚至昏迷。

12. 什么是轴索损伤？有哪些表现？

轴索损伤是一种特殊类型的颅脑外伤，是指颅内神经轴索系统受到损伤，轴索系统承载着神经传导作用，因此，一旦轴索系统受损，患者意识反应差，病情重，一般多见于车祸，尤其是骑摩托车摔伤，伤者翻滚导致颅脑各个方向受力不均匀造成轴索系统损伤。轴索损伤以昏迷为多见，轻者几天苏醒，重症几周、几个月苏醒，甚至表现为植物生存状态。

13. 什么是脑干损伤？有哪些表现？

脑干是人类生命的中枢，掌管着人的意识、呼吸、心跳等重要功能，因此脑干损伤反应重、预后差、死亡率高。脑干损伤是指因外力导致脑干组织直接受损，患者表现重，昏迷状态，颈项强直，刺痛肢体过伸，伴随应激性溃疡，电解质紊乱，全身状况差。

14. 什么是颅高压？颅高压有什么危害？

人的大脑处于封闭状态，颅内压力有一个正常的波动范围，压力过高或者过低都会对人体造成损伤，尤其是颅高压，当颅高压到达一定程度时就会导致脑干等重要部位受压，严重者功能受损，甚至危及生命，如不能及时缓解压力，会很快导致患者死亡。

15. 为什么颅脑外伤手术要去除骨瓣？

各种类型的颅脑外伤导致颅高压症状，当颅内压力到达一定高度时则会导致脑疝发生，手术将外伤血肿清除后，脑组织受到骚扰，后续会出现水肿的过程，水肿同样造成颅内压增高，术后如不去除骨瓣，水肿高峰期到来会导致颅内压力急剧增高，危及患者生命，因此，颅脑外伤手术后要去除骨瓣。

16. 为什么颅骨缺损要修补，修补的最佳时间是什么时间？

当颅脑手术去除骨瓣后，病情恢复阶段患者身体状况差，不能正常活动，多以卧床休息为主，此时头部活动小，颅内压力变化不大，但随着患者病情进一步巩固恢复，逐渐可以下地或者从事简单劳动，因体位改变会导致颅内压力波动较大，且缺损颅骨处没有骨瓣，当压力高的时候脑组织会向外膨出，没有颅骨的保护极易受到损伤，因此，颅骨缺损一定要修补，修补的最佳时间一般在去除骨瓣后 3~6 个月。

17. 什么是脑积水？

脑积水是由于颅脑疾患使得脑脊液分泌过多和（或）循环、吸收障碍而致颅内脑脊液量增加，脑室系统扩大和（或）蛛网膜下腔扩大的一种病症，通常以脑脊液循环通路梗阻和吸收不良较为多见，而分泌过多者较为少见。广义的脑积水亦应包括蛛网膜下腔积液、硬膜下积液等。

18. 脑积水形成的原因是什么？

可由多种原因引起，常见的有颅内炎症，脑血管畸形、脑外伤，各种内源性或外源性神经毒素，缺氧、水和电解质紊乱，酸中毒，肝肾功能衰竭等，上述原因都可通过不同机制造成液体在脑组织内积聚而成。

19. 脑积水有什么表现？

典型症状为头痛、呕吐、视力模糊，视神经乳头水肿，偶尔出现视物重影、眩晕及癫痫发作。有的患者脉搏变慢，血压升高，呼吸紊乱，瞳孔改变；部分患者可有眼球运动障碍、锥体束征，肌张力改变及脑膜刺激征；有的表现为呕吐、便秘、胃肠道出血、神经源性肺水肿、尿崩症、脑型钠潴留及脑性耗盐综合征。

20. 脑积水有哪些类型？

脑积水分为交通性脑积水和梗阻性脑积水。梗阻性脑积水顾名思义，是由于颅内肿瘤、出血、外伤等原因导致脑脊液通路受阻，脑脊液无法循环而发病。而交通性脑积水没有机械性阻塞迹象，具体原因目前尚不完全明确。

21. 脑积水怎么解决？

早期或病情较轻、发展缓慢的脑积水患者可给予非手术治疗，采用甘露醇等脱水药物降低颅内压力，病情较重患者药物治疗不能解决问题，可采取脑室-腹腔分流手术或者第三脑室底造瘘术解决。

22. 什么是脑脓肿？

脑脓肿是指化脓性细菌感染引起的化脓性脑炎、脑化脓及脑脓肿包膜形成，少部分也可是真菌及原虫侵入脑组织而致脑脓肿。

23. 脑脓肿形成的原因是什么？

脑脓肿原因很多，可分为耳源性、鼻源性、隐源性、损伤性、血源性等。

耳源性脑脓肿最多见，约占脑脓肿的 2/3。继发于慢性化脓性中耳炎、乳突炎。感染系经过如下两种途径：

（1）炎症侵蚀鼓室盖、鼓室壁，通过硬脑膜血管、导血管扩延至脑内，常发生在颞叶，少数发生在顶叶或枕叶。

（2）炎症经乳突小房顶部，岩骨后侧壁，穿过硬脑膜或侧窦血管侵入小脑。

鼻源性脑脓肿由邻近副鼻窦化脓性感染侵入颅内所致。如额窦炎、筛窦炎、上颌窦炎或蝶窦炎，感染经颅底导血管蔓延至颅内，脓肿多发生于额叶前部或底部。

隐源性是指原发感染灶不明显或隐蔽，机体抵抗力弱时，脑实质内隐伏的细菌逐渐发展为脑脓肿。隐源性脑脓肿实质上是血源性脑脓肿的隐蔽型。

损伤性脑脓肿多继发于开放性脑损伤，尤其战时的脑穿透性伤或清创手术不彻底者。致病菌经创口直接侵入或异物、碎骨片进入颅内而形成脑脓肿，可伤后早期发病，也可因致病菌毒力低，伤后数月、数年才出现脑脓肿的症状。

血源性脑脓肿约占脑脓肿的 1/4。多由于身体其他部位感染，细菌栓子经动脉血行播散到脑内而形成脑脓肿。原发感染灶常见于肺、胸膜、支气管化脓性感染、先天性心脏病、细菌性心内膜炎、皮肤疖痈、骨髓炎、腹腔及盆腔脏器感染等。脑脓肿多分布于大脑中动脉供应区、额叶、顶叶，有的为多发性小脓肿。

24. 脑脓肿有什么表现？

（1）急性感染症状：患者有发热、头痛、全身乏力、肌肉酸痛、脉搏快、食欲缺乏、嗜睡倦怠等表现。颈部抵抗或脑膜炎症，通常不超过2~3周。

（2）颅内压增高症状：随着脑脓肿形成和增大，患者出现颅内压增高症状，有不同程度的头痛，为持续性并有阵发性加剧，伴有呕吐，尤以小脑脓肿呕吐频繁。可伴有不同程度的精神和意识障碍；脉搏缓慢，血压升高，脉压增宽，呼吸变慢等征象，半数患者有视乳头水肿。

（3）脑局部定位症状：脑脓肿位于半球者可有对侧中枢性面瘫，对侧同向视野缺失，对侧肢体偏瘫或锥体束征阳性；位于优势半球者出现语言功能障碍，也可有癫痫发作。脓肿位于小脑出现强迫头位，眼球震颤，步态不稳，共济失调和同侧肢体肌张力减低。

（4）脑疝形成和脓肿破溃：随着病情发展，颅内压增高严重致脑疝形成，患者昏迷，呼吸衰竭而死亡。脓肿接近于脑表面或脑室，自动或穿刺破裂入蛛网膜下腔或脑室，则病情迅速恶化，表现为突然高热、昏迷、抽搐，血象和脑脊液白细胞剧增，如不及时救治则迅速死亡。

25. 得了脑脓肿该怎么办？

首选抗感染治疗，应针对不同种类脑脓肿的致病菌，选择相对应细菌敏感的抗生素。

降颅压治疗，因脑水肿引起颅内压增高，常采用甘露醇等高渗溶液快速、静脉滴注。

手术治疗：

（1）穿刺抽脓术：此法简单易行，对脑组织损伤小。适用于脓肿较大，脓肿壁较薄，脓肿深在或位于脑重要功能区，婴儿、年老或体衰难以忍受手术者，以及病情危急，穿刺抽脓作为紧急救治措施者。

（2）导管持续引流术：为避免重复穿刺或炎症扩散，于首次穿刺脓肿时，脓腔内留置一软橡胶管，定时抽脓、冲洗、注入抗生素或造影剂，以了解脓腔缩小情况，一般留管7~10天。

（3）切开引流术：外伤性脑脓肿，伤道感染，脓肿切除困难或颅内有异物存留，常于引流脓肿同时摘除异物。

（4）脓肿切除术：最有效的手术方法。脓肿包膜形成完好、位于非重要功能区者，多房或多发性脑脓肿，外伤性脑脓肿含有异物或碎骨片者，均适于手术切除。

第十一章

系统性疾病所致的
神经系统并发症

1. 心脏骤停导致的急性缺血缺氧性脑病的表现及抢救措施是什么？

（1）急性缺血缺氧性脑病常因心脏骤停引起，患者经心肺复苏后通常处于无反应状态，脑干反射消失，呼吸停止，仅维持心跳和血压，心电图无电位活动。

临床分为3个阶段：昏迷期，去皮质状态期，恢复期。

（2）本病应迅速抢救，包括以下措施：①立即解除呼吸道阻塞，保证通畅，迅速脱离缺氧环境，心脏骤停应予以心脏按压和人工心肺复苏，维持脑灌注。②紧急拨打120，入院予以相应处理，如纠正酸中毒，亚低温疗法，对症及支持疗法。

2. 肺性脑病的临床特点及治疗？

肺性脑病是慢性肺功能不全及各种原因引起的肺通气和（或）肺换气功能严重障碍，导致低氧血症和高碳酸血症，引起脑弥散损害的临床综合征。

（1）临床特点：

1）有引起慢性呼吸功能衰竭的基础病：慢性阻塞性肺疾病，重症肺结核，支气管炎，肺源性心脏病及肺间质纤维化。

2）常有发病诱因：常见急性呼吸道或肺部感染，镇静剂应用，大流量高压氧气吸入抑制呼吸中枢，利尿过速，失水未及时纠正引起水、电解质紊乱，痰液、咯血导致呼吸道阻塞。

3）分为3型：①轻型：神志恍惚，淡漠，嗜睡，精神异常或兴奋多语；②中型：浅昏迷，谵妄，躁动和肌肉轻度抽动，语无伦次，反应迟钝，光反射迟钝；③重型：昏迷或出现癫痫发作，对各种刺激无反应，反射消失或出现病理征，瞳孔扩大或缩小，可合并上消化道出血，弥散性血管内凝血或休克等。

（2）治疗：

1）病因治疗，改善缺氧，纠正酸碱及电解质紊乱，脱水降颅压，控制脑水肿。

2）对症治疗。

3. 肝性脑病的临床表现是什么？怎么治疗？

肝性脑病又称为肝昏迷，是严重肝病引起的代谢紊乱，主要表现为意识障碍或行为改变的中枢神经系统功能失调综合征。

（1）临床分为4期：

Ⅰ期（前驱期）：历时数日至数周，可见情绪低落，淡漠寡言，欣快激动，举止反常，无目的游荡和扮鬼脸等儿童幼稚轻率动作，睡眠颠倒，定向力、判断力及理解力轻度障碍，吐字不清，可见扑翼样震颤。

Ⅱ期（昏迷前期）：意识错乱，行为失常，睡眠障碍及智能障碍，睡眠颠倒明显，幻觉，狂躁，可见扑翼样震颤，舞蹈-手足徐动。

Ⅲ期（昏睡期）：昏睡，常有精神错乱，幻觉及躁动，仍有扑翼样震颤，锥体束征阳性。

Ⅳ期（昏迷期）：意识完全丧失，四肢肌张力减低，腱反射及病理反射消失，呈迟缓性瘫痪，扑翼样震颤消失，眼球无目的浮动，瞳孔散大，可出现全身抽搐发作。

（2）治疗：避免及消除诱因，营养饮食，减少肠腔内氨的生成和吸收，促进有毒物质清除，纠正氨基酸代谢紊乱，拮抗假性神经递质，对症治疗。

4. 糖尿病性神经系统病变包括哪些？临床表现是什么？

糖尿病多累及周围神经和自主神经系统，多发性神经病最常见。

（1）多发性神经病：最常见。

1）对称性糖尿病性多发性神经病：见于四肢远端，特别是下肢。

2）感觉性多发性神经病：可分为麻木型、疼痛型和麻木-疼痛型。麻木型表现为肢体远端对称性麻木、蚁走感等。疼痛型表现为肢端自发性灼痛、闪电样疼痛等，难以忍受，夜间、寒冷或抚摸可加重；检查可见对称性"手套袜套型"感觉障碍；病程长，常有皮肤发冷、色素沉着、干燥等营养障碍。严重者可合并溃疡、缺血性坏疽及神经源性关节病。

3）感觉运动性多发性神经病：感觉异常，伴肌力减退、肌肉萎缩（四肢远端明显）、腱反射减弱或消失。腓总神经感觉及运动传导速度低于正常值。

4）急性或亚急性运动性多发性神经病：四肢远端，尤其下肢肌无力和肌萎缩。可伴轻微的感觉性多发性神经病表现。

（2）单神经病：起病较急，受累神经支配区突发疼痛、肌力减退和感觉障碍。

1）肢体或躯干单神经病：多累及坐骨神经和股神经，正中神经、尺神经、桡神经和臂丛神经。

2）脑神经病：老年人多见，如单侧动眼神经麻痹，其次为外展神经、面神经、三叉神经，偶见舌咽、迷走和副神经；双侧或多发性脑神经受累少见，可复发。

3）近端运动神经病或称糖尿病性肌萎缩：中年以上患者多见。特征为下肢不对称性近端肌萎缩，股部肌肉疼痛，感觉障碍不明显，上肢近端肌萎缩很少见。

（3）自主神经病：较常见。

1）瞳孔和泪腺分泌障碍：瞳孔缩小，光反应迟钝；泪腺分泌减少。

2）心血管功能障碍：血管运动反射降低，遇冷皮肤血管持续痉挛，四肢发凉，两足严重。广泛性血管张力不全可发生直立性低血压和晕厥。正常人起立时心律短暂加快，以后恢复，患者这种反应不明显；足部水肿亦与自主神经病有关。

3）胃肠功能紊乱：出现吞咽困难、腹胀、胃张力减低、排空时间延长，间歇性夜间或清晨腹泻，不伴腹痛或腹泻与便秘交替。

4）泌尿生殖系统紊乱：男性患者可有阳痿、早泄、性欲减退，女性月经不调。无感觉性神经源性膀胱导致滴沥性尿失禁，逼尿肌无力，残余尿增多，易发生尿路感染。

5）汗液分泌障碍：常见腰部以下少汗或无汗，上半身代偿性多汗。

6）关节病与营养障碍：常见踝关节、趾（指）关节慢性肿胀，偶累及膝关节及脊椎关节；足部肿胀，营养障碍，长期受压摩擦可发生慢性溃疡。

（4）脊髓病变：常见糖尿病性脊髓性共济失调或称糖尿病性假性脊髓痨；步态不稳，踩棉花感，闭眼与黑暗处不敢行走；常合并排尿障碍、阳痿等。

（5）脑部病变：

1）脑血管疾病：易发生短暂性脑缺血发作、脑梗死或脑出血，缺血性卒中较常见；糖尿病可加重卒中后脑损害。

2）糖尿病性昏迷：①糖尿病性酮症酸中毒较常见，多见于幼年和老年发病的糖尿病患者。病程数日至数周，少数在数小时内昏迷；恶心、呕吐，呼吸加快或无力，呼气有丙酮烂苹果味，脱水表现。②糖尿病非酮症性高渗性昏迷较前者少见，多见于老年患者，常表现烦渴、多尿、无力、呕吐，严重脱水，出现癫痫发作、神志恍惚、定向障碍、烦躁、昏迷等。

3）糖尿病慢性脑损害：患者认知功能障碍，如学习、记忆、解决问题能力下降，常注意力不集中，语言学习、抽象思维和复杂心理活动能力下降，常见抑郁和焦虑。

5. 尿毒症性脑病、周围神经病和肌病的诊断要点是什么？应如何治疗？

（1）尿毒症性脑病的诊断要点：

1）肾脏慢性病变。

2）肾功能不全证据。

3）神经、精神症状：可见易疲劳、注意力不集中、记忆力减退、情绪不稳、性功能减退等脑皮质功能低下症状，后出现淡漠、呆滞、定向、感知、记忆障碍，欣快、抑郁、幻觉等神经症状或意识恍惚、昏睡等。随着肾衰加重出现扑翼样震颤、肌阵挛或癫痫发作，早期为阵挛或单纯部分性发作，晚期为全面性强直-阵挛发作，高峰期可引起额叶癫痫综合征，包括梦样状态、梦游、知觉障碍和自动症，发作性嗅、味、视、触及痛觉障碍；可有舞蹈-手足徐动、肌张力增高，出现强握，最终出现瘫痪、去皮质或大脑强直状态及昏迷。

4）肾衰可合并脑出血或脑梗死：表现脑神经受损、失语、肢体瘫、感觉缺失及共济失调等。

（2）尿毒症性周围神经病：常见并发症。诊断要点如下：

1）有肾病病史和尿毒症存在，早期临床症状可表现两种不同类型。

2）不宁腿综合征：静息尤其夜间就寝时发生小腿深部对称性虫爬样、瘙痒等异常不适感，按摩小腿或不停地活动可使症状缓解。

3）烧灼足综合征：10% 的患者双足轻度水肿、血管扩张、烧灼样疼痛，随病情进展出现手套、袜套样感觉障碍，下肢肌力减退，轻、中等度肌萎缩，常见于严重进食不良患者。

4）部分病例脑神经受损，通常为轻度暂时性；嗅觉、视觉障碍较多见，瞳孔改变、隐性斜视和眼震亦可见。

（3）尿毒症性肌病：较少见。诊断要点如下：

1）肾脏病和尿毒症病史。

2）早期可见肌痛和肌痉挛，腓肠肌为主，常发生在晚间。

3）临床特点是四肢近端及骨盆带、肩胛带肌无力，肌萎缩，个别可有肌痛和压痛。

（4）治疗：

1）积极治疗原发病，避免可诱发或加重神经精神症状的诱因。

2）早期透析疗法可改善症状，延缓病情进展。

3）透析无效可肾移植，对症治疗如抗癫痫、营养 B 族维生素等。

6. 甲状腺功能亢进神经系统并发症的临床特点是什么？应如何治疗？

（1）临床表现：

1）精神症状：多见兴奋症状，如欣快，易激动，躁狂等；神经症表现为注意力不集中，易疲劳，失眠，淡漠，恐惧，焦虑或抑郁等；部分患者可见幻听，幻视，迫害妄想等。

2）急性甲亢性肌病：常在数周内出现吞咽困难，发音不清，呼吸困难，甚至危及生命；可合并甲亢危象，可侵犯眼外肌，出现舞蹈样动作，精神错乱，嗜睡甚至昏迷；可有肌无力和肌萎缩。

3）慢性甲亢性肌病：肌无力以近端为主，进行性发展，肌萎缩呈对称性，严重可见手及前臂肌肉明显萎缩，偶有痛性痉挛；可有手指震颤。

4）甲亢合并重症肌无力：表现为一侧或双侧眼睑交替下垂，复视或斜视，休息减轻，活动加重，亦可有咀嚼及吞咽困难、饮水呛咳及发音困难等，少见有四肢无力，严重者可出现呼吸困难。

5）甲亢合并周期性瘫痪：肢体近端对称性软瘫发作，瘫痪始于下肢，向上发展，颈部肌肉较少受累，严重时可累及呼吸肌，危及生命。

6）甲状腺突眼性眼肌麻痹：表现为眼球突出及眼外肌麻痹，可伴有眼内异物感，畏光，流泪，结膜充血、水肿及眼睑肥厚等，可有视神经萎缩，视力下降，甚至失明，角膜干燥，溃疡。

7）自主神经症状：可见多汗，心悸，心动过速，顽固性腹泻，性欲减退，阳痿及月经失调等；体检常见双手轻微震颤，皮肤红斑，慢性荨麻疹及皮肤划痕征。

8）其他：可有癫痫发作，并发偏瘫，中脑损害及假性球麻痹。

（2）治疗：

1）应用抗甲状腺激素药治疗甲亢。

2）对症治疗：精神症状可镇静，吞咽困难予以补液，呼吸麻痹予以辅助呼吸。

7. 甲状腺功能减退神经系统并发症的临床特点是什么？应如何治疗？

（1）临床特点：

1）周围神经病变：四肢末端异样麻木感，烧灼感，疼痛，手套袜套型感觉减退，无力；可有腕管综合征。

2）脑神经损害：视神经损害可有视力减退或丧失，可见视野缺损，听神经损害引起耳鸣、耳聋和眩晕，少数可出现三叉神经痛，面神经麻痹，吞咽困难和声音嘶哑。

3）脊髓损害：可发生截瘫，感觉障碍和尿便功能障碍等。

4）小脑损害：可有眼震，意向性震颤，爆发样或吟诗样语言，小脑性步态和手动作笨拙。

5）大脑损害：精神障碍，如淡漠、易疲劳和嗜睡，记忆力、理解力减退，抑郁伴焦虑，多伴有失眠、困倦、食欲缺乏等，慢性严重者出现人格改变，精神错乱，谵妄状态，迫害妄想和幻觉等，以及木僵或痴呆，可发生脑瘫，舞蹈样不自主运动，常有慢性头痛。

6）甲减性肌病：①肌无力：表现为肌肉肥大，近端肌肉无力，动作缓慢，痉挛发僵。②全身或局部肌肥大：股四头肌、腓肠肌和舌肌较明显，肌萎缩不明显。③假性肌强直：表现为手握紧后不能立即松开，肌肉可有压痛，收缩肌松弛缓慢，叩击肌腹时肌球耸起。

（2）治疗：

1）积极治疗原发病。

2）对症治疗：如兴奋不安者可与镇静处理。

8. 副肿瘤综合征的诊断原则和常见临床病变综合征是什么？

（1）诊断原则：依据患者的临床表现及相关的抗体检查，在原发性肿瘤未发现之前易引起误诊，临床遇到持续的神经系统症状患者难以解释时应怀疑副肿瘤综合征。

（2）临床病变综合征：副肿瘤性小脑变性，副肿瘤性脑脊髓炎，副肿瘤性斜视性眼肌阵挛-肌阵挛，亚急性感觉神经元病，亚急性运动神经病。

9. 风湿病神经系统损害的临床表现是什么？

（1）脑血管疾病：风湿性脑动脉炎导致脑血栓形成、脑出血及蛛网膜下腔出血，风湿性心脏病的心源性栓子引起脑栓塞等。

（2）风湿性脑病：常见小舞蹈病，风湿性脑膜脑炎，后者通常可见肢体瘫痪，感觉异常，抽搐发作，精神障碍及脑膜刺激征，严重者可有意识障碍，甚至昏迷。

（3）帕金森综合征。

（4）脑蛛网膜炎：脑凸面蛛网膜炎可有癫痫，单瘫，偏瘫，失语，偏身感觉障碍，精神症状，亦可有颅内压增高症状。

（5）颅底蛛网膜炎：视交叉池蛛网膜炎可见前额或额部疼痛，一侧或双侧视力障碍，双颞侧偏盲，可有丘脑下部受损症状，如尿崩，烦渴，肥胖，月经失调，嗜睡和发热。颅后窝蛛网膜炎可表现为进行性颅内压增高，出现头痛，呕吐，视盘水肿，可有强迫头位，晚期可有后组脑神经受损，可发生小脑扁桃体疝。

（6）风湿性脊髓病：表现为双下肢无力或间歇性跛行，严重时有截瘫，尿便障碍，病变以下痛觉减退，可有剧烈跟痛和感觉性共济失调。

（7）周围神经病。

第十二章

中毒所致神经系统损害

1. 有机磷农药中毒的临床表现是什么？应如何治疗？

（1）临床表现：

1）急性胆碱能危象：①毒蕈碱能危象：多汗，流涎，气道分泌增加和肺水肿，出现呼吸困难，恶心，呕吐，腹痛，腹泻，尿便失禁，瞳孔缩小，心动过缓，血压降低。②烟碱样症状：血压升高，心动过速，肌束震颤，肌痉挛，肌无力。③CNS 症状：头晕，头痛倦怠，烦躁不安，言语不清和意识障碍，出现反复抽搐，瞳孔不等或散大，光反射消失，去脑强直，呼吸不规则和昏迷。

2）中间综合征：急性中毒症状消失，神志清楚，出现肌肉无力，饮水呛咳，转颈、耸肩和抬头困难，随之胸闷憋气，声音嘶哑，睁眼困难，不能张口，伸舌，咀嚼及吞咽困难，不伴感觉障碍。

3）迟发型神经病：最初腓肠肌酸痛伴压痛，数日后下肢无力，后波及上肢，伴有肢体远端手套袜套样感觉障碍，1~2 个月后出现肢体远端肌萎缩及自主神经障碍。

（2）治疗：

1）将患者救离中毒现场，在空气新鲜处抢救，脱除污染衣物，用肥皂及清水反复清洗受污染皮肤、毛发，眼部污染用流水冲洗至少20分钟。

2）紧急入院予以洗胃，补充血容量，血液透析及血液灌流，应用抗胆碱能药物，防止脑水肿，给予对症治疗等措施。

2. 一氧化碳中毒性脑病和迟发性脑病的临床表现及治疗是什么？

（1）一氧化碳中毒性脑病临床特点与吸入 CO 浓度、时间和患者体质有关。中毒症状根据 HbCO 水平分为 3 度：

1）轻度中毒：血液 HbCO 含量10%~30%，可见头晕，搏动性头痛，乏力，心悸，胸闷，耳鸣，视物模糊，恶心和呕吐等，意识清楚，可有短暂晕厥，若迅速脱离现场，吸入新鲜空气或吸氧，症状可在数小时至日内完全消失。

2）中度中毒：血液 HbCO 含量 30% ~ 50%，除上述症状，患者颜面潮红，口唇黏膜等特征性樱桃红色，烦躁不安，谵妄，昏睡甚至昏迷，如搬离中毒现场，经吸氧数小时内可清醒，数日康复，一般不留后遗症。

3）重度中毒：血液 HbCO 含量 > 50%，昏迷持续数小时至数日，浅昏迷者瞳孔等大，光反射正常或迟钝，四肢肌张力增高，可出现阵发性肌阵挛及病理征，面红，脉快，呼吸增快，血压偏低和体温升高，深昏迷者面色苍白，四肢厥冷，全身出汗，瞳孔小，不对称或散大，光反射迟钝，肌张力低下，呼吸浅而不规则，血压明显下降，伴水电解质及酸碱平衡失调，急性肺水肿，心律失常，心肌损害，少尿或无尿，氮质血症等，可发生脑疝，呼吸循环衰竭，危及生命，还可出现周身皮肤小水疱或烫伤样病变。

治疗：开窗通风，将患者置于空气流通处，保持呼吸道通畅，注意保暖，尽快转送医院，予以吸氧，高压氧，对症及支持治疗。

（2）CO 中毒迟发性脑病：急性 CO 中毒患者意识障碍恢复后，经一段时间假愈期出现遗忘和精神障碍，表现为木僵、躁狂、幻觉、妄想、痴呆等，可有去皮质状态，肌张力障碍等锥体外系症状，单瘫、截瘫或偏瘫，失语、皮质盲、癫痫等局灶性脑功能障碍。

治疗：高压氧，血管扩张剂，脑细胞活化剂，试用激素，对症及支持治疗。

3. 亚硝酸盐中毒的临床表现是什么？应如何治疗？

因食用大量腐烂变质或不新鲜蔬菜，或大量饮用含亚硝酸盐过高的井水（苦井水）引起，误将亚硝酸盐当食盐食用，腌咸肉或烧制卤味熟食时加入过量硝酸盐也可引起中毒。

（1）临床表现：轻症患者只有口唇、指甲轻压发绀，伴头晕、腹胀、倦怠、精神不振、反应迟钝。重症患者可出现呼吸急促，烦躁不安，心律失常，神志障碍，昏迷，惊厥和脑水肿，可因呼吸麻痹死亡，循环障碍可出现四肢发冷、心悸、血压下降、循环衰竭或肺水肿。

（2）治疗：尽快用清温水彻底洗胃、催吐和导泻，吸氧，必要时气管切开；特效解毒剂为亚甲蓝（美蓝）；给予对症处理，保护肝肾和脑功能。

4. 慢性酒精中毒神经精神损害的临床分类及表现是什么？

（1）分类：
1）酒精滥用。

2）酒精依赖。

3）慢性酒精中毒综合征。

4）戒断综合征。

5）酒精中毒性幻觉。

6）酒精中毒性妄想。

7）科萨可夫综合征。

8）慢性酒精中毒营养障碍性神经系统损害。

（2）临床表现：

1）酒精滥用：属于行为障碍，是逃避不能承受的压力和责任的一种方法。

2）酒精依赖：是长期过量饮酒引起的特殊心理状态，属于慢性中毒。10年左右长期大量饮酒史，无法控制对酒的渴求，饮酒强迫感，固定饮酒模式，依赖饮酒支持精神和身体良好状态，缓解戒断状态，明显影响工作，家庭生活及社交活动。停止饮酒出现戒断症状，如肢体震颤，静坐不能和共济失调等，短暂错觉，幻觉和视物变形。及时饮酒戒断症状迅速消失，停止饮酒出现焦虑症，敌视社会人格和情感障碍。

3）慢性酒精中毒综合征：慢性酒精中毒性精神障碍，震颤，谵妄，幻觉，嫉妒妄想，痴呆等，停止饮酒后精神病样症状可消失，可伴或不伴酒精依赖。引起不可逆性病理损害，如酒精中毒性心肌炎，肝功能损害或肝硬化，脑萎缩。

4）戒断综合征：早期戒断症状包括焦虑，抑郁，食欲缺乏，心悸和失眠等，震颤是酒精戒断的典型症状；后期戒断症状包括长期大量饮酒突然停饮或减少酒量出现短暂中毒性意识障碍，震颤性谵妄，可有恐怖性幻视或形象多变错觉，如看到小动物和各种昆虫爬行，被小动物和小人物包围，表现为强烈躁动不安和攻击行为，出现粗大震颤，发热，大汗，心动过速，瞳孔散大等，严重时出现癫痫大发作。

5）酒精中毒性幻觉：在意识清晰状态下可出现听幻觉，视幻觉，触幻觉，嗅幻觉和视物变形等，以幻听多见，可持续数日或数周。

6）酒精中毒性妄想：在意识清晰状态下出现嫉妒妄想，无端怀疑配偶不贞，对妻子时梢、控告和打骂，也可有被害妄想。

7）科萨可夫综合征：表现为严重近记忆障碍，顺行性遗忘，错构及虚构和定向力障碍，可有欣快、幼稚和懒散等表现，社会功能及生活能力减退，慢性病程，经久不愈。

8）慢性酒精中毒营养障碍性神经系统损害：除科萨可夫综合征外还包括小脑皮质变性，多发性神经病，脑桥中央髓鞘溶解症，胼胝体变性，慢性进行性肢体近端无力，肌萎缩为特征的酒精性肌病等。

5. 巴比妥类药物中毒的临床特点是什么？应如何治疗？

（1）急性中毒：

1）轻度中毒：倦怠或嗜睡，可唤醒，思维迟缓，轻度定向障碍，情绪不稳，判断力差，言语含糊，步态不稳，眼震，瞳孔小，光反射存在，反射活动和生命征象不受影响。

2）中度中毒：服用10倍常规催眠剂量，呈浅昏迷，或强烈刺激可将患者唤醒片刻，瞳孔小，角膜反射保存，腱反射减弱，呼吸慢但不表浅，可见双侧锥体束征。

3）重度中毒：服用15~20倍常规催眠剂量，呼吸慢而表浅或不规则，可有肺水肿及发绀，呈昏迷状态，四肢肌张力低下，腱反射消失，可有锥体束征，光反射消失，早期可出现一过性肢体僵直，反射亢进，锥体束征及去脑强直，体温低，常有缺氧及呼吸性酸中毒，脉搏细数，血压下降。

（2）慢性中毒：表现为思维迟缓，情绪不稳，健忘，衣着及个人习惯邋遢不羁，自知力丧失，偶见错觉、幻觉和妄想等精神症状。可有构音不清、眼震、垂直凝视障碍、小脑性共济失调等，不同患者的神经精神症状有很大波动性，可随服药剂量变化而症状有所增减。长期服用巴比妥类药物成瘾的患者突然停药可出现戒断综合征，出现焦虑不安，手指震颤，周身无力，眩晕和视物变形等，随后可出现全身抽搐发作伴意识丧失，通常见于停药后2~4日，发作1次或数次，少数出现癫痫持续状态。

（3）治疗：

1）急性中毒：及时洗胃，数小时后被吸收，洗胃无意义，重点是维持呼吸与循环功能，促进排泄，维持电解质平衡，大量静脉输液，碱性药物可促进药物排泄，重症患者出现无尿或尿毒症时应行血液透析。

2）慢性中毒：一般只需在监护和观察下逐步停药及对症治疗。

6. 抗生素神经毒性反应的临床表现是什么？

（1）氨基苷类神经毒性反应：主要损害第Ⅷ对脑神经，为"耳毒性"抗生素。

1）链霉素，庆大霉素，紫霉素和多黏菌素主要损害前庭，表现为眩晕，摆动性错视，眼震和平衡障碍等。

2）双氢链霉素、新霉素、巴龙霉素，卡那霉素，万古霉素，春雷霉素、瑞斯托霉素等主要影响耳蜗神经，表现为耳鸣，耳聋，部分患者发生迟发型中毒，停药后数月或1年才出现症状，少数患者甚至引起急性精神错乱状态伴视幻觉。

（2）氯霉素，新霉素，卡那霉素，多黏菌素，两性霉素 B 神经毒性反应均可引起周围神经病；氯霉素还可引起视神经炎，导致视力丧失；新霉素，卡那霉素和多黏菌素可阻滞神经肌肉接头传导引起肌无力；两性霉素 B 可引起震颤，尿失禁，意识模糊，四肢及呼吸肌无力。

（3）四环素可能导致颅内压增高。

（4）青霉素大量静脉滴注可引起抽搐发作，鞘内或脑室内注射更常见。

7. 异烟肼中毒的临床表现是什么？

（1）急性异烟肼中毒：先有恶心、呕吐、头痛、眩晕，继之表情淡漠、语言不清、肌束震颤、共济失调等，重者全身性癫痫发作、昏迷、甚至癫痫持续状态，可有中毒性肝炎，严重者死于呼吸循环衰竭。

（2）慢性异烟肼中毒：以多发性周围神经病最常见，肢端对称性感觉过敏、麻木、足底烧灼感、感觉异常等较突出，运动症状轻，少数严重者可有肌无力、肌萎缩及皮肤营养障碍，也可出现眩晕、头痛、共济失调及欣快、易怒等，少数出现全身抽搐。

第十三章

神经系统营养障碍性疾病

1. 营养障碍性多发性神经病的临床表现是什么？

多数患者症状明显，表现为无力，感觉异常和疼痛，多始于肢体远端，不治疗可缓慢累及近端，下肢症状通常较上肢出现早且重，可表现为足或下肢钝痛，足或腓肠肌压榨感或禁锢感，双下肢束带感，常感觉双足冰冷或足底、足背烧灼感，有的患者因无法忍受衣物摩擦而不能行走。

体检可见足下垂或腕下垂，有时出现近端肌无力，蹲位起立困难，可有足底、足背和手掌汗液分泌过多和体位性低血压，病程晚期可出现声嘶和吞咽困难。

严重患者下肢出现淤滞性水肿，色素沉积及皮肤变薄，足底穿通性溃疡和足部骨关节无痛性破坏，感觉迟钝部位反复出现创伤及合并感染。

2. 维生素 B_1 缺乏的表现是什么？

进食不足约 3 个月时出现硫胺素缺乏症状，早期厌食、易激惹及体重减轻，后期可见虚弱无力、周围神经病、头痛、脑病及心动过速等。

3. 烟酸缺乏的表现是什么？

糙皮病是烟酸缺乏所致疾病的典型代表，可见特征性表现，如舌炎、皮炎、口炎、口腔溃疡和疼痛等，最终发展为特征性皮损，皮肤暴露部位颜色绯红、发痒，逐渐变为暗红，脱屑和皮肤粗糙等，与周围皮肤界限明显，脊髓损害出现下肢和足趾振动觉和位置觉消失，腱反射亢进和病理征等，周围神经损害出现下肢疼痛或手套袜套样感觉减退，腱反射消失等。可出现腹泻，伴吸收不良，与腺体萎缩有关，治疗困难。病初神经精神症状轻微，可有乏力、烦躁、焦虑、抑郁、健忘、失眠、精神不集中和工作能力下降，少数患者性格改变，后期可发展为狂躁、猜疑、精神错乱、定向障碍、癫痫发作、幻觉，甚至出现明显精神障碍和痴呆，精神错乱常为主要的死亡原因。

此外，烟酸缺乏还包括营养性脊肌痉挛及共济失调综合征、烟酸缺乏性脑病、疼痛足。

第十四章

精神障碍

1. 什么是精神障碍？

精神障碍指的是大脑功能活动发生紊乱，导致认知、情感、行为和意志等精神活动不同程度障碍的总称。常见的有情感性精神障碍、脑器质性精神障碍等。

2. 导致精神障碍的有哪些原因？

（1）脑器质性疾病：如颅内感染、脑外伤、脑血管病、颅内肿瘤、癫痫、代谢性脑病等。

（2）躯体疾病：如感染性疾病（全身各部位重度感染）、内脏疾病（肾衰竭、慢性肺疾病、慢性肝病）、营养代谢及内分泌障碍（低血糖等）、中毒、手术等。

（3）心理疾病：抑郁症、焦虑症、强迫症。

（4）精神障碍：精神分裂症；心理社会应激、如亲人突然亡故、搬迁到陌生环境等。

3. 精神障碍有哪些表现？

（1）睡眠障碍：入睡困难、早醒、易醒、多梦。

（2）感知障碍：患者常常伴有幻觉或错觉，尤以幻视和错视多见，内容多为恐怖性或迫害性。

（3）行为障碍：患者常常呈现精神运动性兴奋，躁动不安，在恐怖性视幻觉、视错觉的影响下，可出现逃避或攻击行为；部分患者可表现为精神运动性抑制，反应迟钝，甚至呈现木僵或亚木僵状态。

（4）认知障碍：患者早期表现为注意力不集中，随后出现逻辑推理能力降低，理解困难，思维不连贯，记忆减退或记忆错误，定向障碍，尤以时间和地点的定向最易受损；可有短暂、片段妄想，内容多为被害妄想。

（5）情感障碍：患者早期可表现为轻度抑郁、焦虑、易激惹；病情严重时，情感较淡漠，有时可有恐惧、激越或欣快。

（6）精神分裂症：表现为不协调性精神运动性兴奋，常见于精神分裂症青春型，表现为言语零乱，思维散漫，情感喜怒无常，行为幼稚、愚蠢、怪异、冲动，性欲及食欲亢进，可伴片段的幻觉和妄想，有时会出现攻击他人或毁物的行为。

（7）癔症：表现为情感爆发，即在精神刺激后出现哭闹不休以宣泄委屈，夸张做作色彩浓重，严重者可嚎啕大哭、捶胸顿足、撕衣毁物、在地上打滚、以头撞墙或有自杀姿态等。每次发作持续约 1 至数小时。发作前有精神因素、癔症人格、症状的表演性和情感发泄的特点均有助于诊断。

（8）急性应激障碍：急剧的、强烈的精神刺激后数分钟至数小时突然起病，表现为高度警觉状态，强烈恐惧体验的精神运动性兴奋，激越或情感爆发，行为有一定盲目性。一般持续数小时至 1 周，通常在 1 个月内缓解。

（9）精神发育迟滞：患者在智力低下的基础上，因自我控制能力降低，易出现冲动性兴奋，如被激怒时发生毁物、自伤或伤人，但持续时间很短。诊断主要依靠智商测定，生长发育史及学习成绩。

（10）癫痫：患者在癫痫发作后可出现意识模糊状态，同时表现出恐惧、愤怒、行为混乱，可有毁物、伤人等行为，持续几分钟至几天不等，终止突然，清醒后对发作情形遗忘。

4. 睡眠障碍为精神障碍的一种表现，有哪些危害？

睡眠障碍包括失眠、睡眠过多、睡眠相关异常以及睡眠-觉醒节律紊乱等四种症状。睡眠障碍导致焦虑、烦躁、神经衰弱、注意力不集中、兴趣减低等症状，影响生活及工作。

5. 精神障碍有哪些危害？

（1）精神障碍可影响正常的生活和工作，常给个人或他人带来苦恼。给家庭其他成员带来压力、痛苦，甚至伤害。

（2）有些患者甚至有自伤、自杀、攻击他人等异常行为。

6. 患者出现精神障碍该怎么办呢？

（1）首先家人要给予关爱、理解及帮助；要看护好患者，以免发生自伤或者伤人、走失等意外。

（2）及时就医：首先到综合性大医院就诊，明确精神障碍的原因，如果是器质性疾病引起的精神障碍，积极治疗原发病症；如果是非器质性疾病引起的精神障碍，可以到相应的心理医院或者精神病院进行系统的治疗。

·第十五章

颅脑疾病的康复

第一节 总 论

1. 神经损伤中，中枢性与周围性有什么不同？

神经细胞在出生后是不可再分裂增殖的，神经细胞一旦死亡，就会永远消失，无论周围神经还是中枢神经均一样。但是，中枢神经与周围神经损伤在其修复方面有着明显的不同，周围神经轴索的损伤常能再生，并再支配原来的器官；而中枢神经损伤，尤其是成年人，结构受影响后再生严重受限。

2. 脑损伤后早期功能恢复的模式是什么？

脑损伤后几小时和几天后会有一些恢复，这可能是由于减轻了脑水肿和动脉痉挛的原因。除了损伤后的立即修复外，突触活化和功能重组是脑损伤后恢复的两个模式。

3. 什么是脑的可塑性？

脑的可塑性是指脑在环境变化或损伤时神经具有的结构和功能的相应变化能力。低等动物的中枢神经系统可塑性很强，高等动物减弱，而哺乳动物更弱。

脑的可塑性为脑损伤后的恢复提供了基本保证。脑可塑性在结构上表现如下：

（1）未受损的神经细胞轴突的侧支出芽，增加其在部分传入靶区的投射密度。

（2）新长出的侧支与靶细胞再建突触联系，可表现为部分传入靶区内突触性终末的数量先减少，后增多；或终末增大或每个终末上的突触增多，或电活性增强等。

（3）靶区内部分传入的二级神经元出现兴奋性递质受体上调，突出后致密区扩大。

（4）胶质细胞增多，增大等。

脑的可塑性过程中轴突出芽有三种方式，即再生出芽、侧支出芽和代偿性出芽。这些机制在中枢神经系统内重新组织起一个功能细胞集团的网络系统，实现功能重组。

4. 脑血管意外有哪些危险因素？

脑血管意外的危险因素有三大类：

（1）行为改变可限定的危险因素：吸烟，酗酒，肥胖，高胆固醇血症，久坐少动的生活方式等。

（2）医疗可以改变的危险因素：高血压，糖尿病，心脏病，短暂性脑缺血发作，颈动脉狭窄，早期吸烟史等。

（3）不能限定的危险因素：年龄，种族，性别，家族史等。

5. 什么是联合反应？

联合反应是指用力使身体的一部分肌肉收缩时可诱发其他部位的肌肉收缩。当偏瘫患者患侧全瘫无随意运动时，健侧肢体肌肉用力收缩，可引起患侧肢体肌肉的收缩。若伴随痉挛的出现则更加明显。联合反应在上下肢是左右对称的，但屈伸动作是相反的。早期的治疗可利用联合反应，但是联合反应会增加患侧的痉挛，强化偏瘫步态，促使固定的伸肌和屈肌模式形成。为此，当联合反应明显时采用抑制技术促进分离运动的发生。

6. 什么是共同运动？

共同运动是偏瘫患者期望完成某项活动时所引发的一种随意运动，这种运动是定型的，即无论从事哪种活动，参与活动的肌肉及肌肉反应的强度都相同，没有选择性。共同运动是脊髓支配的原始异常运动，是脊髓中支配屈肌的神经元之间和支配伸肌的神经元之间在功能上的联系。当高级中枢受损后，低级中枢失去了高级中枢的抑制作用，在进行有目的运动时不能选择性地控制所需肌群，而出现一种固定的模式，即共同运动模式。最常见的是屈肌共同运动模式和伸肌共同运动模式。这两种共同运动模式在偏瘫的恢复中如果不加抑制，将影响高级中枢控制的随意运动的恢复。

7. 引起偏瘫的常见疾病有哪些？

常见引起偏瘫的疾病有脑出血，脑梗死，脑栓塞，蛛网膜下腔出血，脑外伤，脑肿瘤，脑炎等。而脑出血和脑梗死的危险因素是高血压、高血脂和糖尿病等，减少偏瘫发生的最好办法是加强卫生宣教，消除脑血管病发病的危险因素。

8. 偏瘫的治疗原则是什么？

偏瘫的治疗原则是抑制异常的原始反射活动，改善运动模式，重建正常的运动模式，然后加强软弱肌力的训练。通过以运动疗法为主的综合训练措施，预防并发症，减少后遗症，促进患者功能恢复，充分发挥残余功能，调整心理状态，学习和使用辅助用具，指导家庭生活，以争取达到生活自理，回归社会的目的。

9. 软瘫期的治疗原则是什么？

软瘫期是指在发病数周内（平均 2~3 周）属于 Brunnstrom Ⅰ 期。此期的康复治疗原则主要是利用躯干肌的活动，通过联合反应和共同运动、姿势反射等手段，促使肩胛带和骨盆带部位的功能恢复。

软瘫期的治疗要使患者能够完成各种床上训练，达到独立完成卧坐转换，完成坐位一级平衡。

10. 软瘫期应进行哪些治疗？

根据软瘫期的治疗原则，软瘫期的治疗方法有正确的良姿体位、进行床上翻身、卧坐转换、双手交叉伸臂、双下肢桥式运动、肩胛带和下肢控制能力训练及坐位平衡训练，并用拍打、刷、牵拉等促进技术，促进运动控制的恢复等。同时可配合应用日常生活活动能力训练（ADL）及作业治疗。

11. 进行步行训练的基本条件有哪些？

偏瘫患者下肢功能恢复的目标是要达到独立步行，而步行的基本条件如下：

（1）患腿要有足够的持重能力，最好能单独支持全身重量，至少在患腿负重小于体重一半时不应进行训练。

（2）要有站立Ⅲ级平衡能力。

（3）要有主动屈髋屈膝的能力。

只有符合上述条件才能避免出现偏瘫步态的形成。

12. 脑血管意外后吞咽困难，吸入肺炎发生率有多高，怎样处理？

脑血管意外患者的吞咽困难的发生率在 1/2～1/3 之间，吞咽困难与皮层、皮层下及脑干损害有关，在脑干损害者发生率最高。

1/3 伴有吞咽困难的脑血管意外患者有误吸，将食物吸入声带以下的气管定为误吸，40% 的误吸者无症状，无咳嗽或其他临床不适。确定吞咽困难的诊断和误吸的危险应进行临床吞咽功能评价和吞咽录像造影等研究。

13. 吞咽困难诱发的脑血管意外并发症有哪些？

包括肺炎、营养不良和脱水。全部脑血管意外患者的 1/3 发生肺炎，发生肺炎的主要原因是伴有误吸的吞咽困难。肺炎危险因素增加的其他原因是认知障碍，不适当的饮水和进食，咳嗽和咳嗽反射，卧床和呼吸肌无力导致的咳嗽无力，胸壁痉挛和挛缩改变胸壁运动类型等。

14. 脑血管意外后有几种主要的膀胱问题，怎样处理？

脑血管意外后的第一个月尿失禁的发生率是 50%～70%，6 个月后约为 15%，尿失禁可能由脑损害本身引起（产生无抑制痉挛性神经性膀胱）。尿道感染及上厕所的转移能力或换衣服能力损害，失语或认知知觉障碍，可导致膀胱充盈觉缺失；大便阻塞和一些能产生影响的药物的应用均是尿失禁发生的原因。尿失禁可使引起皮肤破损、社交困难和抑郁等因素增加，并产生不利康复的结果。

对脑血管意外引起的神经性膀胱最重要的治疗方法是推行定时排空膀胱时间表，其他的重要管理措施包括尿道感染的治疗，调节液体摄入量，转移和穿衣技巧训练，患者和家属教育，并避免使用产生不良反应的药物。

尿潴留较少见，但可能发生在糖尿病神经病患者，或伴有前列腺增生者，尿潴留可产生尿道感染，需要进行导尿，或给予药物治疗及对原发病进行治疗。

15. 常用来治疗脑血管意外偏瘫痉挛的方法有哪些？

脑血管意外偏瘫影响运动功能有几种方式：肌肉无力、共同运动和痉挛。痉挛引起的上肢运动障碍较下肢多，脑损害引起的痉挛比脊髓损害引起的痉挛要轻。

痉挛的治疗主要采用正确姿势负重，矫形器的应用和进行性持续牵拉运动，并用以维持和改善关节活动度。其他的方法包括药物注射（应用肉毒素）阻滞运动点或周围神经、口服药物、外科松解等。治疗方法的选择因人而异，对于某些患者其中某些方法可能非常有效，对另外一些患者则药物的疗效仍有争议。

16. 什么是脑血管意外后中枢疼痛综合征？

脑血管意外后中枢疼痛综合征发生于5%的脑血管意外幸存者，又称丘脑痛。最常见的疼痛描述是"烧灼痛"和"刺痛"，虽然许多为剧烈的急痛、刺穿痛、咬断痛。有时为钝痛，疼痛常伴有麻木，常对中度的皮肤外刺激十分敏感，仅有50%的患者为丘脑损害，其余为各种部位的脑血管损害，治疗方法包括：

（1）医疗与护理：预防和治疗大小便及皮肤问题；预防和治疗感染等问题；运动的范围；运动的能力。

（2）心理学方法：放松、意念；生物反馈；催眠术；心理治疗。

（3）药物治疗：止痛药的应用；抗抑郁药的应用；抗痉挛药的应用。

（4）外科手术（很少用）。

17. 失语症怎样治疗？

在进行失语症的治疗时必须掌握下列程序目标和方法：

（1）时机选择：正规的语言训练是在病情稳定后耐受集中训练至少30分钟。系统的语言训练一般为时半年到1年。病后3个月为恢复的高峰期，康复训练要抓住这一时机。

（2）训练目标：根据评定情况依失语种类和程度制定康复训练目标。①短期目标：在恢复的某个阶段对音韵、词汇、对话及读写等确定具体目标；②长期目标：根据失语症的程度和类型推断预后，设定最终的交流水平，如职业恢复、日常活动自理等。

（3）治疗方法：①Schuell刺激法，根据患者情况给予集中的、恰当的、反复的感觉刺激，采用单一刺激无效时可采用多种刺激，如视触觉刺激，具体要进行听觉理解作业、语言表达作业、阅读与书写作业；②认知、记忆、思维刺激法，应用强有力的控制和集中的图形、符号、语义和行为刺激，激发认知活动、记忆、辐合思维、发散思维和评价思维等，包括语义认知作业、语义记忆作业、辐合思维语义作业、发散思维语义作业等；③语言学与治疗，方法着重提高患者的交际能力，包括改善语言语境，副语言语境和语言外语境；④功能性交际治疗，主要应用于日常活动的有关信息，提高患者的接收和表达能力以满足生活和心理的需要。

18. 脑血管意外偏瘫患者的床上体位应注意哪些?

（1）患侧卧位：①优点：牵伸患侧；增加对患侧的认识；健侧上肢游离，可以做所期望的事。②体位：头部上颈段屈曲，躯干略旋后，背部用枕头支撑；患侧上肢向前放，与身体之间的夹角不超过90°，健侧上肢置于身体之上或者后面的枕头上；患侧下肢髋伸展，膝微屈，健侧下肢膝屈曲，膝关节以枕头支撑。

（2）健侧卧位：体位：躯干与床面垂直成90°；用枕头将患肢支撑于身体前侧，患侧上肢与身体之间的夹角成110°，健侧上肢用舒适的体位即可；患侧下肢膝屈曲用枕头支撑，健侧下肢髋微曲，膝伸直。

（3）仰卧位：仰卧位是应该避免的体位，因为此体位下屈颈会引起颈牵张反射和迷路反射；臀部受压，形成压疮；因骨盆旋后，下肢外旋，外踝和足跟外侧受压，也易形成压疮，但在迫不得已时，可暂时作为一种替代体位，此时要注意，胸椎处不能屈曲，患侧骨盆后要用枕头垫好，患侧肩胛要用枕头垫好。

19. 不完全性脊髓损伤在哪段时间内恢复得最快?

（1）不完全性脊髓损伤若影响至上肢，一般恢复多在前6个月出现，尤其是前3个月最快。

（2）运动的恢复一直可持续到第2年，但速度减慢，其中以3~6个月时恢复较快。

（3）感觉的恢复一般多在前3个月内。

20. 脊髓损伤的患者，行走对其自身有何意义?

（1）减少骨骼的矿物质损失，如骨质疏松等。
（2）减少泌尿系结石的形成。
（3）减轻痉挛。
（4）帮助消化。
（5）预防压疮。

21. 行走分为哪四个等级? 进行社区内行走的必要条件是什么? 还有哪种评价行走的方法?

（1）行走分为四个等级：社区内行走、室内行走、训练用行走、不能行走。

（2）行走必须具备的条件：双侧屈膝肌的肌力大于5级，一侧伸膝肌的肌力大于 3 级。

（3）现在评价行走还有另一种方法，即 AMI 法。此方法认为在行走中最起作用的五群肌肉分别为：屈髋肌、伸髋肌、髋外展肌、伸膝肌、屈膝肌。并将肌力的六级分级法改为四级分级法，即将六级法中的 0 级、1 级合并为四级法中的 0 级，六级法中的 4 级、5 级合并为四级法中的 3 级。

0 级：完全无一可触及或见到肌纤维的收缩，但不引起关节运动。

1 级：无重力的情况下引起关节的运动。

2 级：抗重力的情况下引起关节的运动。

3 级：能抗部分阻力——完全正常。

对以上五群肌肉打分，每块肌肉最高 3 分，5 块肌肉双侧共 30 分。AMI = 患者现有肌肉评分 ÷ 30 = X%，60% 以上可成为社区行走者，40% 以下完全不能行走，余居二者之间者可能为室内或训练行走者。

22. 什么是心脏康复？

心脏康复是使心脏病患者的心脏功能恢复到理想水平的分期综合医疗过程，已形成完整的医疗体系，并成为临床心血管疾病治疗的组成部分。其通过心脏病的预防，心血管和心理的适应，功能改善，寻求增强患者个人能力和角色重建。

23. 哪些疾病可进行心脏康复？

对使患者产生功能、生理和心理缺失的有关心血管系统的疾病均可进行心脏康复。这些疾病包括缺血性心脏病、近期发生的心肌梗死、冠脉搭桥术后、心脏移植术后、心脏瓣膜置换术后，经皮穿刺冠脉成形术后和充血性心力衰竭。

24. 心脏康复的总目标是什么？

心脏康复的总目标是预防和逆转动脉粥样硬化，减少心肌缺血、猝死及心肌梗死的危险，最大可能地提高心血管功能和能力，最大程度提高运动的耐力和进行 ADL 能力，建立患者控制的、安全的有氧运动程序，提高活动和工作安全，控制冠心病的危险因素。

25. 心脏康复程序有几个阶段？

按照 WHO 的定义心脏康复分为三个阶段：

（1）第一阶段称为急性阶段，包括 ICU 和普通病房的住院期，时间大约 10 ~ 14 天，甚至更短，出院时患者可以自理日常生活，平地行走和上下一层楼梯，运动能力达 3~5 代谢当量（METs）。

（2）第二阶段称为恢复期，出院后继续运动训练，提高体力活动能力直到恢复工作，时间大约 8~12 周，运动能力达 4~8METs。

（3）第三阶段称为巩固阶段，持续终生，继续维持二阶段的各科方案，减少危险因素，进行工作及生活的调整。

第二节　脑血管疾病康复知识

1. 脑血管疾病定义是什么？

脑血管疾病是指因各种病因使脑血管发生病变引起的脑部疾病的总称。临床上分为急性和慢性两种。急性又可称为脑血管意外、卒中或中风，包括出血性的脑出血及蛛网膜下腔出血，缺血性的脑血栓形成、脑栓塞及短暂性脑缺血发作等。慢性主要有脑动脉硬化症、血管性痴呆等。脑血管疾病是常见病、多发病，病死率与致残率均高，是多数国家的三大致死疾病（心脏病、中风、恶性肿瘤）之一。我国每年新发病例约 130 万~150 万，每年死于中风者近 100 万人，患病人数约 500 万~600 万人。幸存者中约 3/4 不同程度丧失劳动能力，重度致残者占 40% 以上。为减轻幸存者的致残程度，最大限度地发挥患者的残存功能，提高患者的生活质量，护士应协助康复医生，指导患者及家属掌握康复护理知识。

2. 如何对脑血管病患者康复进行心理指导？

（1）首先应向家属与患者交待清楚，康复不等同于出院指导，不是病后吃好、穿好、休息好的代名词，为最大限度地发挥患者的残存功能，康复工作应贯穿始终。

（2）进行康复训练，特别是行走训练时，患者不可过于自信，在无人陪护或看护的情况下不要自行起立或移动身体，以免发生跌倒等意外。

（3）有言语障碍的患者，为提高患者训练积极性，减少干扰，便于患者集中注意力，训练过程中禁止外人参与，护士与家属强化训练时应遵循康复医生的要求，督促为主，当患者语言训练达到康复医生的要求后仍有训练欲望时，可按其要求扩展训练内容。

（4）当患者训练中出现情绪烦躁、不肯训练时，可能为下述几种原因，应及时征求患者及家属意见。

1）缺少自信和害羞心理。应了解患者的思想动态，说明练习的重要性、必要性和循序渐进性，对患者的每一点进步都应给予肯定和鼓励。

2）家庭或社会的压力。可与家庭有关人员谈话，争取他们的支持，言明康复训练的积极意义及对患者生存质量的影响，努力取得家人的信任与合作。

（5）康复训练时应定期进行评估，以了解患者康复进展情况，及时修改训练计划，告诉患者不要因某些重复检查而烦躁，应尽力配合。根据患者情况，可每周或每月甚至半年安排一次评估。

3. 脑血管病患者康复的床上训练指导

急性脑血管疾病患者，大多意识障碍瘫痪卧床，在抢救患者生命的同时，也应重视肢体功能的康复。为了减少长期卧床带来的关节挛缩、肌肉萎缩等神经功能障碍，早期应指导患者与家属做好以下工作。

（1）良肢位的摆放：

1）平卧位时：肩关节屈45°，外展60°，无内外旋；肘关节伸展位；腕关节背伸位，手心向上；手指及各关节稍屈曲，可以握软毛巾等，注意保持拇指的对指中间位；髋关节伸直，防止内旋外旋；膝关节屈曲20°~30°（约一直立位拳头高），垫以软毛巾或软枕；踝关节于中间位，摆放时顺手托起足跟，防足后跟韧带萎缩而引起足下垂，不披被或在床尾双足部堆放物品压下双足，足底垫软枕。

2）健侧卧位时：健手屈曲外展，健肢屈曲，背部垫软枕，患手置于胸前并垫软枕，手心向下，肘关节、腕关节伸直位；患肢置于软枕上，伸直位或膝关节稍屈位（20°~30°）。

3）患侧卧位时：背部垫软枕，60°~80°倾斜为佳，不可过度侧卧，以免引起窒息；患手可置屈曲90°位放于枕边，健手可置于胸前或身上；健肢屈曲，患肢伸直呈迈步或屈曲状，两下肢间最好垫软枕，以免压迫患肢，影响血液循环。

（2）被动运动：患者病情平稳后，除了注意良肢位的摆放，无论是神志清楚还是昏迷患者，都应早期开展被动运动。

1）肩关节屈、伸、外展、旋内、旋外等，以患者能耐受为度，昏迷患者最大可达功能位，不能用力过大，幅度由小到大，共2~3分钟为宜，防止肩关节脱位。

2）肘关节屈伸、内旋、外旋等，用力适宜，频率不可过快，共2~3分钟。

3）腕关节背屈、背伸、环绕等。各方位活动2~3次，不可过分用力，以免骨折。

4）手指各关节的屈伸活动、拇指外展、环绕及与其余4指的对指，每次活动时间为 5 分钟左右。

5）髋关节外展位、内收位、内外旋位，以患者能耐受为度，昏迷患者外展 15°～30°，内收、内旋、外旋均为 5°左右，不可用力过猛，速度适中，共活动 2～3 分钟，各方位活动 2～3 次为宜。

6）膝关节屈、伸位，旋内、旋外等，共活动 2～3 分钟。

7）踝关节跖屈、跖伸、环绕位等，共活动 3 分钟，不可用力过大，防止扭伤。

8）趾关节各趾的屈、伸及环绕活动，共 4～5 分钟。

被动运动每日可进行 2～3 次，并按摩足心（涌泉穴）、手心（劳宫穴）、合谷穴、曲池穴等，帮助患者按摩全身肌肉，防止肌肉萎缩及关节挛缩。

（3）主动运动：当患者神志清楚，生命体征平稳后，即可开展床上的主动训练，以利肢体功能的恢复。

1）Bobarth 握手：嘱患者将患手五指分开，健手拇指压在患手拇指下面，余 4 指相对应交叉，并尽量向前伸直肘关节，以健手带动患手上举，在 30°、60°、90°、120°时，可视患者情况要求其保持 5～15 分钟左右，要求患者手不晃动，不要憋气或过分用力。

2）桥式运动：嘱患者平卧，双手平放于身体两侧，双足抵于床边，助手压住患者双膝关节，尽量使臀部抬离床面，并保持不摇晃，两膝关节尽量并拢。做此动作时，抬高高度以患者最大能力为限，嘱患者不要过分用力、憋气等，保持平静呼吸，时间可从 5 秒开始，渐至 1～2 分钟，每日可做 2～3 次，每次做 5 下，这对腰背肌、臀肌、股四头肌均有锻炼意义，有助于防止甩髋、拖足等不良步态的发生。

3）床上移行：教会患者以健手为着力点，健肢为支点在床上进行上下移行。健手握紧床头栏杆，健肢助患肢直立于床面，如桥式运动状，臀部抬离床面时顺势往上或往下做移动，即可自行完成床上的移动。若患者健手力量达到 5 级，可教患者以手抓住床边护栏，健足插入患肢膝关节下向健侧或患侧翻身。

4. 脑血管病患者康复的床边活动指导

（1）起床：

1）由健侧起，嘱患者以 Bobarth 握手将上身尽量移近床边，双手伸向床边，带动躯体侧身；健肢足插入患侧膝关节下，带动患肢移出床平面并紧靠床边放下，以健手肘关节撑住床面，护士可从正面扶住患肩以帮助患者起床。

2）由患侧起，准备情况与由健侧起基本相同，起床时以健手手掌撑在胸前的床平面上，以助起床。这两种起床法省力、安全，当患者习惯后，不论在何床面，都能自行起床。

（2）患侧平衡训练：帮助患者患手肩关节取外展45°位；肘关节伸直、外旋；腕关节被动背曲90°；五指分开支撑在床面。如患者患手伸展不充分时，护士或家属可以臀部压住患手，用靠近患者侧的手肘关节抵住患者的肘关节，两肩相抵，助患者伸直肘关节，患者双下肢并拢，足底着地或放置在踏脚凳上，要求患者躯干部尽量向患侧倾斜，停留一段时间后再坐直，反复练习。当患者重心移动困难时，可借患者用健手触摸置于患侧前方的物品或手来帮助训练。

（3）站立：嘱患者双足放平置于地面，两腿分开与肩同宽，双手以Bobarth握手尽量向前伸直，低头，弯腰，收腹，重心渐移向双下肢，协助人员双手拉患者肩关节助患者起立。如患者患肢力量较弱不能踩实地面时，协助人员可以双膝抵住患者患肢膝关节，双足夹住患足，患者将双手置于协助人员的腰部，以助轻松起立，但患者不可用力拉扯其衣服等，以防跌倒。

（4）站相训练：教患者收腹，挺胸，抬头，放松肩、颈部肌肉，不要耸肩或抬肩，腰部伸直，伸髋，双下肢尽量伸直。可用穿衣镜来协助患者自行纠正站相中的不良姿势。

5. 脑血管病患者康复的下床活动指导

（1）行走训练指导：行走前，下肢肌力先应达4级，最好在康复医生指导下进行，以免产生误用综合征，遗留一些难以纠正的步态。

1）步幅均匀，频率适中。

2）伸髋曲膝，先抬一足后跟，重心转移，另一脚足跟亦先着地，重心又转移至后足，开始下一个步态周期。

3）上下楼梯训练：上楼梯易于下楼梯，训练时应在康复医生指导下进行，应从10cm高度开始逐渐训练，以带护栏的防滑木梯为宜，不要擅自进行训练，以免跌伤或造成异常步态。

4）重心转移训练：教患者立于床尾栏杆处，双手与肩同宽抓住栏杆，两眼平视，双下肢与肩同宽站立，有条件者患足底垫一30°倾斜角的楔形板，以利患肢膝关节伸直，嘱患者收腹挺胸直腰状向下半蹲，体会重心由髋部渐至双下肢的感觉。每日训练2~3次，每次15分钟，可达到纠正患者曲膝曲髋、拖足、甩臂等不良姿势。

（2）日常生活活动能力训练（ADL）：

1）击球：可教患者双手交替拍球或击气球，以训练患者的协同运动，促进患者无意识的自行活动。

2）编织毛线：这属于精细动作训练，既有利于训练患者的眼手配合，又有利于感觉、感官等知觉的培养，有助于大脑神经功能的恢复。

3）如果患者有兴趣，还可开展一些其他方面的训练，如捡豆子、拨算珠、手工艺制作、书法、跳舞等，还可开展一些户外活动，以促进患者生活自理能力，早日回归家庭与社会。

6. 脑血管病患者康复的语言训练

（1）口腔操：教患者噘嘴、鼓腮、呲牙、弹舌等。每个动作做 5～10 次。

（2）舌运动：张大嘴，做舌的外伸后缩运动，将舌尖尽量伸出口外，舔上、下嘴唇、左右口角；做舌绕口唇的环绕运动、舌舔上腭的运动。每项运动重复 5 次，每天 2～3 次。

（3）教患者学习发［pa、ta、ka］，先单个连贯重复，当患者能准确发音后，三个音连在一起重复（即 pa、ta、ka），每日重复训练多次，直到患者训练好为止。

（4）呼吸训练：当患者存在呼吸不均匀现象时，应先训练患者呼吸；双手摸患者两胸肋部，嘱患者吸气，吸气末嘱患者稍停，双手向下轻压嘱患者均匀呼吸，如此反复。亦可教患者先用口吸气，再用鼻吸气，以利调整呼吸气流，改善语言功能。

（5）利用图片、字卡、实物等强化患者记忆，早期还可利用抄写、自发书写、默写等方法加强患者的语言记忆功能，要求患者多读，大声地读，以刺激记忆。

语言训练是一个复杂的过程，需要各方面人员，特别是医护患与家属的共同努力，按康复医生的要求，循序渐进，不能急于求成。

7. 脑血管病患者康复的吞咽障碍指导

当患者遗留有球麻痹、假性球麻痹症状时，常可出现不停地咳嗽、饮水反呛或者呛食现象。为此应给予患者以下指导。

（1）饮食以清淡、少渣、软食为主，面包、馒头可裹汁食用。饮水反呛明显时，应尽量减少饮水，以汤、汁代替。

（2）进食时抬高床头 30°～45°。

（3）进食前可先用冰水含漱或冰棉棒刺激咽喉部（因为这些现象多因悬雍垂的重大下降所致，冷刺激咽喉部，悬雍垂肿胀可好转，异物感消失），以利食物和水的通过。通常在刺激约 4～10 天时，这些症状可明显好转甚至消失。

8. 脑血管病患者康复的出院指导

（1）出院前家访调查，以指导必要的家庭环境改造，如去除门槛，以利轮椅通行，改建座厕等。

（2）出院前试验外宿。如条件允许，可先接患者回家过渡（小于 1 周）以了解家庭生活中的具体困难和问题，以便及时改进，实现家庭康复的顺利过渡。

（3）康复训练最好有专人陪护，不要随意更改训练计划。定期回医院复查，在康复医生指导下开展工作。

（4）康复训练应持之以恒。神经功能的恢复 1 年内最快，但长期坚持锻炼，数年后仍有恢复进展的可能。

9. 脑梗死后遗症康复训练的注意事项

（1）科学准确用药，预防脑梗死复发。脑梗死属于高复发不可逆性的慢性脑血管意外，患者出院后仍需按医生嘱咐规律服药，控制好高血压、高血脂、糖尿病等动脉硬化的基础病变，并定期到医院复查。常用治疗脑梗死的有效药物包括抗血小板聚集类药物，如拜阿司匹林；脑保护营养药物，益气活血、开窍止痛药物。

（2）尽早、积极地开始康复治疗。如前所述，脑梗死形成后会留下许多后遗症，如单瘫、偏瘫、失语等，药物对这些后遗症的作用是非常有限的，而通过积极、正规的康复治疗，大部分患者可以达到生活自理，有些还可以回到工作岗位。有条件者最好能到正规的康复医院进行系统康复。如因各种原因不能到康复医院治疗者，可购买一些有关方面的书籍和录像带，在家自己进行。康复宜及早进行，病后 3～6 个月内是康复的最佳时机，半年以后由于已发生肌肉萎缩及关节挛缩，康复的困难较大，但同样也会有一定的帮助。

（3）日常生活训练。患病后许多以前的生活习惯被打破，除了要尽早而正规地训练患肢，还应注意开发健肢的潜能。右侧偏瘫而平时又习惯使用右手（右利）的患者，此时要训练左手做事。衣服要做得宽松柔软，可根据特殊需要缝制特殊样式，如可以在患肢袖子上装拉锁以便去看病时测量血压。穿衣时先穿瘫痪侧，后穿健侧；脱衣时先脱健侧，后脱患侧。

（4）面对现实，调整情绪。俗话说："病来如山倒，病去如抽丝"。此话用在脑血管患者身上更为贴切。面对既成事实，应调整好情绪，积极进行康复以尽早重返社会。严重的情绪障碍患者可请医生帮助，使用抗抑郁剂，如百忧解，对脑血管病后的抑郁、焦虑情绪有良好的作用。

综上所述，治疗脑梗死后遗症还是要趁早，越早治疗效果越好。

第三节 小儿脑瘫常见问题

1. 小儿脑瘫与其他瘫痪一样吗？

成人的脑血管病（如脑出血、脑血栓等）所致瘫痪也属于脑瘫。但损害在成熟脑组织，而小儿脑瘫是发育中的不成熟脑组织的损害。成人病变不会随年龄进展，故临床症状也不会随年龄进一步发展。小儿脑瘫如能及时得到治疗则可以出现轻症化、正常化等改变。脑炎、脑膜炎等治愈后，不能称之为脑瘫。所以说小儿脑瘫和成人脑中风及某些中枢神经系统疾病后遗症是不一样的。

2. 小儿脑瘫的发病情况怎么样？

小儿脑瘫可发生在任何地区和任何人群，大约300个初生婴儿中就可能有1个脑瘫患儿的发生，城市和农村地区及男女的差别不显著。发达国家的发病率约为0.2%，我国1986年在佳木斯市市郊和桦川市的发病率调查结果分别为0.24%和0.21%。是继婴幼儿麻痹控制后的一个主要致残性疾病，严重影响婴幼儿的生长发育和生活质量，同时也给家庭带来了极大的痛苦，给社会造成了负担。我国已将脑瘫防治项目列入了"九五"规划，相信只要共同努力，会取得良好的效果。

3. 小儿脑瘫能够传染或者遗传吗？

小儿脑瘫不是传染病，没有人会从脑瘫患儿身上传染本病，而且一个家庭中有两个脑瘫患儿者非常少见，迄今为止尚未查出遗传基因方面的问题，脑瘫人可以结婚，他们的孩子可以完全正常。

4. 小儿脑瘫的病因是什么？

发生原因较复杂，有80%以上的患儿可查出明确的致病原因，但是仍有20%病例发病原因不清楚，本病的直接原因是脑损伤和脑发育缺陷。

（1）出生前的原因：母亲怀孕时受到感染，如流感、风疹、带状疱疹、巨细胞病毒感染、弓形体感染等，可引起胎儿脑损伤，影响胎儿脑部发育；母亲和胎儿血型不合（Rh因子不相容）；母亲患病，如糖尿病或妊娠毒血症、遗传病等。

（2）出生时的原因：主要是难产、产钳造成的产伤；胎头吸引、胎位不正、脐带绕颈、臀位、产程过长等造成脑缺氧而致脑瘫。

（3）出生后的原因：由于各种感染、高热、核黄疸、新生儿重症肺炎、头部外伤、不明原因脑出血等，造成脑瘫。

上述三个时期是最易造成脑瘫发生，因此在婴儿出生时、出生前、出生后这三个时期必须重视对脑瘫的防治工作，减少脑瘫的发生。

5. 小儿脑瘫的基本功能障碍有哪些？

某种原因损伤了大脑的运动支配区，造成姿势异常、运动障碍为主症的脑瘫。脑瘫患儿可伴有原发的听、视觉障碍及癫痫、智力低下、行为异常等并发症。如果治疗较晚，还可以出现继发症状，如肌肉挛缩、关节变形等。此外，还有由于缺乏学习经验机会等所致的发育延迟。

6. 小儿脑瘫主要症状有哪些？

小儿脑瘫的主要症状有如下几种：

中枢性运动障碍：表现为运动发育落后，如患儿抬头、翻身、坐和四肢运动发育落后或脱漏。自主运动困难、动作僵硬，不协调，不对称，出现异常的运动模式或联合反应，以及不自主动作等。

肌张力和姿势异常：表现为肌张力增高；肌张力低下或肌张力高低变化不定；常有异常的姿势反射，这是由于原始反射和异常的肌张力影响所致。例如，患儿头和四肢不能保持在中线位上，或呈现弓状反张，或为四肢痉挛。经典的痉挛模式是由于肌肉牵张反射亢进，是某些特定的肌张力增高，动作不协调。

中枢神经系统损伤后，失去了对低级中枢的抑制，使低级中枢的控制作用释放出来，以致肌张力异常，患肢在进行任何活动时，都不能随意地、有选择性地控制，从而表现出异常的原始姿势反射。这种原始的姿势反射，是一些不同部位的肌肉张力发生特定的变化，造成异常运动模式。例如，痉挛性偏瘫患儿的上肢屈曲性共同运动模式表现为肩胛骨上提、后缩，肩关节外展、外旋；肘关节屈曲；前臂旋后，腕和指关节屈曲；拇指屈曲、内收。

7. 小儿脑瘫的并发症有哪些？

小儿脑瘫并发症有如下几种：

智力低下：据报道，约有 2/3 以上患儿智力落后，其中约 50% 患儿有轻度至中度智力低下，约 25% 为重度智力低下。痉挛型四肢瘫及强直型脑瘫者智力常更差，手足徐动型患儿智力严重低下者极少。

视力障碍：约半数以上患儿伴视力障碍，最常见者为眼球内斜视和屈光不正，如近视、弱视等；少数有眼震，偶尔为全盲；偏瘫患儿可有同侧偏盲。视觉缺陷可影响眼-手协调功能。

听力障碍：部分患儿听力减退甚至全聋，以新生儿患高胆红素血症引起的手足徐动型患儿最为常见。多数对高音频的听力丧失，需做出脑干听觉诱发电位测定才能被察觉。

其他感觉和认知异常：脑瘫患儿常有触觉、位置觉、实体觉、两点辨别觉缺失。患儿往往缺乏正确的视觉空间立体感觉，其认知功能缺陷较为突出。因而，在康复医院训练中，对学习新的运动技巧和学习各种知识和活动，常常会发生某些困难。

语言障碍：脑瘫患儿的语言缺陷与出生前后大脑受损和受损后继发大脑发育迟缓密切相关，也可因听力缺陷等因素引起。据报道，约 1/3 ~ 2/3 患儿有不同程度的言语障碍。表现为语言发育迟缓、发音困难、构音不清，不能成句说话，不能正确表达，有的患儿完全失语。手足徐动型和共济失调型患儿常伴语言障碍；痉挛型四肢瘫、双侧瘫患儿也常伴语言障碍。

癫痫发作：小儿脑瘫合并癫痫的发生率文献报道差异甚大，至少有 1/4 到 1/3，或 1/4 以上的患儿在不同年龄阶段出现癫痫发作，痉挛型四肢瘫、偏瘫、单肢瘫和伴有智能低下者更为多见，手足徐动型、共济失调型患儿则很少见。

口面、牙功能障碍：有些脑瘫患儿吸吮无力，吞咽、咀嚼困难，口唇闭合不佳，经常流涎，有些患龋齿或牙齿发育不全，这些症状以手足徐动型患儿最多见。

情绪、行为障碍：大多数脑瘫患儿有情绪或行为异常，与大脑功能受损有关。大量临床资料表明，大脑的边缘系统（特别是海马回）受损时，可引起患儿情绪异常。患儿表现为好哭、任性、固执、孤僻、脾气古怪、情感脆弱、易于激动，有的有明朗、快活感、情绪不稳定等。这些症状以手足徐动型患儿较为常见。此外，多数脑瘫患儿表现有活动过多，注意力分散，行为散乱等。偶尔见患儿用手猛击下颌等自身伤害的"强迫"行为。

其他：多数患儿有体格发育落后、营养不良，严重运动障碍的婴儿患者更为常见，且因为免疫功能低下，常易患呼吸道感染性疾患等。多数患儿因身体运动、感觉、智能、语言、情绪、行为等单项或多项缺陷，以致常有学习和社交困难。通常脑瘫患儿的运动障碍与上述并存的相关缺陷相互影响。例如，听觉、智能障碍加重言语障碍，各种感觉、认知障碍、癫病发作、学习困难等又加重智能障碍。这些因素的叠加影响，使脑瘫患儿的康复训练很困难。

8. 小儿脑瘫的临床类型有哪些？

小儿脑瘫的表现并不完全相同，根据肢体瘫痪情况、肌肉紧张度强弱、神经症状及体征，对脑瘫患儿进行临床分类。2006 年全国小儿脑瘫座谈会的临床分类标准如下：

（1）按临床表现特征分为：①痉挛型。②不随意运动型。③强直型。④共济失调型。⑤肌张力低下型。⑥混合型。

（2）按损害肢体部位分为：①单瘫。②双瘫。③三肢瘫。④偏瘫。⑤四肢瘫。

9. 痉挛型脑瘫患儿的临床表现有哪些特征？

痉挛型脑瘫约占 2/3，主要表现为上肢屈肌张力增高，下肢伸肌、内收肌张力增高。四肢瘫者上肢关节均呈屈曲性痉挛，肩关节内收、内旋，肘、腕指关节屈曲，腕、臂内旋，手指屈曲呈紧握拳状，拇指内收，紧握于掌心中。两上肢动作笨拙、僵硬、不协调。两下肢僵直、内收呈交叉状，髋关节内旋、踝关节跖屈。扶站时，双足下垂、内翻，足尖着地，足跟不能踩平。走路时呈尖足、剪刀样步态。有些患儿伴腰背肌痉挛而呈角弓反张的过度伸展状态。痉挛型常在患儿用力、激动时加重，安静入睡时减轻。由于关节痉挛，自动运动十分困难。严重者出现肌腱挛缩、关节畸形。此型患儿的肌腱反射亢进。根据患儿受累部位不同，痉挛型又分下列数种：

（1）双侧瘫：四肢受累，双下肢较上肢受累更严重。

（2）四肢瘫：双侧上、下肢的受累程度相仿。

（3）偏瘫：指同一侧上下肢受累，上肢常较下肢严重。

（4）单肢瘫。

（5）三肢瘫。

10. 如何判断小儿脑瘫轻重程度？（见表 7-15-1）

表 7-15-1　小儿脑瘫轻重程度判断

分级	粗大运动	精细运动	IQ	语言	日常生活能力
轻	独立行走	功能不受限制	>70	>2 字	独立
中	爬行或有支撑行走	功能受限制	50~70	单字	需求帮助
重	不能行走	无功能	<50	严重受损	完全照顾

11. 小儿脑瘫应与哪些相似疾病鉴别?

下列疾病与脑瘫表现相似,有人称之为近亲性疾病,但要和小儿脑瘫区别开。

(1)小头畸形:头围与同龄儿相比甚小,大脑发育不全,表现为重症智力低下和痉挛型四肢瘫,并常常并发癫痫。是一种先天性脑畸形,康复治疗效果受到一定限制。

(2)脑积水:脑的中心部位有脑室,其间充满着脑脊液,如果脑脊液异常大量潴留时,使脑室内压力增高,并压迫大脑组织造成损害。早期手术可以治疗,一般表现为智能低下和痉挛型双瘫。

(3)脑畸形:脑组织可发生各种畸形,也可能和颜面、脏器等畸形同时发生,通常以智能低下为主,可并发脑瘫,通过 B 超、头部 CT 可以确诊。

脑炎、脑脊髓膜炎、一氧化碳中毒、头外伤等,也可表现脑瘫症状,属于后天性损害所致,不能称之脑瘫,但可以按脑瘫进行康复治疗。

12. 脑瘫患儿需要做哪些检查?

脑瘫患儿根据运动和姿势异常及各型特征可以做出临床诊断。影像学检查,可以为探讨脑瘫病因及预后提供可靠依据,但不能作脑瘫诊断。影像学检查可发现有脑萎缩、脑软化、脑发育畸形、脑白质软化等各种病变,病变部位与临床类型有关,其中 MRI 检出率最高。影像学检查为脑瘫诊断提供了客观依据,但不能用单一的检查项目来诊断脑瘫。

13. 小儿脑瘫如何进行治疗?

当发现脑瘫时,对其致病原因一般已无法治疗,对患儿治疗的目的是恢复正常运动发育,纠正异常姿势,减轻其伤残程度。

(1)综合性康复治疗:康复尽可能早期开始,采取以功能训练为主的现代康复手段,包括物理疗法、作业疗法、语言疗法、理疗、按摩及手术矫形等,设法平衡肌张力,重视姿势纠正,促进运动功能"正常化"发育。还要进行必要的社会康复和职业康复。

(2)早期发现:对患儿父母进行教育,开展家庭康复,指导父母开展功能训练及日常生活活动能力训练,全面关心儿童,注意合理营养及护理。

(3)其他:有学习困难和行为异常者,应由具有神经、精神心理特殊经验工作者处理;视听障碍者,由五官科及时矫治;有癫痫发作者,应按发作类型给予抗癫痫药物治疗。

脑瘫不仅仅是医学问题，更是社会问题和教育问题，但第一环节仍在于儿科，即早期诊断、早期干预。社会的理解和支持、多学科的合作是预防和改善脑瘫的基础。

14. 手术治疗脑瘫有帮助吗?

手术作为综合治疗的手段之一，可以用于矫正肌肉挛缩或减弱痉挛肌肉的拉力以预防挛缩发生，但这样使运动更加困难，只有在患儿已学会走路时才考虑手术。要根据孩子具体情况慎重考虑手术方法，如挛缩、变形的矫正，脱臼的整复，关节固定等。而肌腱的离断、延长以获得肌力平衡的术法，必须配合功能训练。瘫痪治疗最好的方式是鼓励患儿在良好的体位下，进行主动牵拉紧张肌肉的运动，即运动功能训练。

15. 脑瘫患儿的预后怎么样?

儿童脑瘫的预后，关键在于开展康复治疗时间的早晚及大脑损害的轻重，是否有并发症等。发现越早，治疗越及时，改善会越明显。因婴儿大脑发育还没有成熟，容易控制、塑造、诱发应有的生理反射，促使残存组织发挥代偿作用，争取运动功能正常化，达到生活自理、能学习和走向社会从事劳动。

脑瘫对每个儿童的影响是不同的。影响较轻的儿童可以学会步行，有的孩子可能手的运用有困难;严重的可能需要帮助才能学会坐，日常生活难以自理。

脑瘫患儿大脑病变是非进行性的，但随着年龄的增长，脑瘫对儿童生活的影响会变得明显，并可发生肌肉挛缩、关节变形，从而发展成畸形。

所有脑瘫患儿可以从早期教育和训练中得到益处，通过治疗可以抑制异常动作姿势，促进正常运动发育，防治挛缩和关节变形，对孩子产生良好的作用。

16. 小儿脑瘫应该怎样预防?

小儿脑瘫不能做到完全预防，但重视围产期的保健可以降低脑瘫的发生率。

（1）出生前的预防:实行婚前保健，进行优生及遗传病知识指导;妇女生育年龄不宜过早或过迟，一般在20~35岁为宜。定期进行孕妇健康检查，注意排除难产的因素，如有高血压、糖尿病，应积极治疗;保证充分营养，防止早产;避免使用不必要的药物。

（2）出生时及出生后的预防:重点保护未成熟新生儿、积极治疗窒息、重症黄疸等，进行必要的处理，如吸氧、保温、预防感染、蓝光照射及换血等。大脑损伤的新生儿应建卡随访，定期筛查，对运动发育落后、姿势异常、哺乳不良、惊叫不睡、肌肉过软或过硬者，应注意脑瘫的发生，尽早到医院确诊。

17. 婴幼儿的正常运动发育规律有哪些？

胎儿期，母亲感到胎动便是胎儿最初的运动形式。新生儿的运动是无规律而且不协调的，其原因在于新生儿的大脑皮层发育不成熟，传导线路及神经纤维髓鞘没有完全形成。随着年龄增长，大脑皮层的功能逐渐健全，条件反射也日益增多，婴幼儿便逐渐掌握了各种新的运动技巧。婴幼儿动作发育遵循一定的规律：

（1）头尾规律：动作发育由上而下，先会抬头后抬胸，两手取物，坐、站、走、等。

（2）由近到远：如先抬肩、伸臂，再双手握物而至手指取物。

（3）由不协调到协调，由泛化到集中：3~4个月婴儿看到玩具时，手足乱动但拿不到，5个月以后就能一把抓住。

（4）由粗动作到精细动作：先发展抬头、坐、站、走等大动作后才有手指取物、脚尖走路等细动作，与协调平衡的发展有关。

（5）先有正面动作后有反面动作：如先会抓东西后才能放下东西，先会向前走后才会向后退等。

18. 婴幼儿粗大动作的发育规律是怎样的？

婴幼儿粗大动作发育的过程可归纳为："二抬四翻六会坐，七滚八爬九会走"。

1月仰卧位时试抬头；

2月垂直位时能抬头；

3月俯卧时抬胸；

4月两手在眼前玩耍；

5月扶前臂可站直；

6月试独坐；

7月将玩具从一只手换到另一只手；

8月会爬；

9月扶栏杆能站立；

10月推车能走几步；

11月牵一只手能走；

12～14 月能独立走；

15 月会蹲着玩；

18 月会爬上小梯子。

19. 婴幼儿精细动作的发育规律如何？

婴幼儿精细动作的发育关系到儿童将来学习、生活、工作技能的掌握，故十分重要。动作发育虽受神经、肌肉发育的制约，但也与社会环境、锻炼、教育等外界因素密切相关。运动发育中，应注重移动运动、局部的特殊运动及上肢和手的运动。

按年龄手功能的发育进程简述如下：

1 个月：两手握拳，手刺激后握得更紧。

2 个月：两手依然呈握拳状态，但紧张度逐渐降低。

3～4 个月：能将双手放到面前看并玩弄自己的双手，出现企图抓握东西的动作。

4 月：能在拇指参与下抓住物体。

5 月：能抓到一手距离之内的物体。

6～7 个月：能在双手间有意识地准确传递物体。

8 个月：能用拇指和其余四指抓取物体。

9～10 个月：能用拇指与示指取物体。

10 个月：能主动松手放弃手中的物体。

10～12 个月：能握笔涂鸦，会几页几页地翻书。

12～15 个月：能叠 2～3 块积木。

2 岁：能叠 6～7 块积木，逐页翻书。

2～3 岁：能叠 8 块积木，临摹画直线。

3 岁：能叠 9～10 块积木，临摹画"圈"和"加"号。

4 岁：能自己穿衣服，画正方形及简单的人。

5 岁：能写简单的字，画人的部位增多。

6 岁：能画三角形以及房屋、汽车、花草等。

20. 小儿脑瘫的早期诊断依据是什么？

早期诊断和早期干预对小儿脑瘫的预后非常重要，早期诊断一般认为是在出生后 6 个月以内，如能在出生后 3 个月内诊断则称为超早期诊断。早期诊断主要根据病史和体格检查。

（1）妊娠、围产期高危因素及特异症状：有明确高危因素者可作为诊断条件，但有的病例虽经详细询问病史也难以肯定，对新生儿及 3 个月以内的婴幼儿有吸吮困难、觅食反应差、过于安静或特别易激惹、不停地啼哭者应引起警惕。

（2）肌张力及姿势异常：①明显的左、右肢体体位和运动不对称。②仰卧位时双手不能拿至眼前（正中方向）玩弄，且双手紧握成拳（拇指紧握于手掌中）。③仰卧位向坐位拉起时由于颈部肌肉张力低下，头仍后倾或头下垂。④坐位时明显拱背，不愿伸腿坐，扶腋下呈直立位，脚不踢蹬，下肢肌肉张力增高，下肢伸直、内收、尖足，呈剪刀状。

（3）运动发育落后：自主运动减少，患儿往往不能竖颈，不会翻身，不会独立坐、爬等。

（4）反射异常：常表现为原始反射延迟消失，保护性反射不出现。特别要注意紧张性迷路反射、非对称性紧张性颈反射及立位支持反射这3种原始反射，在脑瘫患儿往往很难消失。正常1个月婴幼儿当扶成立位时能抬头，4~5个月立位或坐位时，若躯体向一侧倾倒，能调整头部，使其尽量保持正中位，或上肢能伸出作保护状。脑瘫患儿在此年龄段则不出现上述反射。

神经电生理及神经影像学检查，有助于辅助诊断和鉴别诊断。但头颅CT和磁共振检查不能作为诊断依据。另外，诊断本病是须除外进行性疾病所致的中枢性瘫痪及正常婴幼儿一过性发育落后。

21. 脑瘫患儿运动发育比正常儿童落后的程度是怎样的？

脑瘫患儿运动发育比正常儿童明显落后，是小儿脑瘫的必发症状。假如发现自己孩子比其他同龄孩子发育落后明显，应早期找相关医师就诊。Cardwell的调查材料如下（见表7-15-2）：

表7-15-2　脑瘫患儿运动发育比正常儿童落后的程度比较

月龄（正常儿）	身体的发育	月龄（脑瘫患儿）
1~3 个月	俯卧位抬头	12 个月
2~5 个月	伸手抓东西	15 个月
8~10 个月	自己独坐	20 个月
7~8 个月	爬	26 个月
9~11 个月	握东西	17 个月
9~12 个月	单词	27 个月
12~13 个月	独站	27 个月
13~18 个月	独步	33 个月
24~30 个月	说短句	37 个月

22. 家庭中如何早期发现幼儿疑似脑瘫?

婴儿期轻症脑瘫状容易被发现，或观察运动发育延迟，有以下情况者应怀疑为脑瘫，及早就医:

(1) 生后 3 个月还无站立或迈步表示者。

(2) 婴儿过"百天"还不能抬头，4~5 个月挺腰时头仍摇摆不定者。

(3) 常握拳，如已过 4 个月仍呈拇指内收，手不张开者。

(4) 抓东西，婴儿在 3~5 个月时看见东西要伸手去抓，如 5 个月以后还不能抓或用一只手抓者。

(5) 面部表情:一般生后 4~6 周会笑，以后认人。痉挛型脑瘫患儿近乎无表情，手足徐动型脑瘫患儿常呈愁眉苦脸的样子。

(6) 发育比别的孩子晚，4~5 个月不会翻身，8 个月不会坐;或全身发软无力;或四肢发紧，硬挺易惊，动作过多或少动者。

(7) 吃奶无力经常呛噎，吐奶、哭泣声微弱或阵阵尖叫，呼吸障碍。

早期僵硬和松弛症状可在出生后不久即可看到，其他一些症状可能需要几个月后才显现。并不是上述症状每个孩子都有，如某些症状经常出现则要引起注意。

23. 小儿脑瘫康复的总目标是什么?

对于脑瘫患儿的康复目的是使他们身心等功能全面康复，即使他们在运动功能上，精神上获得最大的康复，达到生活自理，为其将来参与社会活动、劳动和工作奠定基础。但脑瘫患儿存在运动、感知等多方面障碍，为此，对脑瘫的康复医疗宜采用各种科学技术和手段，着重以运动康复为主的综合康复医疗，包括运动疗法、物理疗法、作业疗法、矫形治疗、语言、智力、心理、行为治疗和其他伴随缺陷的治疗。全面康复医疗措施大体分为以下几个方面:

(1) 运动康复包括粗大运动、精细运动、平衡能力和协调性训练。

(2) 生活自理能力训练和作业疗法以达到训练手的功能。对大龄儿童进行职业前训练。

(3) 并发症治疗如及时控制癫痫发作，矫治视觉、听觉和口面功能障碍，改善和发展认知功能，进行语言训练。

(4) 培养良好的心理素质，矫治情绪、行为异常，增强患儿克服困难的信心，培养社会交往能力。

(5) 促进智力发育，接受教育，学习文化，为将来参与社会活动创造条件，一般应从幼儿期开始抓起。

（6）使用矫形器具，有自助或半自助装置；对已发生严重挛缩和畸形者可予外科手术矫治。

因此，康复医师要对脑瘫的临床表现和康复治疗技术有全面的认识。有条件的地区可分别由理疗师（physio thera-pist，PT）、作业治疗师（occu-pational therapist，OT）、语言治疗师（speak thera-pist，ST）及其社区康复人员和脑瘫患儿的家长共同参与，密切配合，以期达到最佳疗效。

24. 不同年龄的脑瘫患儿训练内容是否一样？

由于患儿处于发育中，月龄和年龄不同，症状表现不同，故应将患儿发育程度与正常儿进行对照，结合异常姿势和运动情况，制定出合适的康复目标和训练方法。

（1）婴儿早期的训练：生后 3～4 个月或 6～9 个月前，以训练方法促进正常发育为主，或采用 Vojta 训练方法促进运动功能的正常建立。

（2）婴儿及幼儿期的训练：此时脑瘫症状明显，但挛缩和变形尚未形成，为治疗关键时期，除采取相应的治疗方法外，还要在日常生活护理中，注意防止畸形，以促进其站立行走。

（3）幼儿期以后的训练：主要为功能训练，此时脑瘫症状几乎固定，挛缩变形等已经产生，功能障碍也已显著，要一面继续运动功能训练，一面要配合装具（如靴、杖、椅子、轮椅等）进行疗育。重型者可配合矫形外科手术疗法。

（4）年长患儿训练：对患儿要实行综合疗育，包括教育、职业培训等各领域的适应，以及交通手段、居住环境改善等。

25. 为什么小儿脑瘫要注意开展家庭训练和社会康复？

治疗师训练脑瘫患儿时，许多动作都必须一对一来完成，但每天 1～2 小时的治疗时间，使效果受限。康复治疗的基本原则为贯穿于患儿的日常生活之中。家长对孩子有特殊的情感和深沉的爱，参与治疗最为合适。强调家长参与，可终身指导且经济便宜。

正常运动功能发育过程呈阶梯状发展。家庭训练就是治疗师要教会家长按正常运动发育规律训练，把患儿无法攀登的各个阶段，分解成若干个小阶梯，使之依次跨越，同时抑制脑瘫患儿将要出现的异常姿势、肌肉挛缩和畸形。这也符合当代的"神经发育治疗"。对运动发育迟缓的婴儿 6 个月前开始最佳，并且不限于脑瘫患儿，也使用于智能低下、疾病后运动落后等儿童。

26. 家长和康复人员对患儿治疗时，应采取怎样的方式？

家长和康复人员对患儿治疗时应采取如下几种方式：

（1）争取患儿的合作，在患儿兴致最高时教导患儿。例如，在他饿的时候，可以教他吃东西，最好结合游戏进行，因为这时候患儿和家长都快乐，早期如爱抚、喂养、摸鼻子、接吻等。或教唱歌、吹气、做鬼脸、藏猫猫等。

（2）训练的时间一次尽可能不要太长，对患儿进行训练的形式要多样。尽力诱发他的注意力，防止强迫。

（3）不要有争吵发生，母亲训练指导患儿心情常常是急迫的，恨不得患儿一下就会走、会跑。如果发现患儿不用心、进步慢，常常会不耐烦，训斥、责骂，甚至打患儿。训练指导要有建设性，遵循示范-等待-鼓励-等待-示范的原则，让患儿有足够时间去反应。当他完成一件事情，做好一个动作，要立即给予鼓励。

（4）让患儿有成就感，例如，用汤匙吃东西，可以抓住他的手，帮他握住汤匙，去取食物，拿到他的嘴边，重复几次以后，就可在食物快到嘴巴之前放手，让患儿自己完成最后的动作，让他有一种自己完成的成就感。

（5）遇到患儿反抗或消极情绪时，可采取不理睬的态度，例如，他拒不吃饭的时候，不要生气，将饭菜拿开，等到下顿饭的时间才给吃，这样他会比你还着急，这并不残忍，比一味的强迫或迁就要仁慈得多。

（6）必须有耐心和时间，脑瘫的患儿一定要在家长的耐心指导下，才能学会一点东西，否则他是什么也学不会的。例如，对于四肢瘫的患儿，可以教他点头和摇头表示"是"或"不是"；手不听用时，可以教他用脚来画画，家长要注意挖掘其潜力。

27. 家长应如何接受和适应客观事实，克服心理障碍？

大家都希望有一个聪明伶俐、漂亮可爱的孩子，不幸生下一个肢体残缺的孩子时，一定十分痛苦。特别在初期，会有强烈的负罪感或失望、羞愧、可怜等心理活动，有许多解不开的问题，不断地在折磨自己，这些心理障碍会妨碍对患儿的治疗。有的患儿会错过治疗的关键时期，将造成更不幸的后果。当医师诊断患儿有脑瘫危险时，一般家长所受的打击相当大，会产生如下问题：

（1）我到底做错了什么？

（2）为什么这种事会落到我的头上？

（3）是不是因我有病而伤害了患儿大脑？

（4）如果我不结婚就不会有这种事？

（5）生出这样的孩子多丢人，他将来怎么办呢？

（6）不要他不行吗？可是孩子需要母爱，我可怎么办呢？

这些心理上的问题，要经过一段很长的时间，才会慢慢地适应。家长对这个问题产生的适应方式，不但对残疾的孩子，甚至对整个家庭的幸福都有很大的影响。

有些家长心情矛盾，有时像正常孩子一样爱他，有时又忧虑患儿的未来，希望找到一种治疗方法，使患儿能奇迹般地恢复。有些家长则认为孩子残疾是自己的过失，为了补偿，甘愿终身照顾这个孩子，因此，理想的适应方式是十分必要的，要使家里其他成员和残疾儿的关系，在情绪上和社会上都保持正常，每个成员都要帮助残疾的患儿，勇敢地承担父母的责任和义务，克服各种心理障碍。

28. 为什么要重视脑病患儿的日常生活动作的家庭训练？

患儿在发育过程中，尤其是有残疾障碍的孩子，更需要父母、家人的精心抚育才能成长，而日常生活的喂养、洗浴、穿衣、脱衣、睡眠等都需要家人的帮助、指导、教育、示范。所以家庭疗育是治疗中不可缺少的一部分，这样才能收到更显著的效果。脑病患儿的治疗不同于一般疾病，属于康复范围，目标是帮助患儿在其残疾障碍范围内尽可能成为正常人。家长如果能够利用正确的方法来照顾患儿的日常生活，则不至于发生许多异常的姿势和畸形。

康复治疗师不可能全面地指导患儿生活，患儿也不可能一生住在治疗教育中心。必须教会父母如何照顾、训练、教育患儿，并在康复治疗师的协助下，辅导治疗，争取达到最好的康复效果。

29. 如何抱痉挛型脑瘫患儿？

脑瘫患儿由于运动障碍无法单独坐或行走，所以大部分时间由家长抱着。使用正确的方法去抱脑瘫患儿，不仅省力，而且可刺激患儿对头部、躯干等的控制能力，纠正患儿一些不正常的姿势或体位。对于不同类型的脑瘫患儿，应采取不同的抱法。对痉挛型脑瘫患儿的抱法有如下几种姿势：

对躺着时经常呈现双臂屈曲、两腿处于伸直状态的患儿，抱的方法应是让患儿双臂伸直，髋部和膝盖弯曲，将他滚向一侧并扶着他的头，抱起靠近你的身体，使患儿的双臂围着家长的颈部或伸向背部，把孩子的双腿分开放在自己的腰部两侧。

对于长期处于僵直状态的患儿，抱的方式应是先把孩子倦曲起来，也就是把患儿双腿先分开，再弯起来；双手分开，头略微下垂，也可以让孩子把头枕在家长肩上。

抱痉挛型脑瘫患儿时，不要从腋下把患儿拉起，因为这样容易加重患儿双下肢肌张力，使痉挛加重。

30. 如何抱手足徐动型脑瘫患儿？

对此类脑瘫患儿的抱法与痉挛型脑瘫患儿有很大的不同。主要区别在于：将患儿抱起前，让患儿的双手不再分开而是合在一起，双腿靠拢，关节屈曲，并尽量接近胸部，做好这一姿势后，家长才把患儿抱在胸前，也可以抱在身体的一侧。

31. 脑瘫患儿应保持怎样的睡眠姿势？

正常孩子睡眠姿势是随意的、自由的。而脑瘫患儿由于紧张性反射的影响，头很难摆在正中位，常常是倾向一面，并且头紧紧地贴在枕头上，长久地保持这种异常姿势将会发生脊柱关节变形，所以不良的睡眠姿势会影响脑瘫患儿的正常发育。

脑瘫患儿一般不宜在普通床上长期采用仰卧位睡眠姿势。由于仰卧位姿势会导致孩子运动不对称，如加重肌肉痉挛，所以痉挛型患儿侧卧位睡眠姿势最好。这样不仅有利于痉挛的肌肉张力得到改善，也有利于动作的对称。采用侧卧位姿势的患儿可以比较容易地将双手放在身体前面，且可在孩子的前方放置一些带响声或色彩鲜艳的玩具，这样患儿可以看到并用手玩这些玩具，经常受到声音和颜色的刺激。手足徐动型患儿经常活动双手，睡眠时紧张即消失，这样可尽多帮助患儿在床上活动。

屈曲性痉挛严重的患儿，取俯卧位睡眠。在其胸前放一低枕头，使其双臂向前伸出，当患儿头能向前抬起或能转动时，可以抽去枕头，让其取俯卧位姿势睡眠。

对于身体和四肢以伸展为主的脑瘫幼小患儿，除了上述侧卧位姿势外，也可采用仰卧位，但必须将孩子放置在特殊的悬吊床内。悬吊床中间的凹陷形状能够使他们躯干及四肢过度伸展的情况得到改善。同时，还限制了孩子的头部向侧后方向旋转，保持头部在中线位置。为避免患儿视野狭窄和斜视，可在悬吊床上方悬挂一些玩具，来逗引孩子，使孩子的头部保持在正中位置，双手放到胸前来，有利于孩子的手部功能恢复。

32. 脑瘫患儿正确进食方法及注意事项有哪些？

无论患儿为哪一类型的脑瘫，进食时选择体位的基本原则是相同的。

体位的选择和摆放，一定要抑制全身的肌张力升高，避免不必要的不自主运动或异常动作的出现，身体两侧对称，一切动作都由身体中线开始。不要让孩子在仰卧位进食，因为这样会增加孩子窒息的可能，并且，在这种姿势下常常会引起躯干向后僵硬，使吸吮及吞咽更加困难。不要让孩子的头部向后倾，因头部向后倾会使孩子难以下咽食物，容易引起窒息。不要前推孩子的头，这会导致孩子的头部更加有力地向后倾。不要将食物倒入孩子的嘴里，这样会使孩子呛着，而且无助于孩子很好学会吸吮。正确的方法如下：

（1）抱坐喂食：患儿取半坐位，头微微向后仰，家长可将双臂向前扶持着，使髋部屈曲，并且用力向后推患儿的胸部，或者患儿的头部搁在家长的胳膊上，患儿的头部略微向前倾，背部伸直，双侧肩膀向内收，髋关节屈曲呈直角，并且能略微分开，膝关节屈曲后应略高于髋关节，双足底有所支撑。这样，患儿的全身肌张力可相对正常些，喂食也就容易进行。

（2）面对面的进食方法：选择一墙角，或床与家具呈直角的地方，垫上被褥或用被褥叠成一个直角，让患儿靠在上面，坐在床面上，家长可用一只手控制患儿的头部，另一只手控制躯干等部位。

（3）坐在椅子上喂食：对年龄较大的患儿可制作三角形椅子供其使用。

（4）仰卧位：对于那些全身性肌张力较高，全身呈屈曲状态者，可采用俯卧位的方式进食，但应注意床板倾斜的角度应为 45° 左右，使患儿双臂尽力向前伸，双腿分开，这样患儿进食会比较方便。

33. 脑瘫治疗疗程时间如何安排？

小儿脑瘫的疗程，根据小儿生理及临床经验，一般以 3 个月为 1 个大疗程，20 天可为 1 个小疗程，小疗程后休息 3～5 天。疗程是相对的，关键是看小儿的适应程度与进步情况，调整治疗方案。在治疗开始的阶段小儿偶会有哭闹现象，但家长要理解并配合治疗。小儿生理变化一般是 20 天一小变，一季度一大变，这样治疗容易适合小儿的心理、生理的发育，有益于小儿的良性恢复。

34. 家长容易疏忽的问题有哪些？

很多患儿手和脚的运动功能障碍不一致，手与脚哪个重要，一般说都重要，但手更重要，很多小孩手的功能有问题，精细动作差，不能完成书写等其他动作，到 7～8 岁读书时，感到问题很大，对学生来说这是非常苦恼的事，不能完成作业和考试，希望家长能给予重视。对于这点来说可以重点加强作业疗法及手功能训练，以改善精细动作的发育。

35. 为什么小儿脑瘫越早治疗越好?

（1）脑组织在婴儿早期（0~6个月），尤其是在新生儿期，尚未发育成熟，还处于迅速生长发育阶段，而脑损伤也处于初期阶段，异常姿势和运动还未固定化，所以，这一时期脑的可塑性大，代偿能力高，恢复能力强。在这一时期及时治疗，可得到最佳治疗效果，可能变不治之症为可治之症。研究表明，新生儿脑重340~400g，出生后6个月达800g；3岁前脑和神经系统的发育达60%；6岁前脑和神经系统的发育达90%。

（2）早治疗可避免不良姿势的形成、肢体畸形而造成的终生残疾。

（3）性格及思维能力的形成主要在学龄前，特别是教育心理的康复越早越好，有利于患儿全面成长。如错过早期，由于继发性变性等原因，可发生痉挛及变形，使异常姿势固定化，这就给治疗带来很大困难。

36. 有了脑瘫的孩子，家长需要做什么?

（1）认识脑瘫。

（2）帮孩子做一个人生计划。

（3）坚持康复，家庭条件好的可以选择医疗机构康复治疗，但同时自己也需要和孩子的医生学习一些家庭康复的方法，坚持自己做；条件差的可以选择家庭康复治疗，但是都需要定期医院门诊随诊评估（一般在康复科或小儿神经内科）。

37. 当孩子发生癫痫时该怎么办?

有一部分脑瘫孩子会伴发癫痫，发作可在任何年龄。有癫痫的孩子应该请专门的儿童神经科医生诊治，必须要有规律的服药，控制发作。

一旦发作可采取以下方法处理：

（1）保持镇静，解开紧身衣，不要束缚患儿，一旦发作而又不能阻止，可让他发作完毕。

（2）将患儿移离危险的区域，如火或尖锐物体。

（3）将患儿侧卧，使唾液易于流出、易于呼吸。

（4）在他嘴张开时，放置毛巾之类的软东西在其上下牙之间，不宜放硬物。

（5）发作时，不要以任何方式干扰他的动作。

（6）当发作停止后，让患儿多休息。

38. 哪些治疗可以帮助脑瘫的孩子?

近20年来有不少新的脑瘫治疗方法被证实具有一定的效果。以下列举一些已经公认的治疗方法：

（1）康复（包括物理治疗，作业治疗，言语治疗等）。

（2）中医（包括针灸，推拿，中药，药浴，穴位注射等）。

（3）药物（如巴氯芬，肉毒毒素注射等）。

（4）手术（选择性脊神经后根切断术等）。

39. 再生一个孩子还会是脑瘫吗？

出现这种情况是非常少见的，你如果考虑再生一个孩子，还是应该向有关医生咨询，如遗传学专家和产科医生，做一些相关检查。

40. 脑瘫的孩子会有正常人的寿命吗？

大多数脑瘫孩子会有健康的一生，并且拥有与常人一样的寿命，很少一部分极端严重者会由于其他关联疾病（如周期性胸腔感染，难治性癫痫等）而影响他们的生命。

41. 孩子得了脑瘫，会好吗？

脑瘫是一种永久性的疾病，有不少问题会伴随脑瘫孩子的终生，如肌肉痉挛、无力和僵硬，或者伴有过度的运动等。

但是脑瘫孩子在成长的过程中自身也会通过努力不断适应这些问题，康复治疗可以帮助孩子更快更好地达成相应的适应能力，脑瘫治愈率小于30%。

42. 除了运动障碍之外，脑瘫孩子还会有其他问题吗？

除了运动障碍之外，有些脑瘫孩子还会有些其他问题：

（1）听觉障碍：所有的孩子都应该接受专门的听觉矫正医生的检查。

（2）视觉障碍：脑瘫孩子常伴有斜视，还会有其他视觉问题（弱视等），应该请专业的医师检查和矫正。

（3）癫痫：大约有1/3的孩子会发生，包括各种不同类型的癫痫，有些孩子是偶尔发作，而也有孩子会持续发作，应该请儿科、神经科医生诊治。

（4）智力或学习障碍：部分孩子存在不同程度的智力和学习障碍，往往在运动障碍比较严重的孩子更为常见，如粗大运动功能分级系统（gross motor function classification system，GMFCS）Ⅳ级和Ⅴ级。但是，在这些孩子中也有不少的孩子拥有正常的智力，只是由于躯体障碍导致早期接受学习的机会减少或延迟，从而表现出一定的学习障碍。

（5）知觉障碍：有部分孩子可能存在知觉障碍，例如，在判断物体大小、形状时产生困难。

（6）胃食管反流：脑瘫孩子会常常出现食物反流到食管中的现象，表现为呕吐或进食时不舒服，胃食管反流会导致食管炎，有这样问题的孩子常会有烦躁的表现。

（7）矫形外科问题：随着孩子的生长发育，痉挛的肌肉会变硬、短缩，导致肌肉和关节挛缩，常常发生在踝关节、膝关节、髋关节、肘关节和腕关节。髋关节半脱位和脱位在不能行走的脑瘫孩子（GMFCSⅢ级、Ⅳ级和Ⅴ级）中并不少见，定期拍摄X线片对于预防和控制髋关节脱位非常重要。

（8）便秘：也是脑瘫孩子中常出现的问题，原因尚不很清楚，可能与缺少活动有关，也有可能与较少进食粗纤维食品有关。

（9）营养不良：部分严重的脑瘫孩子会有咀嚼和吞咽困难，导致进食困难或时间延长，难以获得充分的营养；也有些脑瘫孩子因为活动减少使得体重过度增加。

（10）流口水：正常的孩子在早期也会出现流口水的现象，但是脑瘫孩子流口水会更加严重和持久。

（11）周期性胸腔感染：这种现象只在很少一部分脑瘫孩子中发生，但是往往导致严重的后果，很有可能是因为这些孩子存在严重的咀嚼和吞咽困难，部分食物或饮料进入肺部引起孩子咳嗽或喘息，与哮喘比较相像，如果这种现象比较严重而且持续发生，往往会导致周期性胸腔感染（胸腔感染、肺炎、哮喘等）。

（12）骨骼问题：由于部分脑瘫孩子的活动能力与正常孩子相比明显低下，会产生不同程度的骨质疏松症，一些轻微的伤害甚至在正常活动时也会发生骨折现象。有些孩子需要接受特殊的药物治疗以提高骨密度。

（13）隐睾：脑瘫孩子发生隐睾的机会更大。

第八篇

脑病常用检查检验篇

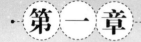

神经系统常用检查

一、腰椎穿刺术

腰椎穿刺术简称腰穿，是医学上一种常用的检查手段。它是从患者脊椎骨间隙内抽取出一定的液体——"脑脊液"，用于临床。腰穿检查尽管在临床上占有十分重要的位置，但一些患者和家属对做腰穿有恐惧心理，主要是担心腰穿会损伤脊髓和影响健康。实际上，成人在第 1 腰椎以下已无脊髓，腰穿检查常取 3~4 或 4~5 腰椎间隙进行，这样就不会损伤脊髓。脑脊液不断产生，不断吸收，经常处于不断更新状态，以保持动态平衡。腰穿时取出 2~4ml 脑脊液，10 分钟即可补足，对身体不会产生影响。

二、头颅和脊柱 X 线片

头颅和脊柱 X 线片主要适应证有颅骨或脊柱外伤骨折、颅内金属异物、颅骨和脊椎先天性畸形、脊椎退行性骨关节病、脊椎脱位或滑脱、椎间盘病变以及颅内和椎管内肿瘤观察有无骨质破坏等。

三、电子计算机断层扫描

电子计算机断层扫描（CT）就是利用 X 射线进入人体发生衰减且衰减程度与受检组织器官密度相关的特性，用 X 射线对人体进行扫描并探测采集信息，计算机对数据处理及图像重建，而获得不同层面的图像。主要适应证为颅脑和脊髓各种性质病变的诊断，包括出血、梗死、肿瘤、感染、变性、外伤、先天性畸形等，尤其对骨折、出血、钙化有较高的诊断价值。具有损伤小、检查速度快、影像清晰的特点，目前是脑和脊髓疾病首选的神经影像学检查之一。

四、CT 血管造影

CT 血管造影（CTA）是指静脉注射含碘造影剂后，通过螺旋 CT 或电子束在造影剂充盈受检血管的高峰期进行连续薄层扫描，所得数据通过计算机进行三维重建，可以显示颅内血管系统。

五、磁共振成像

磁共振成像（MRI）是利用人体内氢质子在主磁场和特定频率射频波激发产生的共振信号，通过计算机处理重建人体内部的图像技术。

六、磁共振血管造影

磁共振血管造影（MRA）是利用流动血液与周围静止组织的 MR 信号差异形成对比，经计算机处理显示血管形态、血流方式和速度的一种磁共振造影技术。

七、磁共振静脉血管成像

磁共振静脉血管成像（MRV）主要利用流动的血液与周围静止组织在纵向磁化上的差异而成像。适应证主要为颅内静脉窦及脑静脉血栓形成的诊断，还可用于判定静脉窦周围的颅内肿瘤是否累及静脉窦。

八、脑电图

脑电图（EEG）是大脑细胞生物电活动通过电子生物放大技术放大几十万或上百万倍后记录下来的曲线组合，用于评价脑功能的一项电生理检查技术，是诊断癫痫最常用的一种辅助检查方法。

九、诱发电位

诱发电位（EP）是神经系统在感受外来或内在刺激时产生的生物电活动。

十、肌电图

肌电图（EMG）应用电子学仪器记录肌肉静止或收缩时的电活动，及应用电刺激检查神经、肌肉兴奋及传导功能的方法。

十一、颈部动脉血管超声

1. 颈部血管超声可以检查哪些颈部血管？可以检查哪些疾病？

超声可以检查颈部的多支血管，包括颈动脉系统和椎动脉。

通常"颈动脉超声"说的是颈动脉系统。颈动脉系统根据部位不同又分为颈总动脉、颈内动脉、颈外动脉，在这些血管中，颈内动脉是最重要的，颈内动脉分为左右两侧，分别供应左右大脑半球大部分（前部2/3）。

颈部血管超声可以同时检查椎动脉，椎动脉分为左右两侧，供应大脑半球后部的后1/3、脑干和小脑。由于椎动脉起源于锁骨下动脉（多数情况下），两者关系密切，有时也会检查锁骨下动脉。

颈部血管超声可以检查的疾病：最常见的疾病是颈部血管的动脉粥样硬化，包括斑块形成，严重时造成的血管狭窄甚至闭塞。其次还可以检查某些类型的血管炎（如大动脉炎）、血管夹层（如颈动脉夹层、椎动脉夹层）、放疗后颈部血管狭窄、纤维肌发育不良、动脉瘤、颈静脉疾病等。

2. 如何看颈动脉超声报告？

报告一般会描述颈动脉内中膜厚度（IMT），一般超过0.10cm诊断内中膜增厚。

还会描述血管壁有无动脉粥样硬化斑块（以下简称"斑块"），斑块的部位、数目、大小、形态、回声特性，斑块大小常常用"长度（cm）×厚度（cm）"表示。

如果斑块严重到一定程度，就会导致血管狭窄，这时报告中会描述狭窄的部位、程度等，狭窄程度一般以百分率（%）表示。

还有一些其他更为专业的参数如管径、血流速度、其他血流动力学参数等，没有医学专业背景者则很难自己看懂。

3. 什么是内中膜增厚？什么是动脉粥样硬化斑块？什么是血管狭窄？内中膜增厚、斑块、血管狭窄的关系？

血管壁包括内膜、中膜和外膜三层，内中膜厚度（IMT）指的是血管壁内膜和中膜的厚度，随着年龄增加IMT逐渐增加。IMT反应了血管的年龄，打个比方说，就像皮肤会随年龄增长皱纹一样，IMT增厚反应了血管壁的老化。平均年龄每增长10岁，IMT增加0.01cm。超过0.10cm诊断内中膜增厚。

动脉粥样硬化是一个复杂的过程，简单讲就是脂质在血管壁沉积造成斑块，也是血管壁的一种病理性老化过程。打个比方说，就像水管内壁生锈、管壁增厚一样。

各种病因可以导致血管腔狭窄，最常见原因是动脉粥样硬化。就像水管壁生锈、管壁增厚、水管内径会变细狭窄一样。

三者关系：内中膜增厚经常是动脉粥样硬化的早期表现，增厚到一定程度则为动脉粥样硬化斑块（但是内中膜增厚并非都是动脉粥样硬化的早期表现，并不一定会发展成斑块。内中膜增厚还见于高血压病、老龄等）。斑块严重到一定程度，或者斑块破裂继发血栓形成，就会导致血管腔狭窄。比较小的斑块不会导致狭窄，此时不需计算狭窄率。

4. 血管狭窄 70% 是什么意思？为何要计算血管狭窄率？如何计算？

简单讲，血管狭窄 70% 就是指"堵了 70%，还通 30%"。

血管狭窄率有很多种计算方法，比如管径法（残余管径和原始管径比较）、面积法（横断面上残余管腔面积和原始管腔面积比较）。管径法和面积法虽然直观，容易理解，但是也有自己的局限性。目前国际上公认的超声判断狭窄程度的标准是——综合各种参数做出狭窄程度判断，更多被使用的是，将狭窄程度分为 <50%、50%～69%、70%～99%、100%（完全闭塞）。

计算血管狭窄率的主要目的在于指导下一步治疗、选择治疗方案。比如无症状颈动脉狭窄 70% 以上，需要考虑手术或介入支架治疗；症状性颈动脉狭窄 50% 以上，需要考虑手术或介入支架治疗；闭塞者一般不能再做手术或支架治疗，除少数例外情况；不管手术或介入支架治疗，一般都需要同时进行内科药物治疗。

5. 为什么超声检查和其他检查手段报告的狭窄率不完全一致？

常用的脑血管检查手段超声、CT 血管成像（CTA）、磁共振血管成像（MRA）、数字剪影脑血管成像（DSA），这些检查方法原理不同、狭窄率计算方法不同，最后报告的狭窄率也不会完全一样。不同的检查方法和计算方法各有优势和不足，他们之间有一定的转换规律，临床医生会根据不同影像表现做出综合判断。

6. 颈动脉超声正常是否就不会得脑卒中？

颈动脉超声正常也只是说明颈部这一部位超声所查到的血管是正常的，还有其他部位的血管没有检查到，比如心脏的冠状动脉、除颈部之外的脑血管等。那些没有查到的部位不一定也是完全正常的，可能也有或多或少的问题。而且脑卒中的原因有很多种，动脉粥样硬化只是其中常见的一种原因。所以颈动脉超声正常和是否发生脑卒中并没有百分之百的对应关系。

7. 颈动脉斑块是否会脱落导致脑卒中？

很多人都会问这个问题，为此过度焦虑担忧，实际上绝大多数较小的颈动脉斑块都不太可能脱落。比较严重的斑块有发生破裂、继发血栓形成、血栓脱落导致脑卒中的风险。

8. 颈动脉粥样硬化斑块如何进行内科治疗？

（1）针对生活方式危险因素：饮食控制、适当运动、戒烟、限酒、超重或肥胖者减体重。

（2）针对疾病危险因素：血压、血糖、血脂、高同型半胱氨酸血症等。在高胆固醇血症方面主要是他汀类降脂药。

（3）要进行心脑血管病风险评估，风险相对较高的患者要服用抗血小板药物，最常用的是肠溶阿司匹林。

选择何种药物还要综合考虑患者的其他基础疾病，年龄也很重要。

9. 斑块治疗能消退吗？

根据研究报告，长期严格地控制各种危险因素，经过超声监测随诊观察，发现有些患者的斑块可以缩小（也称为"逆转"）。但是这是很难的，完全消退可能性很小。一般争取达到的治疗目标是不随着年龄进展或者进展较慢。

10. 颈动脉超声的临床意义？

动脉粥样硬化是全身血管的疾病，颈动脉超声只是一个窗口，在一定程度上反映了动脉硬化的程度。我们筛查血管超声的目的在于针对脑卒中高危人群，发现血管狭窄，选择进一步更加积极的治疗方法。比如发现颈动脉重度狭窄者，进行颈动脉内膜切除术或支架术治疗，以预防可能发生的比较严重的卒中。但是，血管重度狭窄者毕竟占极少数，更多数情况是发现有动脉粥样硬化斑块，此时提醒我们要干预不健康的生活方式、治疗相应的疾病危险因素。

可以用疾病链来比喻脑卒中的发病，生活方式危险因素（吸烟、肥胖、酗酒、久坐缺乏运动、饮食不均衡等）→疾病危险因素（高血压、高血糖、高血脂等）→血管硬化、斑块、狭窄→心脑血管病（脑卒中、冠心病）。上医医未病，不管有没有狭窄，有没有斑块，都要注意控制危险因素，包括生活方式危险因素和疾病危险因素。颈动脉超声发现斑块就惶惶不安过度焦虑，是完全不必要的；而颈动脉超声没有问题的就万事大吉，继续不健康的生活方式（比如继续抽烟、继续不运动）更是错误的。

十二、经颅多普勒超声

经颅多普勒超声（TCD）是将低频超声技术与脉冲多普勒技术相结合，

用来测定颅内大血管及其分支包括颅底 Willis 环以及颅外颈部大血管血流动力学的一种简便快捷、可重复、无创性的检查手段。

十三、为什么有时候已经做过头 CT 还要再做头颅核磁共振？

因为头颅 CT 灵敏度不够，发现梗死影像的时间较晚，尤其对于有些特殊部位，譬如小脑和脑干，或微小的梗死显示不清楚。因此，有时候即使做了 CT，医生还会给患者做 MRI。

十四、为什么尽管是脑卒中，但往往还要查心脏？

有两个原因，一是因为患脑卒中后心脏会受到不同程度的影响，二是因为脑卒中有可能是心脏疾病所致，譬如心房纤颤或其他原因造成心腔内有血凝块，血凝块脱落以后会顺着血流进入脑动脉，造成脑动脉堵塞。所以，患了脑卒中一定要查心脏。医生会根据病情需要安排心电图、超声心动图等检查。

十五、脑卒中是脑动脉堵塞，但医生却要查颈部动脉是否有病变，那是为什么？

连接心脏和脑动脉的是颈部的四条动脉（前面两条颈动脉和后面两条椎动脉），因此，尽管头在上颈在下，但这些颈部动脉却是通往脑组织的上游动脉，我们可以统称其为"颈部动脉干"。如果颈部动脉干中某一条或多条动脉的管壁像老化的水管一样有很多的锈垢（动脉粥样硬化斑块），那么这些斑块的碎片一旦掉下来，就有可能顺着血流进入脑动脉而造成脑梗死。此外，颈部动脉干的管腔变窄或闭塞，其下游（脑动脉）还可以因得不到足够的血液供应而出现脑梗死。因此，脑卒中患者必须要查查居其上游的颈部动脉是否有粥样硬化斑块以及通畅程度。能检查颈部动脉干病变的方法包括颈动脉超声、颈动脉 CT 血管成像（CTA）、颈动脉磁共振血管成像（MRA）和脑动脉造影（DSA）。

十六、是否只要头颅 CT 正常就可高枕无忧了？

头颅 CT 正常只能说明你还没有得脑卒中，却不能告诉你将来是否易患脑卒中以及如何预防。很多患者颈动脉干或者脑底动脉环已经出现严重的动脉粥样硬化和管腔狭窄，头颅 CT 却完全正常，甚至头颅 MRI 都可以完全正常，所以，不能因头颅 CT 或头颅 MRI 正常就高枕无忧。

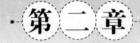

神经系统常用检验

一、血糖

1. 什么是血糖?

血清中的糖称为血糖,绝大多数情况下都是葡萄糖。体内各组织细胞活动所需的能量大部分来自葡萄糖,所以血糖必须保持一定的水平才能维持体内各器官和组织的需要。

2. 什么是空腹血糖?

空腹血糖(餐前血糖)是指在隔夜空腹(至少8~10小时未进任何食物,饮水除外)后,早餐前所检定的血糖值,它是糖尿病最常用的检测指标。

3. 什么是餐后血糖?

人体进餐10分钟后,随着碳水化合物的吸收,血糖开始升高。正常人进餐后0.5~1小时血糖达到峰值,<7.8mmol/L,2~3小时恢复至餐前水平,但碳水化合物在餐后5~6小时内继续被吸收。餐后血糖作为糖尿病诊断标准敏感性更高,空腹血糖是在糖尿病发病时升高,OGTT(口服葡萄糖耐量试验)2小时血糖是在发病前约10年前已处于临界状态(IGT),为了早期诊断糖尿病,应该重视OGTT 2小时血糖。

4. 什么是高血糖?

正常人在清晨空腹血糖浓度为3.61~6.1mmol/L。空腹血糖浓度超过7.22mmol/L称为高血糖。如果血糖浓度超过8.89~10mmol/L,就有一部分葡萄糖随尿排出,这就是糖尿。

空腹血糖>6.1mmol/L,餐后血糖>7.8mmol/L,则称为高血糖。应注意：高血糖不是一个疾病的诊断标准，而是一项检测结果的判定，高血糖不等同于糖尿病。

5. 糖尿病及其危害是什么？

糖尿病是一组以高血糖为特征的代谢性疾病。高血糖则是由于胰岛素分泌缺陷或其生物作用受损，或两者兼有引起。

（1）对心脑血管的危害：心脑血管并发症是糖尿病致命性的并发症。这一类危害主要表现于主动脉、冠状动脉、脑动脉粥样硬化，以及广泛小血管内皮增生及毛细血管基膜增厚的微血管糖尿病病变。

（2）糖尿病对周围血管的危害：主要以下肢动脉粥样硬化为主，糖尿病患者由于血糖升高，可引起周围血管病变，导致局部组织对损伤因素的敏感性降低和血流灌注不足。

（3）对物质代谢的危害：糖尿病对物质代谢的危害主要是由于糖尿病患者胰岛素相对或绝对缺乏，引起糖代谢严重紊乱，脂肪及蛋白质分解加速，酮体大量产生，组织未及时氧化，肺及肾也未及时调节排出酮体，血酮浓度明显增高，出现酮症酸中毒和高渗性非酮症昏迷，病死率极高，需紧急救治。

（4）对肾脏的危害：由于高血糖、高血压及高血脂，肾小球微循环滤过压异常升高，促进糖尿病的发生和发展。

6. 低血糖的危害是什么？

低血糖给患者带来极大的危害，轻者引起记忆力减退、反应迟钝、痴呆、昏迷，直至危及生命。部分患者诱发脑血管意外，心律失常及心肌梗死。

7. 糖化血红蛋白

（1）糖化血红蛋白检测及正常范围是什么？

糖化血红蛋白是人体血液中红细胞内的血红蛋白与血糖结合的产物。血糖和血红蛋白结合生成糖化血红蛋白是不可逆反应，并与血糖浓度成正比，且保持120天左右。糖化血红蛋白的英文代号为 HbA1c。糖化血红蛋白测试通常可以反映患者近 8～12 周的血糖控制情况。有助于糖尿病慢性并发症的认识，指导对血糖的调整，对判断糖尿病的不同阶段有一定的意义。正常参考范围是 4%～6%。

（2）糖化血红蛋白与血糖区别是什么？

血糖是从食物中的碳水化合物分解而来的血液中的单糖，通常仅指葡

萄糖。血糖测试结果反映的是即刻的血糖水平。糖化血红蛋白测试通常可以反映患者近 8~12 周的血糖控制情况

（3）糖化血红蛋白与糖尿病的关系是什么？

糖尿病患者的糖化血红蛋白控制水平没有阈值，随着糖化血红蛋白水平的降低，越接近正常值，糖尿病的并发症降低越明显，大规模临床试验得出结论，证实糖尿病患者经强化治疗后糖化血红蛋白水平可以显著降低，各种并发症风险也明显减少。英国前瞻性研究证实糖化血红蛋白每下降 1%，糖尿病相关的死亡率降低 21%；心肌梗死发生率下降 14%；脑卒中发生率下降 12%；微血管病变发生率下降 37%；白内障摘除术下降 19%；周围血管疾病导致的截肢或死亡率下降 43%；心力衰竭发生率下降 16%。因此，糖化血红蛋白对糖尿病患者来说是一项非常重要的监测指标，它的高低直接决定将来各种严重影响糖尿病患者生活质量的慢性并发症的发生和发展。糖尿病患者定期监测糖化血红蛋白具有非常重要的意义，有助于帮助患者改善血糖控制水平，促进患者的血糖达标，从而减少并发症的发病率，从根本上改善糖尿病患者的生活质量。

二、血脂

1. 什么是血脂？

血脂是血浆中的中性脂肪（甘油三酯和胆固醇）和类脂（磷脂、糖脂、固醇、类固醇）的总称，广泛存在于人体中。血浆脂类含量虽只占全身脂类总量的极小一部分，但外源性和内源性脂类物质都需经血液运转于各组织之间。因此，血脂含量可以反映体内脂类代谢的情况。食用高脂肪膳食后，血浆脂类含量大幅度上升，但这是暂时的，通常在 3~6 小时后可逐渐趋于正常。一般说来，血脂中的主要成分是甘油三酯和胆固醇，其中甘油三酯参与人体内能量代谢，而胆固醇则主要用于合成细胞浆膜、类固醇激素和胆汁酸，由于这两项水平的升高与动脉粥样硬化的发生有关，因此，这两项成为血脂测定的重点项目。检测血脂时，常在饭后 12~14 小时采血，这样才能较为可靠地反映血脂水平的真实情况。

2. 日常检查的血脂四项包括什么？其正常参考值范围是多少？

总胆固醇：2.8~6mmol/L。
甘油三酯：0~1.7mmol/L。
高密度脂蛋白：0.80~1.5mmol/L。
低密度脂蛋白：0~3.12mmol/L。

3. 高血脂及其危害是什么？

血脂是人体中一种重要物质，有许多非常重要的功能，但是不能超过一定的范围。如果血脂过多，容易造成"血稠"，在血管壁上沉积，逐渐形成小斑块（就是我们常说的"动脉粥样硬化"），这些"斑块"增多、增大，逐渐堵塞血管，使血流变慢，严重时血流被中断。这种情况如果发生在心脏，就引起冠心病；发生在脑，就会出现脑中风；如果堵塞眼底血管，将导致视力下降、失明；如果发生在肾脏，就会引起肾动脉硬化，肾功能衰竭；发生在下肢，会出现肢体坏死、溃烂等。此外，高血脂可引发高血压、诱发胆结石、胰腺炎，加重肝炎，导致男性性功能障碍、老年痴呆等疾病。最新研究提示，高血脂可能与癌症的发病有关。

4. 血脂与脑梗死的关系？

当血液中胆固醇增高时，容易形成动脉硬化斑块，这些斑块在动脉壁内堆积，使动脉管腔狭窄，阻塞血液流入相应部位，引起动脉缺损。它发生在脑血管时引起脑梗死，医学证明，长期调脂治疗不仅能治疗脑梗死，还能预防脑梗死。脑中风的原因很多，有高血压、高血脂、吸烟、饮酒、肥胖、高龄、糖尿病、血液病等，其中高血脂、脑动脉粥样硬化是脑梗死的重要危险因素之一。许多研究证明，长期调脂治疗能明显减低脑中风的发生率和致残率，因此，临床医师对高血脂的治疗越来越重视。

5. 哪些食物具有降血脂的作用？

（1）大蒜：大蒜可升高血液中高密度脂蛋白，对防止动脉硬化有利。

（2）茄子：茄子在肠道内的分解产物，可与过多的胆固醇结合，使之排出体外。

（3）香菇及木耳：能降血胆固醇和甘油三酯。据研究，其降胆固醇作用，比降血脂药物安妥明强10倍。

（4）洋葱及海带：洋葱可使动脉脂质沉着减少；而海带中的碘和镁，对防止动脉脂质沉着也有一定作用。

（5）豆类：包括大豆、蚕豆、豌豆、赤豆、绿豆等，它们是人体蛋白质的良好来源，也是防治高脂血症和冠心病的健康食品。研究人员发现，每天吃115g豆类，血胆固醇可降低20%，特别是与动脉粥样硬化形成有关的低密度脂蛋白降低明显。

（6）茶叶：茶能降血脂，茶区居民血胆固醇含量和冠心病发病率明显低于其他地区。

（7）鱼类：鱼中含有大量高级不饱和脂肪酸，对降血胆固醇有利。

（8）植物油：含有人体必需的不饱和脂肪酸，能降血胆固醇，尤以芝麻油、玉米油、花生油等为佳。

（9）苹果：苹果素有"果中之王"的美称，可以大大降低冠心病患者死亡的危险性，是防止高血脂的理想食物。据荷兰国立公共卫生和环境保护研究所进行的一项流行病学研究表明，常年不间断地食用苹果，每天大约110g左右，可以防止血中胆固醇的增高，减少血液中的含糖量，对身体健康大有益处。

（10）山楂：酸甜可口，能促进消化液的分泌、增进食欲、帮助消化，具有扩张血管、改善微循环、降低血压、促进胆固醇排泄而降低血脂的作用。

（11）菌类食物：是蘑菇、草菇、香菇、平菇等菌类食物的总称，是一种高蛋白、低脂肪，富含天然维生素的健康食品，能促进胆固醇分解而排泄，防止血脂升高。

（12）牛奶：不仅营养价值高，而且含有羧基与甲基戊二酸，能够抑制人体内胆固醇合成酶的活性，从而抑制胆固醇的合成，降低血中胆固醇的含量。如果有条件喝脱脂的牛奶和酸奶对高脂血症或高胆固醇症者有益。

（13）燕麦：必需氨基酸的含量高于其他谷类粮食，而且有降低胆固醇的作用。每天适量食用燕麦粥，可使人体血清胆固醇水平降低。

三、同型半胱氨酸

1. 什么是同型半胱氨酸？

同型半胱氨酸（homocysteine，Hcy）是一种含巯基的氨基酸。食物中不含Hcy，在体内经蛋氨酸脱甲基化生成，主要通过再甲基化和转硫途径代谢。需蛋氨酸合成酶、胱硫醚β合成酶（CBS）及维生素 B_{12}、叶酸、维生素 B_6 参与。酶功能障碍或维生素的缺乏等均可导致同型半胱氨酸升高。

同型半胱氨酸是一种酸性物质，长期存在于血管中，它对于血管内皮的损伤不亚于将硫酸或者盐酸滴到皮肤上带来的危害。而同型半胱氨酸对于小血管密集的大脑危害尤为严重。

在《中国高血压防治指南2010》中提到：我国有较高比例的高血压人群中伴有高同型半胱氨酸血症，它已经成为影响高血压患者心血管预后八大危险因素之一，而对于入院的高血压患者，必须常规筛查同型半胱氨酸。

2. 同型半胱氨酸有什么危害？

如果不保持同型半胱氨酸浓度较低或在平衡范围之内，你将遇到下列10个问题：

（1）加速氧化及衰老。

（2）损伤你的动脉。

（3）削弱的免疫系统。

（4）对大脑损伤及降低智商。

（5）增加疼痛、炎症及血栓。

（6）易患癌症及解毒问题。

（7）加速衰老的大脑。

（8）激素问题。

（9）维生素 B 的缺乏。

（10）S-腺苷甲硫氨酸（S-adenosyl-L-methionine，SAMe 或 Adomet）的缺乏。

因此，同型半胱氨酸是人的重要健康指标。

3. 同型半胱氨酸的正常参考值？

一般正常空腹血浆总同型半胱氨酸水平为 $0 \sim 15 \mu mol/L$，同型半胱氨酸每升高 $5 \mu mol/L$ 脑卒中风险升高 59%，缺血性心脏病风险升高 32%；同型半胱氨酸每降低 $5 \mu mol/L$ 脑卒中风险降低 24%，缺血性心脏病风险降低 16%。同型半胱氨酸水平与心脑血管事件风险呈正相关，没有发现正常下限。

4. 同型半胱氨酸与心脑血管疾病有什么关系？

同型半胱氨酸的高水平是心血管疾病及中风的危险因素，是这种疾病的标记。目前正在研究是否高半胱氨酸的高水平本身就是一个问题或是现存问题的指标。简单来说，高半胱氨酸对构成结缔组织的蛋白质长远而潜在的影响在临床研究上很难观察。生物化学的研究认为，高半胱氨酸影响半胱氨酸及赖氨酸的功能及结构，会使动脉的三个主要结构蛋白（胶原蛋白、弹性蛋白及多糖蛋白）衰退及影响它们生长。2006 年有一项研究，在治疗上只摄取维生素以减低高半胱氨酸恢复破坏的动脉结构尚未有显著的成效，虽然整体死亡率并没有明显改变，但是有助于患有严重动脉衰竭的患者，中风个案下降了 25%。

5. 同型半胱氨酸升高原因是什么？

在高半胱氨酸复杂的转化过程中，有几种关键物质在左右着这些反应，它们是维生素 B_6、维生素 B_{12} 以及叶酸。同时，人体99%的高半胱氨酸在肾脏代谢，70%经肾脏清除。了解了这些，我们就不难理解高半胱氨酸升高的原因：

（1）遗传因素：基因缺陷或突变导致高半胱氨酸代谢必需的酶缺乏。

（2）营养状况的影响：摄入的维生素 B_6、维生素 B_{12}、叶酸不足，造成体内维生素、叶酸的缺乏，也可引起高半胱氨酸在体内堆积。

（3）肾功能衰竭：进行血液透析的肾病患者，其血中高半胱氨酸水平可达到正常人的2~4倍，且发生血管栓塞性症状的几率显著增加。

（4）一些药物如卡马西平、异烟肼，以及一些疾病如恶性肿瘤、银屑病、甲状腺功能低下等，也可导致高半胱氨酸的增高。此外，生活方式也对血中高半胱氨酸的浓度有影响，比如大量地摄入咖啡、酒精、吸烟等均可导致高半胱氨酸的升高。

6. 哪些人应该警惕高半胱氨酸升高？如何降低高半胱氨酸？

首先，目前临床上最多见的高半胱氨酸血症患者就是那些肾功能衰竭、多次或长期进行透析的患者。对于这些患者，应该定期检测血浆内高半胱氨酸的浓度。在治疗肾功能衰竭的过程中，适当加入一些抗氧化药物，比如维生素 E、维生素 C。它们可以对抗高半胱氨酸通过氧化导致的血管内皮损伤，对血管起到一定的保护作用。

此外，一些饮食不科学或环境因素导致营养不良的人，容易出现 B 族维生素或者叶酸摄入不足。对于这一类人，就要补充 B 族维生素及叶酸，防止出现血液中高半胱氨酸的升高。研究显示，每日补充叶酸200μg，可使高半胱氨酸降低4μmol/L；而补充维生素 B_6，能够阻断冠心病的发生，延长心肌梗死患者的生存时间。

当然，最好的补充方法还是从食物中摄取。含维生素 B_{12} 丰富的食物有肉、乳及动物肝脏；含维生素 B_6 较多的食物有鸡肉、肝、马铃薯、葵花子、油梨、香蕉等；而动物肝脏、水果、蔬菜、麦麸等则含有丰富的叶酸。

其次，一些长期服用抗结核药（如异烟肼）或甲氨蝶呤的患者，也要定期检查血浆内高半胱氨酸的浓度，注意减少心血管并发症的发生。

最后要提醒大家的是，吸烟、酗酒、过食脂肪以及过大的精神压力等不良生活方式，不但在危害健康的其他方面已经证据确凿，同样也是导致高半胱氨酸血症的祸首之一。

四、肝功能

肝功能检查的目的在于探测肝脏有无疾病、肝脏损害程度以及查明肝病原因、判断预后和鉴别发生黄疸的病因等。

1. 肝功能包含的项目及参考范围？

丙氨酸氨基转移酶：0～40U/L。
门冬氨酸氨基转移酶：0～40U/L。
总胆红素：0～20μmol/L。
直接胆红素：0～4.9μmol/L。
总蛋白：60～83g/L。
白蛋白：35～55g/L。
球蛋白：20～35g/L。

2. 反映肝细胞损伤的项目有哪些？

包括丙氨酸氨基转移酶（又称谷丙转氨酶，ALT）、门冬氨酸氨基转移酶（又称谷草转氨酶，AST）、碱性磷酸酶（ALP）、γ-谷氨酰转肽酶（γ-GT或GGT）等。在各种酶试验中，ALT和AST能敏感地反映肝细胞损伤与否及损伤程度。各种急性病毒性肝炎、药物或酒精引起急性肝细胞损伤时，血清ALT最敏感，在临床症状如黄疸出现之前ALT就急剧升高，同时AST也升高，但是AST升高程度不如ALT。而在慢性肝炎和肝硬化时，AST升高程度超过ALT，因此，AST主要反映的是肝脏损伤程度。

3. 反映肝脏分泌和排泄功能的项目有哪些？

包括总胆红素（TBil）、直接胆红素（DBil）、总胆汁酸（TBA）等的测定。当患有病毒性肝炎、药物或酒精引起的中毒性肝炎、溶血性黄疸、恶性贫血、阵发性血红蛋白尿症及新生儿黄疸、内出血等时，都可以出现总胆红素升高。直接胆红素是指经过肝脏处理后，总胆红素中与葡萄糖醛酸基结合的部分。直接胆红素升高说明肝细胞处理胆红素后的排出发生障碍，即发生胆道梗阻。如果同时测定TBil和DBil，可以鉴别诊断溶血性、肝细胞性和梗阻性黄疸。溶血性黄疸：一般TBil<85μmol/L，直接胆红素/总胆红素<20%；肝细胞性黄疸：一般TBil<200μmol/L，直接胆红素/总胆红素>35%；阻塞性黄疸：一般TBil>340μmol/L，直接胆红素/总胆红素>60%。

4. 反映肝脏合成储备功能的项目有哪些?

包括前白蛋白（PA）、白蛋白（Alb）、胆碱酯酶（CHE）和凝血酶原时间（PT）等。它们是通过检测肝脏合成功能来反映其贮备能力的常规试验。前白蛋白、白蛋白下降提示肝脏合成蛋白质的能力减弱。当患各种肝病时，病情越重，血清胆碱酯酶活性越低。如果胆碱酯酶活性持续降低且无回升迹象，多提示预后不良。肝胆疾病时 ALT 和 GGT 均升高，如果同时CHE 降低者为肝脏疾患，而正常者多为胆道疾病。另外，CHE 增高可见于甲亢、糖尿病、肾病综合征及脂肪肝。

凝血酶原时间（PT）延长提示肝脏合成各种凝血因子的能力降低。

5. 反映肝脏纤维化和肝硬化的项目有哪些?

包括白蛋白（Alb）、总胆红素（TBil）、单胺氧化酶（MAO）、血清蛋白电泳等。当患者患有肝脏纤维化或肝硬化时，会出现血清白蛋白和总胆红素降低，同时伴有单胺氧化酶升高。血清蛋白电泳中 γ 球蛋白增高的程度可评价慢性肝病的演变和预后，提示肝巨噬细胞（枯否氏细胞库普弗细胞）功能减退，不能清除血循环中内源性或肠源性抗原物质。

五、肾功能检查

肾功能检查是研究肾脏功能的实验方法。血液的某些化学检查等指标来衡量肾功能的变化。

1. 检查项目及参考范围?

尿素氮：2.2~7.8mmol/L。

肌酐：45~104μmol/L。

尿酸：137~488μmol/L。

钾：3.5~5.5mmol/L。

钠：135~145mmol/L。

氯：98~110mmol/L。

2. 各项目的临床意义是什么?

（1）尿素氮增高：急慢性肾炎、重症肾盂肾炎、各种原因所致的急慢性肾功能障碍、心衰、休克、大量内出血、烧伤、失水、肾上腺皮质功能减退症、前列腺肥大、慢性尿路梗阻等。

（2）肌酐增高：肾衰、尿毒症、心衰、巨人症、肢端肥大症、水杨酸盐类治疗等。肌酐降低：进行性肌萎缩，白血病，贫血等。

（3）尿素增高：急慢性肾炎、重症肾盂肾炎、各种原因所致的急慢性肾功能障碍、心衰、休克、烧伤、失水、大量内出血、肾上腺皮质功能减退症、前列腺肥大、慢性尿路梗阻等。

（4）尿酸增高：痛风、急慢性白血病、多发性骨髓瘤、恶性贫血、肾衰、肝衰、红细胞增多症、妊娠反应、剧烈活动及高脂肪餐后等。

（5）钾增高：假性高血钾症、酸中毒、胰岛素缺乏、组织坏死、急慢性肾功能衰竭或细胞外液量减少等。皮质类固醇激素活性降低。钾降低：钾向细胞内移行，胰岛素治疗、碱中毒、周期性麻痹（低血钾型）等。盐皮质激素分泌增多：原发性醛固酮增多症、17α-羟化酶缺乏症、库欣（Cushing）综合征、异位性 ACTH 肿瘤、Bartter 综合征（低醛固酮症和低血钾性碱中毒的肾小球旁器增生综合征）、继发性醛固酮增多症（恶性高血压，肾血管性高血压）、肾小球旁器细胞瘤、远端肾小管流量增加、失钾性肾炎、肾小管性酸中毒。Fanconi 综合征（范孔尼综合征）。

（6）钠增高：发热、灼伤、呼吸道感染、肾性尿崩症、中枢性尿崩症、原发性高钠血症、原发性醛固酮增多症、库欣综合征。钠降低：艾迪生病、失盐性肾炎、心功能不全、肝硬化、肾病综合征、慢性和急性肾功能不全、异常综合征、尿崩症、黏液性水肿、脑垂体功能不全。

六、胱抑素 C

1. 什么是胱抑素 C？

胱抑素 C 是一种半胱氨酸蛋白酶抑制剂。循环中的胱抑素 C 仅经肾小球滤过而被清除，是一种反映肾小球滤过率变化的内源性标志物，并在近曲小管重吸收，但重吸收后被完全代谢分解，不返回血液，胱抑素 C 在血中浓度由肾小球滤过决定，而不依赖任何外来因素，如性别、年龄、饮食的影响，是一种反映肾小球滤过率变化的理想同源性标志物。

2. 胱抑素 C 的临床意义是什么？

正常情况下，胱抑素 C 在血清和血浆中的浓度为 $0 \sim 1.35\,mg/L$。当肾功能受损时，胱抑素 C 在血液中的浓度随肾小球滤过率变化而变化。肾衰时，肾小球滤过率下降，胱抑素 C 在血液中浓度可增加 10 多倍；若肾小球滤过率正常，而肾小管功能失常时，会阻碍胱抑素 C 在肾小管吸收并迅速分解，使尿中的浓度增加 100 多倍。

七、心肌酶谱

检查心肌酶主要是确定心肌缺血坏死或细胞膜通透性。

1. 包含项目有哪些及参考范围?

乳酸脱氢酶（LDH）：0～245U/L。

门冬氨酸氨基转移酶谷草转氨酶（AST）：0～40U/L。

肌酸激酶（CK）：25～171U/L。

肌酸激酶同工酶（CK-MB）：0～25U/L。

α-羟丁酸脱氢酶（α-HBDH）：0～240U/L。

2. 各项目的临床意义是什么?

（1）α-羟丁酸脱氢酶（α-HBDH）：①升高时：急性心肌梗死、恶性贫血、溶血性贫血、畸胎瘤（LDH/α-HBDH 比例增加）；白血病、恶性淋巴瘤、传染性单核细胞增多症（LDH/α-HBDH 比例不增加）。②降低时：免疫抑制剂、抗癌剂（LDA 也降低），遗传性变异的 LDH-H 亚型欠缺症（LDH/α-HBDH 比值下降）。

（2）门冬氨酸氨基转移酶谷草转氨酶（AST）：在肝细胞轻度病变时，仅 sAST 释放入血；而当病变严重时，mAST 也会相继释放入血。故血清 AST 活性随肝细胞损害的程度增高。增高时可以提示心肌梗死或心肌炎；可以反映肝细胞损伤严重，甚至患者已经到了肝硬化的程度。

（3）乳酸脱氢酶（LDH）：乳酸脱氢酶是一种糖酵解酶。乳酸脱氢酶存在于机体所有组织细胞的胞质内，其中以肾脏含量较高。乳酸脱氢酶高的原因主要是当乙肝病毒携带者病情恶化成乙肝患者时，部分肝细胞受损，血清中 LDH4 和 LDH5 含量就会有不同程度的增高（LDH4 和 LDH5 是乳酸脱氢酶的同工酶）；肺栓塞、恶性贫血、休克及肿瘤转移所致的胸腹水时，会引起乳酸脱氢酶的偏高。

（4）肌酸激酶的同工酶（CKMB）：在各种病变包括肌肉萎缩和心肌梗死发生时，人的血清中肌酸激酶水平迅速升高，目前认为在心肌梗死的诊断中测定肌酸激酶的活性比做心电图更为可靠。心肌梗死时，肌酸激酶在起病 6 小时内升高，24 小时达高峰，3～4 日内恢复正常。其中肌酸激酶的同工酶 CK-MB 诊断的特异性最高。

八、血常规

1. 血液是怎样形成的？

每个人体内的血液，都是自己体内产生的，不是由母体血液流入胎儿血管先天带来的。胎儿早期发育时，在其胚胎体内部，就逐步产生了自己的造血中心。当胚胎发育到第 3 周时，卵黄囊壁上的血岛就是第 1 个造血的中心，这个中心的造血期到第 9 周为止。胚胎发育到第 6 周时，肝脏开始造血，9～24 周的胎儿，肝脏是主要的造血场所。肝脏造血以红细胞为主，同时也少量生成粒细胞和巨核细胞，但不生成淋巴细胞。在这期间，脾、肾、胸腺和淋巴结等处也参与造血。脾脏产生于胚胎第 3 个月，开始以生成红细胞为优势，以后也生成一定数量的粒细胞、淋巴细胞和单核细胞。胸腺为人体周围淋巴组织提供前 T 细胞，这就是为身体生成具有免疫功能的 T 淋巴细胞的来源。淋巴结参与早期生成红细胞，但到胚胎发育进入第 4 个月后，就成为终身造淋巴细胞和浆细胞的器官。当胚胎发育进入第 4 个月以后，骨髓开始造血，到第 5 个月以后，肝、脾造血功能逐步减退，骨髓造血功能迅速增加，成为红细胞、粒细胞和巨核细胞的主要生成器官，同时也产生淋巴细胞和单核细胞。胎儿出生以后，肝脏造血功能很快停止，但脾脏仍是终身造淋巴细胞的器官，而骨髓则是人体最重要的造血器官。在正常情况下它不仅生成红细胞、粒细胞和血小板，同时也生成淋巴细胞和单核细胞。骨髓每秒钟可造出 1700 万个血细胞。

人体血液中所有不同的血细胞，都是来自于肝脏、骨髓和胸腺里的始祖细胞——多能干细胞及由此移行的定向干细胞。这就是人体血液产生的基本原理。

2. 血液的构成和作用是什么？

血液是流动在心脏和血管内的不透明红色液体，主要成分为血浆、血细胞、遗传物质（染色体和基因）。血浆内含血浆蛋白（白蛋白、球蛋白、纤维蛋白原）、脂蛋白等各种营养成分以及无机盐、氧、激素、酶、抗体和细胞代谢产物等。血细胞有红血球红细胞、白血球细胞和血小板。血液中含有各种营养成分，如无机盐、氧以及细胞代谢产物、激素、酶和抗体等，有营养组织、调节器官活动和防御有害物质的作用。血液储存着人体健康信息，很多疾病需要验血。血浆中原本可水溶的血纤维蛋白和血细胞等凝固成为血饼，剩余的透明液体就叫做血清。

3. 什么是血常规检验?

血常规是检验血液的细胞部分。血液有三种不同功能的细胞——红细胞、白细胞、血小板。通过检测细胞的数量变化及形态分布,来判断疾病。

4. 血常规检验中主要项目的意义是什么?

血液中细胞成分会随着性别、年龄、地域等情况的变化而变化。

(1) 红细胞计数 (RBC) [$(3.5 \sim 5.5) \times 10^{12}$/L]:大于正常值,真性红细胞增多症、严重脱水、肺源性心脏病、先天性心脏病、高山地区的居民、严重烧伤、休克等;小于正常值,贫血、出血。

(2) 血红蛋白浓度 (HGB) (110 ~ 160g/L):大于正常值,真性红细胞增多症、严重脱水、肺源性心脏病、先天性心脏病、高山地区的居民、严重烧伤、休克等;小于正常值,贫血、出血。

(3) 白细胞计数 (WBC) [$(3.5 \sim 10) \times 10^9$/L]:大于正常值,常见于炎性感染、出血、中毒、白血病等。其减少常见于流感、麻疹等病毒性传染病及严重败血症、药物或放射线所致及某些血液病等;小于正常值,白细胞减少症、脾功能亢进、造血功能障碍、放射线,药物、化学毒素等引起骨髓抑制、疟疾、伤寒、病毒感染、副伤寒。

(4) 血小板计数 (PLT) [$(100 \sim 300) \times 10^9$/L]:大于正常值,原发性血小板增多症、真性红细胞增多症、慢性白血病、骨髓纤维化、症状性血小板增多症、感染、炎症、恶性肿瘤、缺铁性贫血、外伤、手术、出血、脾切除后的脾静脉血栓形成、运动后;小于正常值,原发性血小板减少性紫癜、播散性红斑狼疮、药物过敏性血小板减少症、弥散性血管内凝血、血小板破坏增多、血小板生成减少、再生障碍性贫血、骨髓造血机能功能障碍、药物引起的骨髓抑制、脾功能亢进。

九、凝血四项

1. 为什么体内血液会保持通畅?

血液凝固是由凝血因子按一定顺序相继激活而生成的凝血酶,最终使纤维蛋白原变为纤维蛋白的过程。在正常生理情况下,当局部血管损伤时,机体会启动凝血机制,形成血凝块止血。生理性止血系统(包括血管壁、血小板、凝血系统)和抗凝系统(包括纤溶系统、凝血调节系统)处于相互制约、动态平衡状态,始终维持着血管内血液的畅通。

2. 什么是凝血四项检查?

凝血四项属常规检查项目,适用于血栓前检查项目及监控临床口服抗凝药物,住院做手术前患者。凝血四项包括:

凝血酶原时间(PT):9.4~12.5秒。

活化部分凝血活酶时间(APTT):25.6~37.3秒。

凝血酶时间(TT):11~17秒。

纤维蛋白原(FIB):2~4g/L。

3. 凝血四项检验的临床意义是什么?

(1)活化部分凝血活酶时间(APTT):常用于检查内源凝血系统的筛检实验。①APTT延长:血浆FⅧ、FⅨ、FⅪ和FⅫ水平低下,血友病甲、血友病乙、血友病丙及部分血管性假血友病等;严重的血浆FⅡ、FⅤ、FⅩ和纤维蛋白原缺乏症,如肝脏疾病,维生素K缺乏;纤维蛋白溶解活力亢进,如DIC、继(原)发性纤溶症以及血循环中有纤维蛋白(原)降解产物(FDP)等;血循环中有抗凝物质,如抗FⅧ、FⅨ的抗体、肝素抗凝治疗等。②APTT缩短:高凝状态,如DIC的高凝血期、促凝物质进入血流以及凝血因子的活性增高等;血栓性疾病,如心肌梗死、静脉血栓形成、不稳定心绞痛、妊娠高血压综合征和肾病综合征等。

临床使用肝素抗凝治疗检测,一般维持在正常APTT值的1.5~2.5倍,被认为安全有效。但低分子肝素APTT不敏感。溶栓治疗时,APTT、PT、TT应控制在正常值的2倍。

(2)血浆凝血酶原时间(PT):常用于检查外源凝血系统的筛检实验。①PT延长:见于外源性凝血途径中凝血因子的缺乏,血浆凝血因子Ⅱ、Ⅴ、Ⅶ、Ⅹ以及纤维蛋白原水平低下,如先天性第Ⅱ、Ⅴ、Ⅶ、Ⅹ因子缺乏症、低(无)纤维蛋白原血症、维生素K缺乏症及肝脏疾病等;纤维蛋白溶解活力增强,如DIC、原发性纤维蛋白溶解症及血循环中有纤维蛋白(原)降解产物(FDP)等。循环中有抗凝物质;口服抗凝剂,PT是监测华法林效果的首选检查。②PT缩短:凝血因子增多症,如先天性第Ⅴ因子增多症;高凝状态,如DIC高凝血期;血栓性疾病,如肺栓塞、静脉血栓形成、肾病综合征等;口服避孕药。

(3)国际标准化比值(PT-INR):INR正常为0.85~1.15,凝血酶原时间比值(PTR)=受检患者PT/正常对照PT,正常值为(1.00±0.05)。

WHO规定不同情况下抗凝治疗时合适的INR范围如下:①术前2周或口服抗凝药INR 1.5~3(2.25)。②原发、继发性静脉血栓的预防INR 2.3~3.0

（2.5）。③活动性静脉血栓、反复静脉血栓、肺栓塞预防 INR 2.0～4.0（3.0）。④INR 缩短：表示高凝状态。

（4）凝血酶时间（TT）：①TT 延长：血浆纤维蛋白原水平低下，如低（无）纤维蛋白原血症，异常纤维蛋白原血症等。（FIB 减少时 TT 延长）；循环中有抗凝血酶活性增高，如 FDP 存在、高肝素血症、抗凝血酶Ⅲ活性增高等；肝硬化、肝肿瘤、DIC、异常抗凝物质增多。②TT 缩短：较罕见，异常纤维蛋白血症、巨球蛋白血症可缩短；TT 缩短不代表高凝状态、不代表 DIC 早期。

（5）纤维蛋白原（FIB）：生理性增高见于应激反应、妊娠晚期。注意先兆子痫和妊高症合并 DIC 时 FIB 不一定低于 2.0/L。需与 APTT、PT、TT 结合分析。

1）病理性增高：①高凝状态：血栓前状态、血栓疾病、脑梗死、心肌梗死、糖尿病、动脉粥样硬化、妊高症。②非特异反应：毒血症、败血症、大叶性肺炎、急性传染病、急性感染。③其他：外科手术后、创伤、恶性肿瘤、多发性骨髓瘤等。

心血管疾病 FIB 增高易发急性血栓，FIB 在溶栓时下降表示溶栓有效。

2）血浆 FIB 减少：见于 DIC 中晚期（消耗性低凝血期及纤溶期）、原发性纤维蛋白溶解症、低（无）纤维蛋白原血症、重症肝炎、肝硬化等（见表 8-2-1）。

表 8-2-1　可能性出血性疾病

APTT	PT	TT	FIB	设想诊断
延长	正常	正常	正常	血友病甲、乙、丙、Ⅻ缺乏
正常	延长	正常	正常	先天或获得性 FⅦ缺乏
延长	延长	正常	正常	Ⅱ、Ⅴ、Ⅹ缺乏、应用抗凝药
延长	正常	延长	正常	肝素样物质增多
延长	延长	正常	降低	低或无纤维蛋白血症
延长	延长	延长	降低	DIC、纤溶亢进

十、血小板功能检测

1. 为什么要检测血小板功能？

血小板在生理性止血、维持血管壁完整性以及某些病理过程，如血栓形成、动脉粥样硬化、不稳定性心绞痛、肿瘤转移和炎症反应等过程中起着重要作用。因此，血小板功能检测对早期发现是否有血栓形成的危险以及血小板相关疾病的诊断和治疗有着重要的意义。血栓性疾病（如心肌梗死、脑梗死等）具有高发病率、高致残和高致死率，已成为目前全球疾病致死的首要因素，而血小板在血栓形成中起关键作用，也是动脉血栓的主要成分。在医学临床实践中也将抗血小板药物作为血栓性疾病治疗和预防的主要措施。科学研究也证实，血小板功能异常（可以表现为聚集率增大或聚集抑制率降低）时发生血栓性疾病和出血性疾病的风险增加。因此，要维护机体处于健康状态，避免血栓或出血性疾病的发生，需要控制血小板功能处于一个合理的功能状态范围内。

2. 血小板功能检测主要报告的参数及临床意义是什么（见表8-2-2)?

表8-2-2　血小板功能检测参数及临床意义

英文缩写	中文全名	单位	项目含义及临床意义
PLT-0	原始血小板数量	L	未加入诱聚剂之前血小板数量，反映检测前血样血小板数量状况。
PLT	检测全过程各次血小板数量	L	检测过程中血小板数量的变化，反映血小板聚集趋势和水平。
MPV-0	原始血小板平均体积	fl	未加入诱聚剂之前血小板平均体积。反映检测前血样血小板体积，可以提示样本的质量。
MPV	检测过程中各次检测血小板平均体积	fl	检测过程中血小板平均体积变化，也可反映血小板聚集功能水平。
MAR	血小板最大聚集率	%	血小板聚集率的最大值，是主要的反映血小板功能水平指标。
AAR	血小板平均聚集率	%	检测过程中血小板聚集率的平均值，反映血小板聚集功能总体水平。该值与MAR越接近，说明聚集率值越真实。
MAP	血小板最大聚集点	P	血小板最大聚集率出现的检测点，反映血小板最大聚集率出现的速度，出现越早提示聚集可能更强。
RBC	红细胞数量	L	检测过程中红细胞数量的变化，反映红细胞在检测过程中聚集变化。
MCV-0	原始红细胞平均体积	fl	反映血样中原始红细胞大小，确认血样红细胞体积是否正常。

续表

英文缩写	中文全名	单位	项目含义及临床意义
M-INH	最大抑制率	%	是最大聚集率的倒数，可直接提示所检测参数被抑制的水平。可直接用于药效评价。
A-INH	平均抑制率	%	是平均聚集率的倒数，可直接提示所检测参数被抑制的平均水平，也可以直接用于药效评价。
R-MAR	红细胞最大聚集率	%	提示所检测诱聚剂引起红细胞聚集变化。
PAC曲线	血小板聚集折线图	–	反映血小板聚集的整体趋势。
RBC分布图	原始红细胞直方图	–	反映血样中红细胞的分布构成。
PLT分布图	原始血小板直方图	–	反映血样中血小板的分布构成。

3. 血小板功能检测在卒中诊治中的应用价值是什么？

可在卒中病灶或症状未明显前作出预警或提示，并可以帮助判断血栓或出血倾向，帮助提早卒中诊断，为控制及治疗争得宝贵的时间；为正确的治疗措施提供必要指导；有效监控抗血小板药物应用疗效，可提高治疗疗效；操作简便、检测速度快、容易普及应用、费用较低等。

4. 血小板功能检测在缺血性脑卒中诊疗中应用方案是什么？

（1）急诊：对急性卒中怀疑患者应立即实施血小板功能检测。缺血性卒中多项血小板最大聚集率参数均偏高（MAR≥70%以上），提示缺血风险高；仅个别参数偏高（MAR≥70%）也可能引起血栓发生；而多项检测结果偏低（MAR≤50%）具有较高出血风险。

（2）一般门诊：对于中老年门诊患者，尤其是按照现有血栓风险评分≥1分的患者都应推荐血小板功能检测；对于应用抗血小板药物患者应通过血小板功能检测评价所用抗血小板药品种、剂量是否恰当，血栓风险是否得到有效控制。

（3）治疗中应用：抗血小板药物治疗用药以及调整用药24小时后应检测评价用药效果；对于需要长期应用抗血小板药物患者应建议每3个月复检一次。应用Ⅱb/Ⅲ抑制剂类药物等需要根据药物说明书进行血小板功能监控，对于特殊患者也需视病情安排血小板功能检测监控。

（4）应用注意事项：血小板功能检测不得少于2项；还应同步进行凝血功能及血常规检测，判断是否具有血栓或出血风险应根据这些检测结果综合分析判断。在临床卒中诊断中血小板功能检测结果应结合临床症状及其他检测指标。

十一、传染病类检测

1. 传播途径是什么？

（1）血液传播：乙肝、甲肝、丙肝、戊肝、丁肝。血液传播是病毒性肝炎的主要传播途径。大量输血和血液透析仍有可能感染肝炎病毒，一些可能导致皮肤破损和血液暴露的传统医疗方法也与肝炎病毒传播有关。

（2）消化道传播：甲肝、戊肝。日常生活中接触是甲肝、戊肝最主要的传播方式，也叫间接传播。主要通过被甲肝、戊肝病毒污染了的手、食具、用具和玩具等，再污染食物后经口传入而感染。

（3）母婴传播：乙肝、丙肝、丁肝。患急性乙肝或携带乙肝表面抗原的母亲可将乙肝病毒传给新生儿，尤其携带乙肝表面抗原的母亲为主要的感染类型。值得一提的是乙肝免疫球蛋白可以有效地阻止乙肝母婴或父婴的传播，有效率可达90%以上。

（4）性传播：乙肝、丙肝、丁肝。乙肝病毒的性传播是性伙伴感染的重要途径，血液、精液和阴道分泌物能传播乙肝病毒，这种传播亦包括家庭夫妻之间的传播。丙肝传播方式较乙型肝炎局限，传染力也较乙肝病毒为弱。此外，有冶游史者和男性同性恋者较易感染丁肝。

2. 乙肝的检测模式和临床意义是什么（见表8-2-3）？

表 8-2-3　乙肝检测模式及临床意义

HBsAg	HBsAb	HBeAg	HBeAb	HBcAb	Pre-S_1Ag	HBcAb-IgM	简要意义
乙肝表面抗原	乙肝表面抗体	乙肝e抗原	乙肝e抗体	乙肝核心抗体	乙肝病毒前S_1抗原	乙型肝炎核心抗体M	HBsAg：是乙肝病毒标志物，表示患有乙肝；HBeAg、pre-S_1Ag、HBcAb、HBcAb-IgM：表示乙肝病毒复制活跃，传染性强；HBsAb、HBeAb表示机体产生免疫力抵抗病毒，趋于恢复

续表

HBsAg	HBsAb	HBeAg	HBeAb	HBcAb	Pre-S,Ag	HBcAb-IgM	简要意义
+	−	−	−	−	−	−	慢性表面抗原携带；急性乙肝病毒感染潜伏期后期
+	−	+	−	−	+	−	急性乙肝早期，传染性强
+	−	+	−	+	+	+	急慢性乙肝，传染性强
+	−	−	−	+	−	+	急慢性乙肝，具传染性
+	−	−	+	+	−	−	急慢性乙肝，传染性弱
+	−	−	+	+	+	−	急慢性乙肝，传染性强，乙型肝炎 e 抗原变异
−	−	−	−	+	−	−	乙肝核心抗体隐性携带，有乙肝既往感染史
−	−	−	+	+	−	−	急性乙肝恢复期或既往有感染史
−	+	−	+	+	−	−	乙肝恢复期，具备免疫力
−	+	−	−	−	−	−	接种疫苗，乙肝恢复，具备免疫力
+	−	−	+	−	−	−	慢性乙肝表面抗原携带者，易转阴
+	−	+	+	+	+	−	急性乙肝趋于恢复；慢性表面抗原携带
+	−	−	+	−	−	−	乙肝感染后已恢复

十二、尿常规检验

1. 尿液如何形成？

　　尿（urine）由肾脏生成，经输尿管，膀胱排出的含有大量代谢终产物的液体。肾单位的所有部分均参与尿的生成。通过肾小球滤过，血浆中液形成分及可透过肾小球毛细血管的物质滤出到肾小球囊腔内，在肾小球囊腔内的滤出物称为原尿。原尿再经过肾小管及集合管时，由于肾小管能将原尿中某些物质吸收入血（重吸收）或将血中某些物质排泌到肾小管中去（排泄或分泌），故当肾小管液离开集合管，其成分已有很大改变，这种离开集合管而进入肾盂的液体，称为终尿。其成分中，水占 96% ~ 97%，其他为尿素，尿酸，肌酐，氨等非蛋白氮化合物、硫酸盐等。尿呈淡黄色，比重 1.015 ~ 1.025。尿的酸碱度受食物性质的影响，变动很大，pH 值为 5.0 ~ 7.0，最大变动范围 pH 值可达 4.5 ~ 8.0。每日尿量约 1500 毫升，其中 500 毫升为基本排水量，伴随代谢产物排出（每日尿量少于 500 毫升，即为少尿），余为机动排水量，随进水量的增减而变动。

2. 什么是尿常规检验？

尿常规是医学检验"三大常规"项目之一，不少肾脏病变早期就可以出现蛋白尿或者尿沉渣中有形成分。对于某些全身性病变以及身体其他脏器影响尿液改变的疾病，如糖尿病、血液病、肝胆疾患、流行性出血热等的诊断，也有很重要的参考价值。同时，尿液的化验检查还可以反映一些疾病的治疗效果及预后。

3. 尿常规检验项目和意义？

（1）一般性状检查：

1）尿液颜色：①红色为血尿：急性膀胱炎、泌尿道结石、肿瘤、肾结核；②乳白色（乳糜尿）：血丝虫病、泌尿道化脓性感染；③深黄色或红茶样：黄疸。

2）尿透明度：混浊为有大量结晶、血液、脓液及乳糜尿时。

（2）尿沉渣检查

尿沉渣检查是指用显微镜对离心后尿液的沉渣物（尿中有形成分）进行检查，是尿液化学分析仪不能替代的。

尿沉渣检查的意义：

1）红细胞 >3 个/高倍镜视野即为镜下血尿。增多见于泌尿系统的炎症、肿瘤、结石性等疾病。如以形态异常的红细胞为主，提示肾性疾病；但也见于全身性疾病，如特发性血小板减少性紫癜、血友病、再生障碍性贫血、系统性红斑狼疮等，以及泌尿系统邻近器官的疾病，如前列腺炎、盆腔炎等。摄入别嘌醇、抗凝剂、环磷酰胺、青霉素、磺胺类等药物也可有红细胞增多。

2）白细胞 >5 个/高倍镜视野即为镜下脓尿。增多主要见于泌尿系统的感染，尤其是急性肾盂肾炎、泌尿道结石、膀胱炎等；也可见于泌尿系统邻近器官疾病，如前列腺炎、阴道炎、盆腔炎等。

3）上皮细胞：肾实质损害时，如肾小球肾炎，可见较多的肾小管上皮细胞；泌尿系统炎症时，可见较多鳞状上皮细胞、移行上皮细胞。

4）管型：出现管型表示肾实质损害，见于急性或慢性肾小球肾炎、肾功能衰竭等。出现红细胞管型，特别有助于证明肾性出血。出现白细胞管型，特别有助于肾盂肾炎与膀胱炎鉴别，后者为阴性。颗粒管型、蜡样管型的出现进一步表明肾疾病的恶化或进入晚期。脂肪管型多见于肾病综合征、慢性肾炎等。如摄入卡那霉素、两性霉素 B、头孢菌素等药物，尿液中可出现管型。

5）结晶：①生理性结晶：常见的有草酸钙、尿酸、磷酸铵镁结晶。②病理性结晶：主要有胱氨酸结晶、亮氨酸结晶、酪氨酸结晶、胆固醇结晶、放射造影剂结晶、磺胺类药物结晶、阿司匹林结晶、磺基水杨酸结晶等。

（3）尿干化学检查：

尿液中相对的化学成分使尿多联试带上各种含特殊试剂的模块发生颜色变化，颜色深浅与尿液中相应物质的浓度成正比，用于对尿液成分进行定性和半定量检测。

临床意义：

1）葡萄糖（GLU）：①生理性糖尿为一过性糖尿，是暂时性的，排除生理因素后恢复正常。主要有三种：饮食性糖尿，即在短时间内服用大量糖类，引起血糖浓度过大；应激性糖尿，在脑外伤、脑血管意外、情绪激动、剧烈运动周期性四肢麻痹等情况下，延脑糖中枢受刺激，使肾上腺激素或胰岛素分泌异常，可出现暂时性的糖尿；妊娠中后期多可见糖尿。②病理性糖尿也可分为三种：真性糖尿，即胰岛素的分泌量相对或绝对不足，使血糖浓度超过肾糖阈。尿糖检查不仅可以诊断糖尿病，还可以指导临床医生决定胰岛素的用量、判断疗效；肾性糖尿，即肾小管对葡萄糖的重吸收功能减退，新生儿的近曲小管功能未完善也能出现糖尿；其他糖尿，如生长激素过多（肢端肥大症）、甲状腺激素过多（甲亢）、肾上腺激素过多（嗜铬细胞瘤）、皮质醇（Cushing 综合征）、胰高血糖素等都可使血糖浓度高过肾糖阈而出现糖尿；另外，肥胖病、高血压也可能出现糖尿。

2）胆红素（BIL）、尿胆原（URO）：①胆红素的检测对肝胆系统疾病的诊断有重要价值。尿胆原能更加灵敏地反映肝功能。②胆红素的检测有助于诊断黄疸。在败血症、蚕豆病、异型输血等情况下使红细胞大量破坏，产生溶血性黄疸，此时虽然胆红素大量增加，但大部分是间接胆红素，因此，尿中的胆红素还是阴性。③胆素原族的检测可以敏感地反映肝细胞功能，临床经验表明，在病毒性肝炎早期未出现黄疸前，尿中的胆素原族就已经明显增加。与胆红素结合可以为诊断黄疸的类型提供依据。黄疸大致可分为三类：肝前性黄疸，或称溶血性黄疸；肝原性黄疸，或称肝细胞性黄疸，是在感染（如病毒性肝炎）、中毒及肝硬化等情况下，肝细胞或肝内毛细胆管大量病变，使肝细胞对胆红素摄取、结合、转运及排泄障碍所致；肝后性黄疸，或称梗阻性黄疸，由于结石、肿瘤或先天性胆道闭锁等原因造成总胆管梗阻所致。

3）酮体（KET）：①糖尿病酮症酸中毒。糖利用减少，脂肪分解产生过量酮体，尿酮体的检查对未控制或治疗不当的糖尿病出现酸中毒或昏迷的诊断很有价值，可以与低血糖、心脑疾病酸中毒或高血糖渗透性糖尿病昏迷相区别。②感染性疾病（如肺炎、伤寒、败血症、结核等发热期），严重呕吐、腹泻，长期饥饿、禁食，全身麻醉后等都可能出现酮尿。另外妇女孕期因妊娠反应呕吐多、进食少，体脂肪代谢明显增多，也能出现酮尿。③氯仿、乙醚麻醉后、磷中毒等情况也能出现酮尿。服用双胍类降糖药，如降糖灵后，由于药物抑制细胞呼吸，也可能出现酮尿。

4）比重（SG）：尿液比重的测定可以估计肾脏浓缩功能。由于尿液比重还受年龄、饮水量、出汗等因素的影响，故多次测定比单次测定更能反映肾脏浓缩功能。

5）尿蛋白：生理性蛋白尿见于发热、寒冷、高温、剧烈运动或劳动后以及体位性蛋白尿。病理性蛋白尿为各种原发或继发性疾病所致的蛋白尿，可因肾小球滤过膜负电荷消失和基膜化学成分改变，滤过膜通透性增高，大量中分子量蛋白质漏出，超过肾小管重吸收能力（如各类肾小球疾病、肾血管病变、肾瘀血、淀粉样肾病、糖尿病肾病、肾缺血和缺氧等）；或因肾小管重吸收能力降低，见于各种肾小管疾病、慢性失钾、急性肾功能衰竭、药物或重金属中毒的肾小管上皮细胞损伤、间质性肾炎、系统性红斑狼疮肾损害等。

6）尿隐血：阳性见于各种肾脏疾病引起的血尿、肌红蛋白尿、阵发性睡眠性血红蛋白尿症、自身免疫性溶血性贫血、膀胱结石及炎症、血型不合的溶血反应、外伤等。

7）尿白细胞：①泌尿系统有炎症时均可见到尿中白细胞增多，尤其在细菌感染时为甚，如急、慢性肾盂肾炎，膀胱炎，尿道炎，前列腺炎，肾结核等。②女性阴道炎或宫颈炎、附件炎时可因分泌物进入尿中，而见白细胞增多，常伴有大量扁平的上皮细胞。③肾移植后如发生排异反应，尿中可出现大量淋巴及单核细胞。④肾盂肾炎时也偶见到。⑤尿液白细胞中单核细胞增多，可见于药物性急性间质性肾炎及新月形肾小球肾炎；急性肾小管坏死时单核细胞减少或消失。⑥尿中出现大量嗜酸粒细胞时称为嗜酸粒细胞尿，可见于某些急性间质性肾炎患者；药物所致变态反应，在尿道炎等泌尿系其他部位的非特异性炎症时，也可出现嗜酸粒细胞尿。

4. 药物对尿液检验的影响?

青霉素含有类似蛋白质分子结构中的肽键,可使磺柳酸法结果增强,而干化学法结果减弱甚至为假阴性。静脉滴注青霉素最好5~6小时后再做尿液检查,氧哌嗪青霉素仅影响磺柳酸法尿蛋白的测定,而不影响干化学法的检测。维生素C具有较强的还原性,高浓度的维生素C可影响尿中葡萄糖、隐血、胆红素和亚硝酸盐的测定。

十三、甲功七项

1. 甲状腺功能紊乱的危害?

(1)甲状腺功能亢进:

1)高代谢症群:患者可表现为怕热多汗,皮肤、手掌、面、颈、腋下皮肤红润多汗。常有低热,严重时可出现高热。患者常有心动过速、心悸、胃纳明显亢进,但体重下降,疲乏无力。

2)甲状腺肿大。

3)眼征:眼突出,甲亢突眼的原因主要是甲状腺激素的过量作用导致交感神经兴奋而使得眼外肌和提上睑肌张力增高。

4)神经系统:神经过敏,易于激动,烦躁多虑,失眠紧张,多言多动,有时思想不集中,有时神情淡漠、寡言抑郁者。

5)心血管系统:心悸、胸闷、气促,活动后加重,可出现各种早搏及房颤等。

6)消化系统:食欲亢进,体重明显减轻。

7)生殖系统:女性患者常有月经减少,周期延长,甚至闭经,但少数患者仍能妊娠、生育,影响乳房发育;男性患者多阳痿。

(2)甲状腺功能减退:甲状腺功能低减症,系甲状腺激素合成与分泌不足或甲状腺激素生理效应不好、生理效应不足而致的全身性疾病。主要分为:呆小病、幼年甲低、成人甲低三种,多见于中年女性。成人的甲状腺功能减退,不少由于手术切除、长期抗甲状腺药物治疗或使用放射性[131]I治疗甲亢导致。主要病理表现及危害如下:

1)一般表现:怕冷、皮肤干燥少汗、粗糙、泛黄、发凉、毛发稀疏、干枯、指甲脆、有裂纹、疲劳、瞌睡、记忆力差、智力减退、反应迟钝、轻度贫血、体重增加。

2)特殊表现:颜面苍白而蜡黄、面部浮肿水肿、目光呆滞、眼睑水肿、表情淡漠、少言寡语、言则声嘶、吐词含混。

3）心血管系统：心率缓慢、心音低弱、心脏呈普遍性扩大、常伴有心包积液、也有疾病后心肌纤维肿胀、黏液性糖蛋白（PAS 染色阳性）沉积以及间质纤维化称甲减性心肌病变。

4）生殖系统：男性可出现性功能低下，性成熟推迟、副性征落后，性欲减退、阳痿和睾丸萎缩。女性可有月经不调、经血过多或闭经，一般不孕。无论对男女病人患者的生育都会产生影响。

5）肌肉与关节系统：肌肉收缩与松弛均缓慢延迟、常感肌肉疼痛、僵硬、骨质代谢缓慢、骨形成与吸收均减少、关节不灵、有强直感、受冷后加重，有如慢性关节炎，偶见关节腔积液。

6）消化系统：患者食欲减退、便秘、腹胀，甚至出现麻痹性肠梗阻、半数左右的患者有完全性胃酸缺乏。

7）内分泌系统：男性阳痿，女性月经过多，久病不治者亦或闭经，肾上腺皮质功能偏低，血和尿皮质醇降低。

8）精神神经系统：记忆力减退、智力低下、反应迟钝、多瞌睡、精神抑郁，有时多虑，有精神质表现，严重者发展为猜疑性精神分裂症，后期多痴呆、幻觉、木僵或昏睡。

9）眼部表现：上视不皱额，下视睑迟落；突眼、少瞬目，裂宽内聚难。良性突眼无感觉，恶性突眼症多。恶性突眼又称浸润性突眼，内分泌突眼等，突眼度在 18mm 以上，可有眼外肌麻痹，眶周水肿等，患者常诉畏光、流泪、眼部刺痛。

2. 甲功七项检验包括什么?

甲状腺素（T_4）：6.1～12.2μg/dl；三碘甲状原氨酸（T_3）：87～178ng/dl；促甲状腺激素（TSH）：0.34～5.6μIU/ml；游离 T_3：2.5～3.9pg/ml；游离 T_4：0.61～1.12ng/dl；抗甲状腺球蛋白抗体（TG 抗体）：<4IU/ml；抗甲状腺过氧化物酶抗体（TPO 抗体）：<9IU/ml。

3. 各项检验的意义是什么?

（1）游离 T_3、游离 T_4：不受甲状腺激素结合蛋白的影响，直接反映甲状腺功能状态，其敏感性和特异性明显高于总 T_3、总 T_4，因为只有游离的激素浓度才能确切反映甲状腺功能，尤其是在妊娠，雌性激素治疗，家族性 TGB 增高或缺乏症等 TGB 浓度发生较大改变的情况下，更为重要。目前认为联合测定 FT_3、FT_4 和超敏 TSH，是甲状腺功能评估的首选方案和第一线指标。两者升高见于甲状腺功能亢进；减低见于甲状腺功能减退，垂体功能减退及严重全身性疾病等。

（2）血清总甲状腺素 TT_4：是判定甲状腺功能最基本的筛选试验。TT_4 是包括了与蛋白结合者的总量，受 TBG 等结合蛋白量和结合力变化的影响。TBG 升高常见于高雌激素状态，如妊娠或用雌激素治疗的患者，口服避孕药的妇女，先天性 TBG 高的患者，家族性异常。高甲状腺素血症患者 TT_4 升高，低甲状腺素血症（如肝硬化和肾病），服用安定、睾酮等药物和先天性 TBG 低的患者 TT_4 则降低，此时应测定生理活性的 FT_4 和 FT_3 才能有效地评价甲状腺功能。

（3）血清总三碘甲状原氨酸 TT_3：血清中 T_3 与蛋白结合量达99.5% 以上，故 TT_3 也受 TBG 量的影响，TT_3 浓度的变化常与 TT_4 平行。

血清 TT_3 与 TT_4 浓度增高主要见于甲状腺功能亢进时，可与 FT_3、FT_4 一起用在甲亢及甲减的诊断，病情评估，疗效监测上。但在甲亢初期与复发早期，TT_3 一般上升很快，约4倍于正常值，TT_4 上升缓慢，仅为正常的 2.5 倍，故 TT_3 是早期桥本病疗效观察及停药后复发的敏感指标。TT_3 与 TT_4 升高还可见于活动性肝炎。妊娠时，T_3、T_4 降低可见于甲状腺功能低下，甲减时，TT_4 或 FT_4 降低早于 TT_3 或 FT_3。血清总 T_3 或 FT_3 降低仅见于疾病后期或病重者。此外，二者减低可见于垂体功能低下、营养不良、肾病综合征、肾功能衰竭、严重全身性疾病等情况。

（4）促甲状腺激素 TSH 测定：TSH 由垂体前叶分泌，α 和 β 亚基组成，其生理功能是刺激甲状腺的发育、合成和分泌甲状腺激素。TSH 的分泌受下丘脑促甲状腺激素的兴奋性影响；生长抑素的抑制性影响以及外周甲状腺激素水平的负反馈调节。甲状腺激素水平变化15% ~20% 可使 TSH 水平发生50% ~100% 的改变。TSH 不受 TBG 浓度的影响，也较少受能够影响 T_3、T_4 的非甲状腺疾病的干扰。在甲状腺功能改变时，TSH 的变化较 T_3、T_4 更迅速而显著，所以血中 TSH 是反映下丘脑-垂体-甲状腺轴功能的敏感试验，尤其是对亚临床甲亢和亚临床甲减的诊断有重要意义。

TSH 增高可见于原发性甲减、甲状腺激素抵抗综合征、异位 TSH 综合征、TSH 分泌肿瘤、应用多巴胺拮抗剂和含碘药物时。

TSH 降低可见于甲亢、亚临床甲亢、PRL 瘤、Cushing 病、肢端肥大症、过量应用糖皮质醇和抗甲状腺药物时。

原发性甲状腺功能减退的最早表现是 TSH 升高，如 TSH 升高而 T_3、T_4 正常可能为亚临床甲减。采脐血，新生儿血或妊娠第22周，羊水测 TSH 有助于胎儿或新生儿甲减的诊断。

（5）抗甲状腺球蛋白抗体（TG-Ab）：甲状腺球蛋白（TG）是一种潜在的自身抗原，当进入血液后可刺激机体产生 TG-Ab。TG-Ab 是甲状腺疾病中首先发现的自身抗体，具有高度种属特异性，是诊断自身免疫甲状腺疾病（AITD）常用指标。

在自身免疫性甲状腺炎患者中可发现 TG-Ab 浓度升高，出现频率大约是 70%～80%。Graves 病 TG-Ab 的阳性率约为 60%，经治疗后滴度下降提示治疗有效，如果滴度持续较高，易发展成黏液性水肿。甲亢患者测得 TG-Ab 阳性且滴度较高，提示抗甲状腺药物治疗效果不佳，且停药后易复发，桥本甲状腺炎患者血清中 TG-Ab 明显增高，甲状腺癌与 TG-Ab 呈一定的相关性，阳性率可达 13%～65%，TG-Ab 值的升高是肿瘤恶化的一种标志。

（6）抗甲状腺过氧化物酶抗体（Anti-TPO，TPO-Ab）：TPO-Ab 与自身免疫性甲状腺疾病（AITD）的发生、发展密切相关，可通过细胞介导和抗体依赖的细胞毒作用使甲状腺激素分泌不足造成自身免疫相关的甲减，作为自身免疫性甲状腺疾病的诊断和监测指标，TPO-Ab 比 TMA 具有更好的灵敏度、特异性、更可靠、更有意义，已成为诊断甲状腺自身免疫性疾病的首选指标。TPO-Ab 的主要临床应用：诊断桥本病（HD）和自身免疫性甲亢；毒性弥慢性甲状腺肿（Graves）；监测免疫治疗效果；检测家族性甲状腺疾病的发病可能；预测孕妇产后甲状腺功能障碍的发生。

对原发性甲减患者，结合 TSH 升高，可以发现早期甲减患者。对可疑甲减患者，若 TPO-Ab 升高，有助于原发和继发甲减的鉴别。HT 患者，TPO-Ab 终生存在，如临床表现典型且 TPO Ab 持续高水平，可作为诊断依据确诊。

对于甲状腺激素替代治疗的指征，包括 TSH 水平升高以及抗甲状腺过氧化物酶 TPO-Ab 阳性患者，临床联合检测 TPO-Ab、TG-Ab 主要用于来鉴别免疫治疗的效果、查明具有家族甲状腺疾病者的患病可能性、预测孕妇产后甲状腺功能障碍的发生。

检测 TPO-Ab 有助于解决临床诊断出现的难题，比如异常的高 TSH 水平同时伴随正常水平的游离 T_4（FT_4），若 TPO-Ab 升高，应考虑亚临床甲状腺功能减退和早期慢性淋巴细胞性甲状腺炎。低水平的 TPO-Ab 在无症状患者中占 10%，预示易患甲状腺自身免疫性疾病；85% 甲亢和甲减患者表现高水平的 TPO-Ab，因此，在大多数甲状腺自身免疫性疾病的诊断中，TPO Ab 和 TG-Ab 联合检测具有更高的临床价值。

此外，产后甲状腺炎，萎缩性甲状腺炎、部分结节性甲状腺肿患者，TPO-Ab 可为阳性；某些自身免疫性疾病，如类风湿疾病、系统性红斑狼疮可见 TPO-Ab 升高。

（7）甲状腺结合球蛋白（TBG）：血清 TBG 非特异性增多常伴有 T_3、T_4 总含量升高，而游离 T_3、T_4 无明显变化，患者一般没有甲亢表现，如妊娠、口服避孕药、大剂量雌激素治疗、家族性 TBG 增多症、肝硬化、多发性骨髓瘤等；甲减时 TBG 升高，但 T_3、T_4 总含量降低。TBG 非特异性降低常伴有 T_3、T_4 总含量降低，而游离 T_3、T_4 无明显变化，患者一般没有甲减表现，如大剂量雄激素或糖皮质激素治疗、家族性 TBG 降低症、肾病综合征、肢端肥大症、失蛋白性肠道疾病等；甲亢时 TBG 降低，但 T_3、T_4 总含量升高。

十四、标本采集须知

1. 常规检查项目包括哪些？

（1）血液：采集血液样本前，应注意空腹，即 8 小时内不能进食饮水。

（2）尿液：常规检查应注意保持排尿裸露器官清洁，原则为弃去前段及后段尿液，留取中段尿液在标本容器。

（3）粪便：留取新鲜粪便，切勿沾染其他杂质，取样时杜绝使用吸水性物质蘸取。

（4）其他：脑脊液、胸腹水等应由医生留取。

2. 急诊检查项目可随机采集标本

第九篇

家庭急救篇

第一章

家 庭 急 救

　　健康是幸福生活的基本条件之一，拥有健康才会拥有一切。有些意外的伤害和疾病往往不请自来，如果处理不当，往往会使小伤、小病变成重伤、大病。如果懂得一些急救与护理的基本知识，当身边的人发生意外时，就能有条不紊、分秒必争地加以救治与护理。这样既可减轻患者的病痛，又可减少并发症的发生，更可免遭不测。

　　人们在家庭中生活，家庭又是社会的一个细胞。一些意外伤害和危重急症可以在任何环境和空间出现，也不受昼夜时间的限制。但是，大量的日常危重急症还是在家中发生的最多。因此，急救的"第一现场"是家庭。做好家庭急救，对于挽救危重患者的生命具有举足轻重的作用。本部分以脑部疾病的院外急救为主，并对其他一些家庭常见意外的急救知识作简要说明。

　　家用急救箱一般装有各类家庭常用药品和应急用品，如阿司匹林、抗生素药膏、消毒巾、可的松、洗手液、多种规格的纱布和绷带、速效冷敷布、应急毯、体温剂、镊子、剪刀、手套以及急救指南等；野外急救箱还备有真空抽毒器、蛇药、眼药水、清凉油、祛风油等。

　　酒精棉：用来给双手和急救工具消毒。棉花棒：用来清洗面积小的出血伤口。手套、口罩：可以防止施救者被感染。生理盐水：用来清洗伤口。消毒纱布：用来覆盖伤口。绷带：绷带具有弹性，用来包扎伤口，不妨碍血液循环。三角巾：可承托受伤的上肢、固定敷料或骨折处等。安全扣针：固定三角巾或绷带。胶布：固定纱布或绷带。创可贴：覆盖小伤口。圆头剪刀：圆头剪刀比较安全，可用来剪开胶布或绷带，必要时，也可用来剪开衣物。钳子：钳子可代替双手持敷料，或者夹去伤口上的污物等。手电筒：在漆黑环境下施救时，可用它照明，也可为晕倒的人做瞳孔反应检查。哨子：遇到紧急情况时可以呼救。

　　如果您的家中有特殊患者，在置备急救箱时还应进行特别的安排。例如，心脏病患者家中应当备有硝酸甘油等药品；高血压患者家中则应当准备降压药；糖尿病患者家的急救箱应该准备饮用水和糖块。

有了急救箱，是不是就高枕无忧了呢？答案是否定的，因为急救箱如果长期不用，里面的药品很可能会过期、失效甚至转变为有毒物质。因此，至少每隔 3 个月检查一次急救箱，及时补充用完的物品和药品，更换过期和即将过期的药品，如发现药品的性状发生了改变，如受潮、变色等，也要及时处理。最好使用可以密封的急救箱，可以防潮防污。

家庭急救有"八戒"，具体如下：

一戒惊慌失措：遇事慌张，于事无补。如慌慌张张用手拉拽触电者，只能连自己也触电。此时应首先切断电源，用木棍等绝缘体使患者脱离电源再行救护。

二戒因小失大：遇到危重患者，先看患者是否还有心跳呼吸，瞳孔和神志情况如何。如果心跳呼吸已停止，则应马上做胸外心脏按压，而不能急于包扎止血。

三戒随意搬动：万一发生意外，家人往往心情紧张，乱叫患者，猛推猛摇患者，搬来拖去。其实，最好原地救治，切忌随意搬动，特别是脑出血、脑外伤、急性心肌梗死、骨折患者更忌搬动。

四戒舍近求远：急救之时，时间就是生命，应该就近送医院，特别是患者呼吸心跳濒临停止时，更不宜送较远处的大医院，要相信小医院完全有能力进行初期急救，急救后病情相对稳定再转送上级医院。

五戒乱用药：不少家庭备有药品，但使用药物的知识有限，切勿乱用。如急性腹痛，过量服用止痛药会掩盖病情，妨碍正确诊断。

六戒滥进饮料：不少人误以为给患者喝点热茶热水会缓解病情，实际上毫无必要。烧伤者不宜喝开水，急性坏死性胰腺炎应禁食禁水，尤其是神志不清患者，更不能硬灌饮料，那样容易灌进气管引起呛咳、窒息。

七戒一律平卧：并非所有急重患者都要平卧，如失去意识的患者应让其平卧，头偏向一侧；心源性哮喘患者让其取坐位，腿下垂，略伏在椅子背上更好；急性腹痛者让其屈膝以减轻疼痛；胸腔积水患者取半坐位。

八戒自做主张乱处理：平时留意学习一些基本的抢救知识，紧急关头切忌想当然处理。

第二章
脑部疾病群众急救手册

第一节 脑 卒 中

首先要知道什么是脑卒中。脑卒中俗称"中风"，是由向大脑输送血液的血管疾病引起的一种急性疾病。脑卒中或脑血管意外（CVA）会对大脑组织造成突发性损坏，通常发生在向大脑输送氧气和其他营养物的血管爆裂之时，或发生在血管被血凝块或其他颗粒物质阻塞之时。如果神经细胞缺乏足够的氧气供给，几分钟内就会死亡。而后，受这些神经细胞控制的身体功能也会随之失去作用。由于死亡的大脑细胞无法替换，因此，脑卒中造成的后果通常是永久的。

脑卒中分成两类：一类是缺血性脑卒中，大约占所有脑卒中的80%。是指局部脑组织因血液循环障碍，缺血、缺氧而发生的软化坏死。主要是由于供应脑部血液的动脉出现粥样硬化和血栓形成，使管腔狭窄甚至闭塞，导致局灶性急性脑供血不足而发病，称为动脉硬化性血栓形成性脑梗死。也有因异常物体（固体、液体、气体）沿血液循环进入脑动脉或供应脑血液循环的颈部动脉，造成血流阻断或血流量骤减而产生相应支配区域脑组织软化坏死，称为脑栓塞。出血性脑卒中分为两种亚型：颅内出血（ICH）和蛛网膜下腔出血（SAH）。出血量决定了脑卒中的严重程度。因为民众难以在院外区分缺血性和出血性脑卒中，所以一并叙述。

如今脑血管病已成为我国城市和农村人口的第一位致残和第一位死亡原因，且发病有逐年增多的趋势。流行病学研究表明，中国每年有150万~200万新发卒中的病例，目前我国现存脑血管病患者700余万人，而这些患者当中约70%为缺血性卒中患者，他们有相当的比例伴有多种危险因素，极易复发。

群众非医务人员如何识别脑卒中呢？主要从发病时表现判断，每位病人患者的发病表现各有不同，可表现为以下一项或几项：

（1）意识障碍：轻者神志恍惚、昏迷，叫醒后又很快入睡；严重者突然昏迷。

（2）肢体无力或麻木，脸部或肢体感觉障碍：有蚁行感、痛觉感。

（3）单侧肢体运动不灵活。

（4）语言障碍，突然说话不利索或说不出话，流涎。

（5）瞳孔变化：一侧大一侧小；双侧针尖样大小；双侧扩大。

（6）理解能力下降，或突然记忆力减退。

（7）视觉障碍：单侧眼视物不清；眼球转动不灵活。

（8）小便失禁。

（9）平衡功能失调，站立不稳。

（10）恶心，呕吐。

如果有以下表现，说明病情危重：

（1）突然昏迷，逐渐加重，血压显著升高。

（2）呕吐不止，鼾声大作。

（3）呼吸微弱、断续、叹息样呼吸，每分钟 6 次左右。

如果发现患者出现以上表现，民众如何进行自救呢?

（1）不主张自行送往医院。因为在转运过程中可能由于转运方式的错误导致病情加重。可立即拨打 96120，由急救人员到现场进行救治，并争取发病 3 小时之内到达正规医院，为下一步诊疗争取时间。

在拨打 96120 报警时，要说明详细地址、留下联系电话，向接话人员简要的说明"你见到的情况"，切勿只说"诊断"。例如：有一次，有人拨打96120 急救电话，紧张的催促赶快赶到，反复强调患者"脑出血"，而不说"见到的情况"。急救人员到达现场后，发现患者倒在血泊之中，顶部约10cm 头皮裂伤，颅骨外露，活动性出血。原来此"脑出血"非彼"脑出血"。急救人员携带了关于脑出血的急救药物，而未随手携带创伤器具，只能就地取材，包扎止血，建立液路快速补液，监测生命体征，及时的将患者送往医院。

（2）发现病人患者突然发病后切忌慌乱紧张，应保持镇静，切勿为了弄醒病人患者而大声喊叫或猛烈摇动昏迷者。应让患者平卧，观察生命体征。

（3）保持呼吸道的通畅是昏迷病人患者最重要的急救措施，目前也是群众急救时最不到位的一方面。经常见到患者家人将病人患者的头高高抬起，前曲颈部几乎前屈 90°，病人患者处于"窒息"状态。而且还有患者家人因患者平时习惯用高枕等理由而阻止急救人员打开气道，甚至因此和医务人员争执，这是极其危险的。应将患者平卧，用枕头或折叠的毛巾垫在脖子和肩膀之下，让其头部后仰，下巴向上挺起，这样可以减少意识不清时舌根和咽部肌肉松弛所造成的呼吸道阻塞，让呼吸顺畅。如果有假牙义齿，要记得取出。

（4）脑卒中病人患者呕吐时，应将其头偏向一侧，尽量除净口腔内呕吐物，以免呕吐物堵塞气管而窒息。

（5）病人患者出现呼吸停止，摸不到大动脉处有搏动，就地给予心肺复苏。若必须移动时千万要小心。

（6）脑卒中病人患者抽搐时，迅速清除病人患者周围有危险的东西。可用筷子或小木条缠上软布垫在上下牙之间，以防咬破舌头。

（7）需要强调的是，一定要先到院内急诊科进行诊疗，要充分信任医务人员，切忌越过急诊科而自行联系"熟人"。这是"沧州式就诊"的普遍性的严重错误。急诊科医师擅长各种急症的救治，知识面广，鉴别诊断能力强，而且急诊科紧邻各种辅助检查科室，医院又有急危重患者优先政策，即使是在急诊科不能治愈，也能为专科治疗争取时间，做好准备。例如：患者李某，男性，67岁，主因被家人发现意识不清1小时来院。急诊医师初步判断为"脑出血，脑疝形成"。由于种种原因，患者家人坚决拒绝急诊救治，强行将患者转运到自己的"熟人"科室——神经内科，要求"熟人"亲自诊查。经查颅脑CT，证实了急诊科医师的判断，又将患者患者转至神经外科。为尽快手术，再次将患者转至急诊科，开通绿色通道，完善术前准备，办理住院手续。这一过程白白被患者家人耗费了60分钟，严重影响患者的预后。

第二节　颅脑损伤

颅脑损伤是一种常见外伤，是暴力作用于头颅引起的损伤。可单独存在，也可与其他损伤复合存在。其分类根据颅脑解剖部位分为头皮损伤、颅骨损伤与脑损伤，三者可合并存在。和平时期颅脑损伤的常见原因为交通事故、高处坠落、失足跌倒、工伤事故和火器伤。

颅脑损伤时可能会出现意识障碍，头痛、呕吐，甚至会有呼吸微弱、心跳停止等表现。

遇到颅脑损伤的患者，如何先期自救呢？

（1）"先救命，后治病"是重要的急救原则。首先要处理性命攸关的病情，如呼吸、心跳骤停、大出血、休克等。

如果呼吸心跳停止，立即胸外按压，清除口腔异物，打开通气道。可以不做口对口人工呼吸。如果头部有开放性伤口且有活动性出血，应立即应用现有物品，如衣服、毛巾、布料等，加压包扎止血。如果没有用于包扎的物品，直接用手压迫伤口也可以止血。有条件的话立即建立静脉通路，补液。

（2）立即拨打96120急救电话，并提供接话员需要的信息。

（3）重度颅脑损伤的患者常因意识障碍，频繁呕吐，口腔、呼吸道积存大量食物残渣、分泌物和血块，导致呼吸道阻塞或发生误吸而引起窒息。遇到这种情况，应用手指清除口腔内异物；或用手挤压病人患者气管，诱发患者咳嗽，使气管异物咳出。

（4）颅骨开放骨折或者脑组织外露，将伤口周围5厘米范围内头发剃掉或剪去，轻轻地盖上无菌纱布并包扎。如果伤口内有脏东西，要由医生来取，不能随便用手取物，以免加重颅内感染。若有插入颅脑内的异物，在急救时不可贸然拔出，以免造成更大量的出血。

（5）颅底骨折，从耳道或鼻内流出脑脊液，千万不要用棉花等物阻塞鼻孔或耳孔等流出脑脊液的地方；严禁用水冲洗流出的脑脊液；不要擤鼻涕、掏耳朵，保持口腔清洁。

（6）需要搬运患者时，宜采取侧卧位或仰卧头低位，始终保持呼吸道通畅，密切观察患者病情变化。宜用木板或担架抬送，绝不能用人扛、肩背等办法，尽量减少患者的震动。

第三节　癫　痫

癫痫（epilepsy）即俗称的"羊角风"或"羊癫风"，是大脑神经元突发性异常放电，导致短暂的大脑功能障碍的一种慢性疾病。据中国最新流行病学资料显示，中国约有900万左右的癫痫患者，其中500万~600万是活动性癫痫患者，同时每年新增加癫痫患者约40万，在中国癫痫已经成为神经科仅次于头痛的第二大常见病。

癫痫病因复杂多样，包括遗传因素、脑部疾病、全身或系统性疾病等；可见于各个年龄段；发病机制非常复杂；临床表现复杂多样。典型全面强直-阵挛性发作时，其表现是最易引起群众注意的。以突发意识丧失、全身强直和抽搐为特征，典型的发作过程可分为强直期、阵挛期和发作后期。一次发作持续时间一般小于5分钟，常伴有舌咬伤、尿失禁等，并容易造成窒息等伤害。

癫痫病作为一种慢性疾病，虽然短期内对患者没有较大影响，但是长期频繁的发作可导致患者的身心、智力产生严重影响，且威胁患者生命安全。癫痫患者经常会在任何时间、地点、环境下且不能自我控制地突然发作，容易出现摔伤、烫伤、溺水、交通事故等。民众如何对癫痫患者进行自救呢？

（1）有先兆发作的患者应及时告知家属或周围人，有条件及时间可将患者扶至床上，来不及者可顺势使其躺倒，防止意识突然丧失而跌伤。

（2）迅速移开周围硬物、锐器，减少发作时对身体的伤害。

（3）迅速松开患者衣领，使其头转向一侧，以利于分泌物及呕吐物从口腔排出，防止流入气管引起呛咳窒息。

（4）将缠有软布的筷子、软木条、牙刷柄等物垫在患者上下牙之间，避免发作时咬伤自己的舌头；不要灌药，防止窒息；不要掐患者的人中，这样对患者毫无益处。

（5）不要在患者抽搐期间强制性按压患者四肢，过分用力可造成骨折和肌肉拉伤，增加患者的痛苦。癫痫发作一般在 5 分钟之内都可以自行缓解。

（6）迅速把患者送往医院或拨打 96120 急救电话。

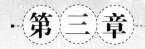

心肺复苏

本部分主要是讲述脑部疾病的院外急救知识，但重症脑部疾病突然发作很可能导致心搏骤停。心搏骤停一旦发生，如得不到及时抢救复苏，4～6分钟后会造成患者的脑和其他人体重要器官组织的不可逆性的损害，因此，心搏骤停后的心肺复苏（cardiopulmonary resuscitation，CPR）必须在现场立即进行，为进一步抢救直至挽回心搏骤停伤患者的生命而赢得最宝贵的时间。在医学发达国家，心肺复苏术是全民培训的内容之一。由美国心脏学会（AHA）和其他一些西方发达国家复苏学会制定的每五年更新一次的"国际心肺复苏指南"也针对民众作出必要的修改。

1. 民众如何进行成人基本生命支持呢？

（1）基础生命支持（basic life support，BLS）：又称初步急救或现场急救，目的是在心脏骤停后，立即以徒手方法争分夺秒地进行复苏抢救，以使心搏骤停患者心、脑及全身重要器官获得最低限度的紧急供氧。其归纳为 A、B、C、D。即 A（airway），开放气道；B（breathing），人工呼吸；C（circulation），胸外按压；D（defibrillation），电除颤。BLS 包含了生存链"早期识别，求救；早期 CPR；早期电除颤和早期高级生命支持；综合的心脏骤停后治疗"中的前三个环节。

（2）评估现场安全：发现患者意识丧失倒地，施救人员先要确定现场是否安全，有无威胁患者和施救者安全的因素。如有，应及时躲避或脱离危险。

（3）判断反应：施救者在确认现场安全的情况下轻拍患者的肩膀，并大声呼喊"唉，同志，你怎么了？"观察患者有无语音或动作反应。对有反应者帮其采取自动体位；无反应者应采取平卧位，解开衣服、腰带，便于实施心肺复苏。如怀疑颈椎受伤反转患者时应保持头颈部和躯干在一个轴面上，避免脊髓受到损伤。检查患者是否有呼吸，如果没有呼吸或者没有正常呼吸（即只有喘息），立刻启动应急反应系统。

（4）启动紧急医疗服务（emergency medical service，EMS）并获取自动体外除颤器（automated external defibrillator，AED）：如发现患者无反应、无呼吸，立即大声呼叫、求助："快来人啊"。

如果短时内无他人赶来共同施救，应立即拨打96120，简要说明情况，启动EMS体系。然后对患者实施CPR。如果有条件，取来AED，进行除颤。

如有多名施救者在现场，其中一名拨打96120急救电话，如果有条件的话，取来AED。其他施救者轮流按步骤进行CPR。

AED可以语音引导施救者操作，自动分析、自动放电完成除颤。在2004年我国就启动了AED工程，目前，在北京首都国际机场配备有67台AED。2008年，北京市政府也一次购买了400台AED。国产的AED逐渐的在全国得到普及。

（5）胸外按压：确保患者仰卧于坚实的平面上。急救者可采用跪式或踏脚凳等不同体位，将一只手的掌根放在患者胸骨中、下1/3处，或者两乳头连线与胸骨交界处。将另一只手的掌根置于第一只手上，手指不接触胸壁。按压时双肘须伸直，使肩、肘、腕在同一轴线上，与患者身体平面垂直，用上身重力按压。成人按压频率为至少100次/min，下压深度至少为5厘米，每次按压之后应让胸廓完全恢复。按压时间与放松时间各占50%左右，放松时掌根部不能离开胸壁，以免按压点移位。如双人或多人施救，应每2分钟更换按压者，并在5秒钟内完成转换。

（6）开放气道：患者无意识时，由于舌后坠、软腭阻塞气道，有两种方法可以开放气道。①仰头抬颏法：如患者无明显头颈部外伤可使用此法。患者仰卧位，施救者位于患者一侧，将一只手小鱼际置于患者的前额，然后用手掌推动，使其头部后仰；将另一只手的手指置于下颏骨性部分向上抬颏，使下颌尖、耳垂连线与地面垂直。②推举下颌法：高度怀疑患者颈椎损伤时使用。患者平卧，施救者位于患者头侧，两拇指置于患者口角旁，余四指托住患者下颌部分，保证头和颈部固定的前提下，用力将患者下颌向上抬起，使下牙齿高于上牙齿，避免搬动颈部。注意在开放气道同时应该用手指挖出患者口中异物或呕吐物，有义齿者应取出义齿。

（7）人工呼吸：2010年国际心肺复苏指南推荐公众院外CPR不推荐进行口对口人工呼吸。

（8）AED除颤：目前电脑语音提示指导操作的自动体外除颤器（automatic external defibrillator，AED），大大方便了非专业急救医务人员的操作，为抢救争取了宝贵的时间。AED使复苏成功率提高了2~3倍，非专业救护者30分钟就可学会。

AED 适用于无反应、无呼吸和无循环体征（包括室上速、室速和室颤）的患者。公众在 5 分钟内使用就近预先准备的 AED 对心搏骤停患者实施电击除颤，可使院前急救生存率明显提高（49%）。没有条件取得 AED 的话，持续 CPR，一直到专业急救人员到达。

2. 公众在施救时，什么时候终止 CPR 呢？

非专业急救者应持续 CPR 直至获得 AED 和被专业急救人员接替，或患者开始有活动。不应为了检查循环或检查反应有无恢复而随意中止 CPR。

3. 终止抢救的标准是什么？

现场 CPR 应坚持不间断地进行，不可轻易作出停止复苏的决定，如符合下列条件者，现场抢救人员方可考虑终止复苏：

（1）患者呼吸和循环已有效恢复。

（2）无心搏和自主呼吸，CPR 在常温下持续 30 分钟以上，专业急救人员到场确定患者已死亡。

（3）有专业急救人员接手承担复苏或其他人员接替抢救。

第四章

其他疾病

第一节　心　绞　痛

心绞痛是冠心病的一种常见类型，由一时性心脏供血不足引起的。心绞痛是由于向心脏供血的冠状动脉变狭窄或发生痉挛，引起心肌缺血而致痛。心绞痛发作时人会突然出现胸闷、气短、胸骨后疼痛，有压迫、发闷或紧缩感，有时有灼烧感，有时疼痛还放射到左肩、左肩内侧或达手指、下颌、颈部等处，多在从事较强体力活动时发生，一般休息 3 ~ 5 分钟后可缓解。如果发生心绞痛，应立即采取以下措施：

（1）就地采取坐位、半卧位或卧位休息，切勿活动，以免加重病情。

（2）舌下含服硝酸甘油 1 片。在血压不低于平时水平的前提下，此药 1 ~ 2 分钟起作用，半小时后作用消失。90% 的患者服用硝酸甘油有效，且多在 3 分钟内生效。血压低者不能服用硝酸甘油。

（3）疼痛缓解后，继续休息一段时间后再活动。

（4）及时呼叫 96120 急救电话。

第二节　急性心肌梗死

急性心肌梗死是由于冠状动脉严重阻塞或痉挛，使相应的心肌严重而持久的急性缺血所致。急性心肌梗死患者可有心绞痛的历史，但也可从来没有类似症状。急性心肌梗死患者发病前常有先兆表现，如近期心绞痛发作频繁，持续时间延长，服用硝酸甘油的效果不如以前，还伴有恶心、呕吐等。心肌梗死发作时，疼痛部位、性质与心绞痛相同，但更剧烈，持续时间长，有濒死感，同时有面色苍白、出大汗、烦躁、恐惧、恶心、呕吐等症状。这时要立即采取以下措施：

（1）应就地平卧，松解领口，头部侧左或侧右，室内保持安静和空气流通，不可搀扶患者走动或乱加搬动以免加重病情。

（2）有条件可立即吸氧。发病4小时内，发生心室颤动和猝死的危险性最大。

（3）舌下含硝酸甘油片1片（0.3～0.6mg），或用消心痛/冠心苏合丸1粒（5～10mg）、速效救心丸10粒舌下含服。

（4）同时立即拨打96120呼叫急救中心。

（5）密切观察患者的呼吸、脉搏和意识的状况。

（6）患者自己不要动，尽快在医务人员的监督下将患者送到有抢救条件的医院。

第三节　烫　　伤

烫伤分为三级：一级烫伤只损伤皮肤表层，会造成皮肤发红有刺痛感；二级烫伤是真皮损伤，局部红肿疼痛，发生后会看到明显的水泡；三级烫伤是皮下肌肉、骨骼都有损伤，会导致皮肤破溃变黑。

（1）一旦发生烫伤后，立即将被烫部位放置在流动水下冲洗或是用凉毛巾冷敷，如果烫伤面积较大，伤者应该将整个身体浸泡在放满冷水的浴缸中。可以将纱布或是绷带松松地缠绕在烫伤处以保护伤口。

（2）不能采用冰敷的方式治疗烫伤，冰会损伤已经破损的皮肤，导致伤口恶化。不要弄破水泡，否则会留下瘢痕。也不要随便将抗生素药膏或油脂涂抹在伤口处，这些的物质很容易沾染脏东西。

（3）三级烫伤、触电灼伤以及被化学品烧伤务必及时到医院就医或立即拨打96120急救电话。另外，如果患者出现咳嗽、眼睛流泪或者呼吸困难，则需要专业医生的帮助。二级烫伤如果面积大于手掌的话，也应及时就诊。

第四节　呼吸道异物堵塞

某种疾病（如脑血管后遗症）和不良的进食习惯（如吃饭时说笑、吞咽过猛，小孩边跑边吃果冻、花生或嘴里含着笔帽、玻璃球等），是造成呼吸道堵塞的常见原因。部分堵塞危害较轻，完全堵塞则会危及生命，患者会不由自主地用手扶颈部，出现憋气和剧烈的咳嗽，呼吸困难，张口说不出话，口唇青紫，严重时会昏迷。

（1）如果患者呼吸尚可，能说话、咳嗽，尽量鼓励他咳嗽，并让其弯腰，拍打其背部，协助把异物排出。

（2）如果患者不能说话、咳嗽，呼吸比较困难，但神志清醒，能站立，可采取上腹部冲击法解救。即急救者站在患者背后，双手环抱患者腰部，让患者弯腰，头向前倾。急救者一手握空心拳，将拇指顶住患者腹部正中线肚脐上方两横指处，另一手紧握在握拳手之上，两手用力向患者腹部的后上方挤压，约每秒钟挤压 1 次，可连续 5 ~ 6 次，每次挤压动作要明显分开。

（3）患者也可采取上述方法自救，将自己脐上两横指处压在椅背、桌边、床栏杆等硬物处，连续向腹部后上方冲击 5 ~ 6 次，直至异物排出。

（4）如果患者是孕妇或由于肥胖不适宜使用腹部冲击法，急救者可挤压患者胸骨下半段，方法同胸外心脏按压。连续按压 5 次后观察效果，无效时应重复进行。

（5）如果患者出现昏迷，要扶他仰卧，并紧急呼叫 96120。如果患者心跳、呼吸终止，应立即进行心肺复苏抢救，直至急救车到来。

第五节　哮　　喘

哮喘全称支气管哮喘，是一种过敏性疾病。多在初春、深秋及气温变化明显时发病。也可因患者接触过敏原（如花粉、尘土、螨、药物等）引起。哮喘发作时常会流鼻涕、咳嗽等，继而声音嘶哑，咳嗽时发出"空、空"声，呼气尤其费力，有吹哨一样的哮鸣音。患者口唇青紫，烦躁不安。

（1）开窗换气，保持空气清新。如果患者还在致敏的环境内，要尽量设法离开。

（2）让患者坐舒适，不要躺下，有条件的话给患者吸氧；帮助患者用常备药物，如气喘喷雾剂等进行治疗。

（3）安慰患者，帮其克服恐惧心理，能减轻哮喘症状。

（4）要尽快呼叫 96120。

第六节　中　　暑

人长时间受到烈日暴晒或在又热又湿的环境里，身体虽然大量出汗，但不足以散热，则会发生中暑，出现皮肤苍白、心悸、恶心、呕吐等症状，如果不及时处理，还会出现高热、抽搐、昏迷等严重情况。

（1）迅速把患者移到阴凉、通风处，坐下或躺下，宽松衣服，安静休息。

（2）迅速降低患者体温，可用冷水擦身，在前额、腋下和大腿根处用浸了冷水的毛巾或海绵冷敷。

（3）给患者饮用加糖的淡盐水或清凉饮料，补充因大量出汗而失去的盐和水分。

（4）尽快呼叫96120送往医院。

第七节 发　　热

正常人腋下体温为35.5～37.0℃，当腋下体温超过37.5℃时，则为发热。体温超过39.0℃则为高热，许多种疾病都可能伴有发热。多数情况下，发热是机体与侵入体内的病原体斗争的表现，一般不必积极降温；但如果是持续性高热，就可能对患者不利，特别是小儿，高热可能引起抽搐，应采取降温措施。当家人发高热不超过38.5℃时，不需要马上吃退烧药，可以用以下方法降温：

（1）降低环境温度，脱去部分衣服等。

（2）多喝水，多排尿。

（3）温水擦浴。

（4）用冷湿毛巾或冰袋放在额头、腋窝、腹股沟处冷敷，每3～5分钟更换一次。

（5）如果体温超过38.5℃，用一般方法不能降温，就应服用退烧药。

（6）退烧治疗的同时，及时就诊，查明发热原因，以免延误病情。

（7）婴幼儿高热容易引起惊厥（抽风），出现全身或局部的肌肉痉挛，需要采取以下措施：

1）解开患者的衣扣，以免影响呼吸。

2）将患者头歪向一侧，保持呼吸道通畅，便于呕吐物排出。

3）冷敷降温，并迅速送医院就诊或拨打96120。

第八节　急性中毒

有毒物质进入人体的途径主要有4种：经口吞入，经口、鼻吸入，经皮肤及黏膜接触被吸收，经注射进入血液。毒物进入身体后，有的作用于中枢神经系统，能抑制呼吸、心跳；有的进入血液，能使身体组织缺氧；腐蚀性的毒物被吞入，能烧伤口腔、食管、胃等，严重时常危及生命。

家人万一急性中毒，家中最重要的急救原则就是"减少毒物吸收、加速毒物排出"。抢救皮肤染毒者的方法是尽快清洗其皮肤；抢救口服毒物者的方法是尽快催其呕吐。然后，要争分夺秒地将患者送到医院抢救。

一、安眠药中毒

服用安眠药的剂量多少，是否空腹服用，决定着中毒的严重程度。安眠药是中枢神经系统的抑制药，轻度中毒者会出现头晕、恶心、呕吐、动作不协调、说话含混不清等症状，严重中毒者会出现昏睡、抽搐，甚至昏迷、死亡。解救安眠药中毒者的方法如下：

（1）如果患者嘴里还有尚未咽下的药，可用手抠出。

（2）如患者清醒，给患者适量喝些温开水或盐水，再用长勺或筷子压其舌根催吐。

（3）如患者已经昏迷，说明中毒严重，此时不能催吐，要立即呼叫96120送患者去医院，同时要密切观察患者的呼吸和脉搏。

（4）把残留的药物或药瓶（包装）带给医生，协助医生尽快作出诊断。

二、灭鼠药中毒

灭鼠药种类很多，常见的有安妥、敌鼠钠盐、氟乙酰胺等。人误食后中毒的表现不同：安妥主要损害肺毛细血管，使中毒者口部、咽部有烧灼感，口渴、头晕、躁动，甚至呼吸困难、皮肤青紫、昏迷。敌鼠钠盐是抗凝血杀鼠剂，它先使中毒者恶心、呕吐、精神萎靡，以后（多从第3天后开始）可有出血征象，如鼻出血、牙龈出血、咯血、便血、尿血、皮下出血等。氟乙酰胺可经消化道、皮肤、呼吸道吸收，在中毒者体内代谢，多发生蓄积中毒，对神经系统、消化系统、心血管系统和呼吸系统都有损害，可逐渐出现多种中毒症状。

（1）让患者大量喝温开水或淡盐水催吐。可以用长勺或筷子压患者舌根，直到吐出来的是清水样的液体为止，以减少毒物吸收。

（2）尽快呼叫96120急救车将患者送往医院。

（3）将已昏迷的患者摆放成侧卧位（复苏位）以保持呼吸道通畅。

（4）不能给患者吃含油食物，避免加速毒物吸收。

三、有机磷中毒

吞入含有磷的敌敌畏、乐果等农药以及吸入毒气沙林，人会出现头晕、呕吐、肌肉抽搐、流口水、出大汗，甚至大小便失禁、昏迷，呼出的气体和呕吐物有蒜臭味。此外，中毒者瞳孔缩小如针尖。皮肤接触和呼吸道吸入农药也会引起人中毒。如发现是有机磷中毒，应立即采取以下措施：

（1）如果经皮肤接触中毒，要立即脱去中毒者被污染的衣服，及时清洗皮肤。

（2）如果经口吞入中毒，要立即催吐以排出毒物，并及时拨打96120送往医院进行洗胃和药物治疗。

（3）如果患者已经昏迷，可将其摆放成侧卧位（复苏位），以保持呼吸道通畅，并尽快呼叫96120送患者去医院。

四、食物中毒

食物中毒分为细菌性食物中毒和非细菌性食物中毒。常见的是人吃了被细菌污染的食物而引起的细菌性食物中毒，表现为急性胃肠炎的症状，如恶心、呕吐、腹痛、腹泻，而且呕吐和腹泻比较剧烈。解救的措施如下：

（1）患者中毒早期可以催吐，以减少毒物吸收。

（2）频繁呕吐和腹泻会引起身体脱水。如果脱水较轻，患者精神状态比较好，可以卧床休息，暂时禁食6~12小时，多喝些加糖的淡盐水，以补充体内的无机盐和水分。

（3）如果脱水严重，患者精神萎靡、发热、出冷汗、面色苍白，甚至休克，要让患者平卧，双脚抬高，以保证重要脏器的血液循环，尽快呼叫96120送往医院。

（4）保留吃剩的食物，带到医院以协助诊断。

五、酒精中毒

急性酒精中毒是指人因饮酒过多而使中枢神经系统被抑制，轻者头晕、语无伦次、行走不稳，重者呕吐、昏睡、昏迷，甚至因呼吸肌麻痹而死亡。解救的措施如下：

（1）让轻度醉酒者多喝温开水，促进其体内的酒精排泄，减轻症状。

（2）对重度醉酒者，首先要催吐，迅速减少其体内的酒精吸收，缓解症状。如果催吐后中毒症状未能缓解，甚至出现呼吸变浅变慢、脉搏快而弱的情况，就要及时呼叫96120送往医院。

（3）如果患者昏迷，可将其摆放成侧卧位（复苏位），以保持呼吸道通畅，便于呕吐物排出，并拨打96120送往医院。

（4）对醉酒者千万不要让其单独睡觉，以免患者发生窒息时无人救护。

六、煤气中毒

煤气中毒即一氧化碳中毒。这种无色无味的有毒气体，随空气被人吸入肺，与血液里的血红蛋白结合，使红细胞丧失携氧能力，使人产生中毒症状。中毒较轻时，人会感到头痛、恶心、心悸、浑身无力；中毒较重时，脸和口唇成樱桃红色，神志模糊，意识丧失，呼吸困难，甚至死亡。此外，家中使用的天然气（主要成分甲烷）或液化石油气（主要成分为丙烷、丙烯）如果泄漏，也会引起人中毒，出现类似症状。急救煤气中毒者的措施如下：

（1）千万不要认为屋里没有气味就是没有煤气，这是普遍的错误。

（2）立即打开门窗，通风换气。

（3）把中毒者移到室外或其他空气新鲜的房间，宽松衣服。

（4）如果中毒者神志不清，要立即呼叫96120，同时将患者摆放成侧卧位（复苏位），以保持呼吸道通畅，便于呕吐物排出。

（5）如果患者呼吸停止，或者心跳停止，应立即实施心肺复苏术，直到专业急救人员到来。

第九节　异物入眼

任何细小的物体或液体，哪怕是一粒沙子或是一滴洗涤剂进入眼中，都会引起眼部疼痛，甚至损伤眼角膜。

（1）首先是用力且频繁地眨眼，用泪水将异物冲刷出去。如果不奏效，就将眼皮捏起，然后在水龙头下冲洗眼睛，注意一定要将隐形眼镜摘掉。

（2）不能揉眼睛，无论多么细小的异物都会划伤眼角膜并导致感染。如果异物进入眼部较深的位置，那么务必立即就医，请医生来处理。

（3）如果是腐蚀性液体溅入眼中，必须马上去医院进行诊治或拨打96120急救电话。倘若经过自我处理后眼部仍旧不适，出现灼烧、水肿或是视力模糊的情况，也需要及时就诊，请医生借助专业仪器来治疗，切不可鲁莽行事。

第十节　鼻　出　血

鼻子有病或身体某些器官有病，都可能导致鼻出血。在多数情况下，鼻出血很快就能止住，但要警惕这一症状背后可能隐藏着严重问题。处理鼻出血的方法如下：

（1）让患者不要慌张，尽量放松，做慢而深的呼吸。

（2）如果血液流到口腔，要吐出来，不要咽下，以免引起恶心、呕吐。

（3）让患者坐下，头稍向前倾，以减少血液流入口腔，防止吸入肺部。

（4）捏闭鼻孔约10分钟，以压迫止血。

（5）用浸了凉水的毛巾、手绢或冰袋敷在前额鼻根部或脖子后面，使血管收缩，减少出血。

（6）要尽快送往医院医治。

（7）如果鼻子经常出血，要及时到医院检查原因，对症治疗。

第十一节　损伤的救护

一、常见损伤

损伤是外界刺激作用于人体，给人体组织或器官造成的破坏。日常生活中，常见的损伤多种多样，如割伤：由利器如刀子、玻璃片、牛皮纸纸边等切割皮肤造成，伤口边缘整齐。撕裂伤：皮肤被铁钩、带刺的物品划伤，或被动物抓伤、咬伤，伤口裂开，边缘参差不齐，伤口污染较严重。挫伤：人摔倒后被钝物或硬物击伤或撞伤，皮肤可能不破裂，受伤处淤血肿胀，严重者会造成骨折或内出血。刺伤：皮肤和组织被锐器如刀子、锥子、针、钉子等刺破，伤口小而深，细菌容易进入并存在于伤口深处，可能引起破伤风或气性坏疽感染。擦伤：多由于摔伤时擦破皮肤，多在肘、膝关节和手掌处，常有沙土嵌入伤口内，容易引起感染。

二、出血的种类

血液在遍布人身的血管网中不停流动。血管可分为动脉、静脉及毛细血管3种，当血管被损伤破裂时则会出血。小外伤引起的出血一般不严重。如果损伤较大的血管，就会引起大出血，严重时会危及生命。出血的种类包括：

（1）动脉出血：动脉血氧含量较高，所以颜色鲜红。动脉血管内压力比较高，出血呈喷射状，短时间内出血量大。动脉出血危险性最大。

（2）静脉出血：静脉血二氧化碳含量较高，所以颜色暗红。静脉血管内压力比较低，血液从伤口涌出。较大的静脉出血也比较危险。

（3）毛细血管出血：多数损伤都有毛细血管出血，颜色较鲜红，从伤口渗出。

按出血的部位不同，出血又可分为外出血和内出血。外出血在身体表面可以见到，内出血在身体表面见不到，但出血部位可以有肿胀、淤斑等。

1. 少量出血：患者伤口出血不多时，可做如下处理。

（1）救护者先洗净双手（有条件时，应戴上防护手套），然后用清水、肥皂把患者伤口周围洗干净，用药棉、纱布或干净柔软的毛巾、手绢将伤口周围擦干。

（2）伤口内如果有沙土或其他微小污染物，可先用清水冲洗出来。

（3）用创可贴或干净的纱布、手绢包扎伤口。

（4）不要用药棉或绒毛的布直接覆盖在伤口上；除敷料外，也不要用其他任何止血物品覆在伤口上。

（5）到正规医院对伤处进行进一步处理。

2. 严重出血：

（1）控制严重出血，要分秒必争。最直接、快速、有效的止血方法是直接加压法。用干净的纱布垫或布（棉）垫直接按压在伤口上。如果一时没有干净的布垫，救护者可用洗净的双手按压在伤口的两侧，保持压力15分钟以上，不要时紧时松。

（2）如果患者的血渗透了按压在伤口上的布垫，不要移开，可以再加盖一块布垫继续加压止血。

（3）用绷带或布条将布垫固定。若伤口在颈部，则不宜用绷带固定，可用胶布固定。

（4）如果伤口在四肢，固定以后要检查患者肢体末端的血液循环情况，若出现青紫、发凉，可能是绷带扎得过紧，要松开重新缠绕。

（5）当伤口内有较大的异物（刀片或玻璃碎片等）难以清理时，不要盲目将异物拔出或清除，以防止严重出血和加重组织损伤。这时需要采取间接加压止血法，即在伤口周围或伤口两侧垫上干净的纱布垫或布（棉）垫，再用绷带或三角巾将垫缠绕包扎固定，在伤口周围加压止血。

（6）如果清楚受伤处供血动脉的走行位置，压迫供血动脉近端。

（7）如果受伤处的衣裤妨碍包扎，可先将衣裤剪开。

（8）包扎结束后，要检查患者血液循环情况。

（9）尽快送患者去医院救治或拨打96120急救电话，并说明出血情况。

3. 内出血：身体受到外力撞击、挤压时会造成内出血。严重的内出血是十分危险的。血液从破裂的血管流入组织、脏器间隙和体腔（如外力打击造成的肝脏、脾脏破裂，血液流入腹腔），能导致失血性休克。颅内出血时淤积的血液会压迫脑组织，引起昏迷。血液如果聚集在胸腔，会使肺腔受到挤压而不能扩张，影响呼吸。

发生严重内出血时，患者常有以下特征：受到过外力打击或撞击，皮肤没有破裂，但患者出现休克症状，如皮肤苍白、湿冷、呼吸变浅变快、脉搏微弱加快、烦躁不安等。

发现患者严重内出血时，要采取以下措施：

（1）立即呼叫96120。

（2）让患者躺下，使大脑有较多的血液供应，安慰患者，使其尽量保持安静。

（3）密切观察患者的呼吸、脉搏和神志，守护患者直至急救车到来。

（4）患者如有排泄物或呕吐物，要留交医生检查。

（5）不要给患者吃任何食物或饮水，以防需对患者手术时，因胃内容物大量反流造成窒息。

（6）如救护车短时间内无法到达，应自行送患者去往医院，越快越好。

4. 止血的辅助方法：患者伤口出血时，如不怀疑受伤肢体有骨折或其他损伤，可在直接加压止血的同时抬高并支持伤肢，使其高于心脏，有利于止血。抬高伤肢时，由于局部血液循环减少，可减轻伤处出血、肿胀。

如果怀疑患者有骨折或其他不宜移动伤肢的损伤，在为患者止血的同时要将伤处固定。固定伤肢可限制局部活动，避免骨折断端因活动而给周围组织造成更多的损伤和出血。

三、外伤包扎

此部分内容不容易学习和掌握，即使是专业人员也要经过培训和反复练习。但也希望能根据自己的需要，选择性的学习。只要能反复练习还是完全可以掌握这部分技能的。

发生外伤后及时妥善包扎，可以起到压迫止血、减少感染、保护伤口、减少疼痛和固定骨折等作用。包扎常用的材料有绷带、三角巾、纱布垫等。包扎材料要清洁、柔软、吸水力强。如果没有专用的包扎材料，可以就地取材，使用干净的毛巾、手绢、床单、衣物、口罩、领带等作为临时的包扎材料。

（一）包扎伤口的注意事项

（1）动作尽量轻巧，包扎松紧要适度。

（2）不可用手触摸伤口及敷料与伤口接触的内侧。

（3）救护人员包扎伤口时尽量不要说话和咳嗽。

（4）必要时，救护者要先戴上防护性手套再为患者包扎伤口，以防经血液感染疾病。

（5）包扎完成后，必须检查肢体血液循环的状况。具体方法如下：

按压手指（脚趾）甲，放开于后2秒，手指（脚趾）甲如不能迅速恢复红润，仍然苍白，说明血液循环不佳；还可观察伤肢远端的皮肤是否苍白，询问患者伤侧手指（脚趾）尖是否麻木，如果苍白或麻木，说明血液循环不佳，则应松开绷带，重新包扎。

（二）包扎伤口的方法

1. 三角巾包扎法：三角巾包扎操作简单，使用方便，容易掌握，包扎面积大。三角巾可对全身各部位进行止血和包扎。

常见的医用三角巾有两种规格：最常用的规格 36cm × 36cm × 51cm（45°、90°角）；第二种为 93cm × 93cm × 135cm（45°、90°角）。

2. 三角巾前臂悬挂包扎法：用三角巾做前臂悬挂可以承托伤肢，用于肋骨、锁骨或上肢（如手腕、前臂、上臂）受伤时的救护，具体包括以下两种方法。

（1）大手挂：让伤者坐下，嘱咐伤者托着伤侧的前臂，使手腕稍高于肘部。将三角巾的一端底角从前臂与胸之间穿过，将上端拉到健侧颈部，从颈后绕到伤侧颈前。将三角巾的下端底角拉起，覆盖前臂，在伤侧锁骨凹陷处与绕到颈前的另一端打结，再将伤侧肘部的三角巾顶角折叠好。

（2）三角手挂：用于承托及固定手掌或手指在较高的位置。托起伤者伤侧的手臂，使伤侧的手伸到对侧（健侧）的肩部。用打开的三角巾覆盖伤臂前臂，顶角向肘部外侧，将三角巾的一端拉到键部颈部。将三角巾底部包绕伤侧前臂及肘部，将另一端从背后绕到健侧颈部，两端在健侧锁骨凹陷处打结，再将伤侧肘部的三角巾顶角折叠好。

（3）如果现场没有三角巾或绷带，可以利用衣服、领带、围巾、皮带等做临时悬挂来固定上肢。

（4）用皮带或领带绕过颈部打结，来承托手臂。但如果患者是前臂骨折，不可用这种方法。

（5）如果伤者身穿外衣或背心，可帮伤者将受伤的手臂放入衣服内，将放入手臂以下的衣扣系上可用别针将翻起的衣角别同侧外衣的上方。

3. 三角巾头部包扎法：

（1）扶患者坐稳，去除眼镜和头饰。

（2）用干净的纱布垫或布（棉）垫按压在头顶部伤口上，加压止血约10 秒钟。

（3）将三角巾的底边折叠约两横指宽，边缘置于患者前额齐眉处，覆盖好布垫，顶角放在患者头后部。

（4）将三角巾两底角沿两耳上方向后收，在头后部枕骨下交叉并压紧顶角，然后绕回前额正中打结。

（5）将患者头后部的顶角拉紧并向上返折，将顶角塞进两顶角的交叉处。

4. 三角巾手足包扎法：

（1）将三角巾展开，将患者受伤的手掌（足）平放在三角巾的中央，手指（脚趾）尖对向三角巾的顶角。

（2）在患者伤指（趾）缝间放入敷料。

（3）将三角巾顶角折起，盖在患者手背（足背）上面，顶角达到腕关节（踝关节）以上。

（4）将三角巾两底角折起到患者手背（足背）交叉，再围绕手腕（踝部）一圈后打结。

5. 三角巾膝部（也可以用于肘部）包扎法：

（1）将三角巾折叠成适当宽度的带状。

（2）将中段斜放于患者受伤的膝部，将两端向后缠绕再返回，再将两端分别压在中段上、下两侧。

（3）包绕患者膝部1周后在外侧打结。

（4）包扎结束后，要检查患者血液循环情况。

三角巾的其他部位包扎方法在非专业人员操作时因为个人原因，往往不能取得相应的效果，因此不再一一描述。

6. 绷带包扎法：

（1）绷带有纱布绷带、弹性绷带等，一般使用的多为纱布绷带，正确的使用方法是：使用时，绷带卷轴在上。包扎时，将绷带由内至外（掌心朝前时上肢外侧为拇指侧，下肢外侧为小趾侧）、由下至上（肢体近心端为上，远心端为下）缠绕肢体。包扎开始和收尾时，要重复缠绕一圈作固定。缠绕时，每绕一圈要遮盖前一圈绷带的2/3，露出1/3，以使缠绕稳固。绷带包扎的松紧要适度，过松容易滑脱，过紧则阻碍患者肢体的血液循环。包扎结束时，绷带的尾端要收在肢体的外侧，打结或用别针固定。包扎结束后，要检查露出来的手指（脚趾）的血液循环情况。

（2）简单螺旋包扎法：先将绷带缠绕肢体两圈固定，然后由受伤部位的下方开始，由下而上包扎。包扎时应用力均匀，由内而外扎牢，每绕一圈时，遮盖前一圈绷带的2/3，露出1/3。包扎完成时盖在伤口上的敷料应完全遮盖。

（3）螺旋返折包扎法：适用于患者四肢粗细不等的部位。先将绷带缠绕患者受伤肢体处两圈固定，然后由上而下包扎肢体，每缠绕一圈返折一次。返折时按住绷带上面正中央，用另一只手将绷带向下返折，再向后绕并拉紧。每绕一圈时，遮盖前一圈绷带的2/3，露出1/3。绷带返折处应尽量避开患者伤口。

（4）人字形包扎法：用于能弯曲的关节，如肘部、膝部，还有手和脚跟。先将绷带在患者肢体关节中央处缠绕一圈作固定，然后绕一圈向下，再绕一圈向上，反复向下、向上缠绕。包扎结束时，在关节的上方重复缠绕一圈固定。

四、骨折

（一）骨折的表现

由于骨骼的周围有血管、神经或器官，骨折常会引起周围组织、器官的损伤。发生骨折时，伤者可以有如下表现：

（1）受伤的肢体出现缩短、扭转、弯曲等畸形。

（2）肢体没有关节的部位出现不正常的活动。

（3）骨折处疼痛、肿胀、淤血，受伤肢体不能活动。

（4）严重的骨折会出现大出血，甚至会使人休克。

以上表现不一定同时出现。如果怀疑患者骨折，应按骨折处理。除非现场环境对伤者或救护者有危险威胁，否则不要贸然移动患者及其受伤肢体，更不可盲目将骨折复位。尽量在现场及时对患者采取适当的固定措施，以减轻其疼痛并防止加重伤情，然后迅速将患者送往医院治疗或及时拨打96120急救电话。

（二）骨折的种类

1. 下颌骨骨折：下颌骨骨折常由于撞（打）击引起，通常一侧受到外力，而引起另一侧骨折，出现下巴偏斜、受伤一侧肿胀、张嘴和说话困难，如果口腔有损失，嘴角还会流出混有血液的口水。固定下颌骨骨折的方法如下：

（1）口腔内如有脱离的牙齿，要及时取出。

（2）用纱布垫或布垫轻轻托住伤侧的下巴，再用绷带或布条上下缠绕患者头部，将布垫固定。

（3）可让患者自己用手托住伤侧下巴，头向前倾，以便于口水流出。

（4）要紧急呼叫96120，并注意患者的呼吸、脉搏。

2. 上臂和肘关节骨折：

（1）发生上臂骨折（即肱骨骨折）而肘关节没有损伤时，肘部可以弯曲，固定的方法如下：①轻轻弯曲患者伤侧肘关节，将伤侧的前臂置于胸前，掌心向着胸壁。②在伤侧胸部和上臂之间垫上布垫，用三角巾或绷带将伤侧前臂悬挂固定。③可再用一条三角巾或绷带围绕患者胸部将伤肢扎紧加固。④立即就诊或拨打96120急救电话。

（2）如果肘关节有损伤，肘部不能弯曲，固定的方法如下：①扶患者躺下，保持伤侧上肢与躯干平行，掌心向肢体，在伤肢与胸部之间垫上布垫。②用三角巾或绷带轻轻围绕患者受伤的上肢和躯干，在未受伤的一侧打结。三角巾或绷带要避开患者受伤的部位。③包扎结束后，要检查患者血液循环情况。④立即就诊或拨打96120急救电话。

3. 前臂和腕关节骨折：前臂（桡骨、尺骨）和腕关节骨折多由于摔倒时手掌撑地而引起，患者常用手托着伤侧的前臂和手腕。固定的方法如下：

（1）轻轻弯曲患者伤侧肘关节，将伤侧的前臂和手腕置于胸前，掌心向着胸壁。

（2）在伤侧胸部和上臂之间垫上布垫，用三角巾或绷带将伤侧前臂悬挂固定。

（3）可再用一条三角巾或绷带围绕患者胸部将伤肢加固。

（4）包扎结束后，要检查患者血液循环情况。

（5）送往医院就诊或拨打96120急救电话。

4. 手部骨折及脱位：手掌和手指骨折常由于外力挤压引起，皮肤可能破损，出血比较多。手部骨折的特点是手掌、手背或手指可能因水肿或内出血严重肿胀，骨折后常会因为肌肉收缩造成局部畸形。

手指关节脱位通常因扭伤或手指被撞击（如球类运动）引起，有时与骨折很难区分，现场处理方法与骨折相同，具体如下：

（1）让患者取坐位，把干净的纱布或手绢折叠好，盖在受伤的手上。

（2）将伤侧前臂置于胸前，用三角巾或绷带将伤侧前臂悬挂固定。可再用一条三角巾或绷带围绕患者胸部，在健侧打结，打结处与身体之间放上软垫。

（3）包扎结束后，要检查患者血液循环情况。

（4）患者被送往医院时应采用坐位。

5. 肋骨骨折：当胸部受到撞击、挤压时，会引起一根或几根肋骨骨折，同一根肋骨也会多处骨折。受伤者胸部疼痛，深呼吸或咳嗽时疼痛加重，严重时会出现呼吸困难。这时，要紧急呼叫急救车。如果没有呼吸困难，固定的方法如下：

（1）让患者处于半卧位或坐位，身体向伤侧倾斜，将伤侧的前臂置于胸前。

（2）在伤侧胸部和前臂之间垫上布垫，用三角巾或绷带将伤侧前臂悬挂固定。固定患者伤侧前臂，以减少肋骨骨折处的活动，避免因此造成更多的损伤。

（3）可再用一条三角巾或绷带围绕患者胸部，在健侧打结，以加强固定。

（4）包扎结束后，要检查患者血液循环情况。

（5）包扎后送往医院就医或拨打96120急救电话。

6. 骨盆骨折：骨盆骨折可由于外力撞击、挤压或人从高处摔下时引起。骨盆骨折可以造成膀胱、尿道和直肠的损伤，还会引起严重内出血。患者臀部和下腹部疼痛，下肢活动时疼痛加重；下肢没有异常，但不能站立；尿中可混有血液；内出血严重时会出现休克。固定的方法如下：

（1）扶患者仰卧、屈膝，膝下垫枕头或衣服，同时呼叫96120。

（2）用三角巾或宽布带围绕患者臀部和骨盆，适当加压，包扎固定。

（3）用三角巾或布带缠绕患者双膝固定。

（4）尽量不要移动患者，直到急救车开来。

7. 大腿骨折：大腿骨折，即股骨骨折。股骨是人体中最长的骨，十分坚硬，发生骨折常由于强大的外力撞击。大腿血液循环丰富，骨折时如有大血管损伤，血液会大量流入组织间隙，引起严重的内出血；由于肌肉的牵拉，伤侧大腿可能缩短或向外翻，受伤处肿胀；伤侧的膝盖和脚会歪向一侧；有严重出血时，患者会出现休克。固定的方法如下：

（1）扶患者仰卧，将未受伤的腿与受伤的腿靠在一起，同时呼叫96120。

（2）在患者两腿之间，从膝关节以上到踝关节加垫衣物或折叠后的毯子等。

（3）用三角巾或绷带、布条、以8字形缠绕固定患者双足，使双足底与腿约呈90°。

（4）用三角巾或宽布带围绕患者双膝及骨折处上、下方，达到固定目的，并在健侧打结。

（5）包扎结束后，要检查患者血液循环情况。

（6）尽量不要移动患者，直到急救车开来。

8. 膝关节骨折：外力撞击或大腿肌肉的猛烈收缩会造成膝关节骨折。如人将要滑倒时，极力要站稳却又不能站稳，使髌骨被过度牵拉而扯断。膝关节骨折与膝关节扭伤往往不易区别，患者膝盖疼痛、肿胀。固定方法如下：

（1）扶患者仰卧，稍微屈膝，在膝下垫上衣物或枕头，使患者感觉舒适即可。

（2）用厚布垫或棉垫包绕患者膝部，再用三角巾或绷带、宽布条轻轻包扎固定。包扎要松一些，为受伤处肿胀留出空间。

（3）将患者速送医院或拨打96120。

9. 小腿骨折：小腿骨折，即胫骨和腓骨的骨折，常由于外力撞击引起。由于胫骨前皮下组织很薄，易形成开放性骨折；腓骨骨折多发生在踝关节以上10～12cm处，往往与踝关节扭伤不易区别。骨折处会出现肿胀、畸形。发生胫骨骨折时，断骨的尖端可能突出在皮肤之外；胫骨与腓骨同时骨折时，伤侧的脚会歪向一侧，而膝盖仍与大腿在一直线上。固定方法如下：

（1）扶患者仰卧，将其未受伤的腿与受伤的腿靠在一起。

（2）在两腿之间，从膝关节以上的大腿内侧部位到踝关节加垫衣物或折叠后的毯子等。

（3）用三角巾或绷带、布条、以8字形缠绕固定患者双足，使双足底与腿约呈90°。

（4）用三角巾或宽布带围绕患者双膝及骨折处上、下方，达到固定目的，并在健侧打结。

（5）包扎结束后，要检查患者血液循环情况。

（6）送往医院就医或拨打96120急救电话。

10. 足部骨折：脚被挤压、砸伤或碾伤时会发生骨折，患者受伤处肿胀、疼痛，不能行走。处置方法如下：

（1）扶患者坐下或躺下，不要搬动伤足，以免因活动造成骨折处更多的损伤和出血。

（2）如受伤部位皮肤无伤口，为减轻伤足的肿胀、疼痛，可适当垫高伤肢。

（3）对没有伤口的受伤部位可以冷敷，以减轻肿胀、疼痛。

（4）足部皮肤感觉和血液循环情况，检查时不要随意扭转伤处，以防加重损伤。

（5）尽快送患者到医院诊治或拨打96120急救电话。

11. 断肢：外伤可能使手指、脚趾及四肢与身体完全断离，形成断肢。要妥善保护断肢，争取再植成功。在断肢形成的6～8小时之内，断肢再植可获得较高的成功率，其重要条件之一是正确保管断肢。在现场急救时，具体措施如下：

（1）加压包扎伤口并抬高伤肢。

（2）用干净的手绢、毛巾包好断肢，外面再套一层不透水的塑料袋，同时注明伤者姓名和受伤时间。

（3）将装有断肢的塑料袋放入装有冰块的容器中保存。

（4）不要清洗断肢或直接将断肢放入水中或冰中。

（5）立即拨打96120急救电话或将保存好的断肢与患者一同送往医院，交给医护人员。

12. 脊柱损伤：脊柱损伤多由于受到间接外力，如人从高处摔下时，头、肩或足、臀部着地，对脊柱产生轴向的挤压力，或由于受到直接撞击而引起脊柱骨折、脱位和肌肉、神经损伤。当腰背突然弯曲、扭转或用力过猛时，也会引起支持脊柱的韧带、肌肉或椎间盘的损伤。发生脊柱损伤后，受伤部位以下的肢体往往不能活动，如压迫神经，皮肤可有针扎般感觉，背部剧烈疼痛，有被"切断"的感觉，严重时患者会昏迷。对脊柱损伤或怀疑脊柱损伤者的救护方法如下：

（1）不要移动伤者，立即呼叫96120。脊柱如果发生损伤，会失去对脊髓的保护作用，此时实施不合理搬动，就可能损伤脊髓神经，造成严重后果。

（2）用双手保持伤者头和颈部不动，还可找来衣物、毛毯等垫在伤者的颈、腰、膝、踝部，固定身体不动，等待急救车到来。

（3）如果周围环境有危险必须转移时，要几个人一起将患者整体（保持头、颈和躯干在一条直线上）放到平板上，充分固定后再搬运患者脱离危险的环境。

13. 关节扭伤：干体力活或运动的时候，有可能发生"崴脚"、"戳手"、"闪腰"等扭伤，其中"崴脚"即踝关节扭伤最多见，这是由于关节韧带被过度牵拉而引起的。扭伤时受伤关节疼痛，活动时疼痛加重，伤处四周很快出现青紫和肿胀。这时要按以下方法处理：

（1）在扭伤发生的24小时之内，尽量做到每隔1小时用冰袋冷敷1次，每次半小时。将受伤处用弹性压缩绷带包好，并将受伤部位垫高。48小时之后，开始给患处换为热敷，促进受伤部位的血液流通。

（2）不能随意活动受伤的关节，否则容易造成韧带撕裂，恢复起来相对比较困难。

（3）如果经过自我治疗和休息之后，患处仍旧疼痛且行动不便，那么有可能是骨折、肌肉拉伤或者韧带断裂，需要立即到医院就医或拨打96120急救电话。

沧州市中心医院急诊科特色

沧州市中心医院西院区（即脑科医院）急诊科，以沧州市中心医院雄厚的综合技术力量为依托，在多发创伤、脓毒症、急性呼吸窘迫综合征、多脏器功能衰竭、各种中毒、DIC等各种急危重症救治方面达到国内领先水平。重点针对颅脑创伤、脑血管病及其他各种神经危重症的救治方面形成了集院前急救、院内急诊、急诊ICU为一体的完整、成熟的救治体系。

急诊科门诊，擅长急、危重症的抢救工作。对各种急、危重症进行紧急救治，为专科治疗争取时间、做好准备，是专科治疗取得理想效果的前提。暂时没有生命危险的患者，急诊科门诊经过诊断和鉴别诊断，为患者提供最佳的诊疗路径。

相对于专科的"专"，急诊科的特色是"全"。人是一个有机的整体，彻底消除"头痛医头，脚痛医脚"的错误理念。同一个"表现"很可能来自不同系统的疾病，"通过表象，探究本质"是急诊科工作的特点之一。所以在鉴别诊断方面不是"专科"所能拥有的。

急诊 ICU 擅长救治各种危重症。急诊 ICU 不仅"全"，还要突出"精"。急诊 ICU 会对机体的每一个系统以及每个系统之间的作用进行支持、治疗，调动人体所有潜能共同对抗疾病。另外，急诊 ICU 善于协调各个专业科室，组成大的团队，共同完成对危重、复杂病情的诊疗。专业科室也更愿意在急诊 ICU 的"保驾护航"下，放下包袱，勇敢向病魔挑战。

一、急诊 ICU 专业特长

1. 机械通气：机械通气是在呼吸机的帮助下，以维持气道通畅、改善通气和氧合、防止机体缺氧和二氧化碳蓄积，为使机体有可能度过基础疾病所致的呼吸功能衰竭，为治疗基础疾病创造条件。机械通气是利用机械装置来代替、控制或改变自主呼吸运动的一种通气方式。

2. 血流动力学检测：引入 PICCO 检测仪，利用经肺热稀释技术和脉搏波型轮廓分析技术，进一步的测量血液动力监测和容量管理，并使大多数患者不再需要放置肺动脉导管。该监测仪采用热稀释方法测量单次的心输出量，并通过分析动脉压力波型曲线下面积来获得连续的心输出量（PCCO）。同时可计算胸内血容量（ITBV）和血管外肺水（EVLW），ITBV 已被许多学者证明是一项可重复、敏感、且比肺动脉阻塞压（PAOP）、右心室舒张末期压（RVEDV）、中心静压（CVP）更能准确反映心脏前负荷的指标。

3. 持续床旁血液净化（CRRT）：指连续或间断清除体内过多水分、溶质方法的总称，该技术是在肾脏替代治疗技术的基础上逐步发展而来。血液净化方法有肾脏替代治疗、血液灌流、免疫吸附、内毒素吸附和血浆置换等。每一种血液净化方式都各有特点，且各适用于不同疾病或不同疾病状态。其特点如下：

（1）对血流动力学的影响：与普通间断透析相比，CRRT 最大的特点是治疗时血流动力学稳定。在急性肾功能衰竭的肾替代治疗中，CRRT 可保持稳定的平均动脉压和有效肾灌注。

（2）对颅内压的影响：严重神经创伤、神经外科手术及急性肝功能衰竭的患者，常常在发生脑水肿的同时伴发急性肾功能衰竭，此时若行普通血液透析治疗，极易发生失衡综合征，加重脑水肿的程度；而 CRRT 可保持颅内压的稳定，保证良好的脑血流灌注。

（3）控制氮质血症的模式与水平：与普通透析相比，CRRT 可以持续而平稳的控制氮质水平。

（4）对水、电解质、酸碱平衡的控制：CRRT 可有效而平稳地保持重症患者水、电解质、酸碱的平衡。例如，对于重大手术后，急、慢性肾功能衰竭患者，CRRT 可有效地消除组织水肿、增强心肌收缩力、减轻肺水肿。

4. 亚低温：是一种以物理方法将患者的体温降低到预期水平而达到治疗疾病目的的方法。研究发现亚低温对脑血流有调节作用、降低脑氧代谢率和改善细胞能量代谢、减少兴奋性氨基酸的释放、减少氧自由基的生成、减少细胞内钙超载、增加神经元泛素的合成、减少神经元坏死和凋亡、促进细胞间信号传导的恢复、减少脑梗死的面积、减轻脑水肿和降低颅内压等。研究还发现低温对血压、血氧分压、二氧化碳分压、血 pH 值和血糖无影响，对实验动物心、肺、肾、小肠也未见病理性损害，说明低温并不增加其他组织器官的损害。

亚低温治疗是神经系统疾病治疗手段之一，运用条件已成熟。在脑卒中的治疗中，以全身或局部体表降温术和中度低温较为常用，我科已开展大面积脑梗死亚低温治疗，临床脑炎高热昏迷和中枢性高热等患者均可运用亚低温治疗，可望改善患者预后，提高临床疗效。

急诊 ICU 涉及的技术和设备繁多，不一一叙述。

二、急诊患者求救和就诊时的注意事项及常见问题

1. 拨打急救电话 96120 要及时。当患者出现异常时，有的人抱着侥幸心理，认为"休息一会儿看看"或者以"自认为"的原因等，未及时就诊，往往错过了诊疗的大好时机。

例如，一患者男性，40 岁，反复发作眩晕，"自认为"感冒，未及时就诊。2 天后突发症状加重，继而出现意识不清。经当地医疗机构转入我院时已出现脑干大面积梗死，自主呼吸停止，严重心律失常。虽经积极救治，至今未能恢复意识。一场悲剧就在发病初期"不重视"中萌生、爆发。

2. 给 96120 接话员留下详细的地址，以便救护人员顺利赶到现场。

3. 向接话员讲明患者的"表现"，而不是所谓的"诊断"。前面已举例说明，再举一例，一次接到急救电话，述有老人"心衰"。急救人员带着心力衰竭相关的药物到达现场后发现老人左股骨颈骨折。原来是因为老人摔了一下，心里难受，被家人简称为"心衰"。

4. 来诊前携带必要的证件。如患者身份证、医疗保险证/医疗保险卡、新农村合作医疗证等。以方便就诊时填写信息，也方便就诊后费用的报销。

5. 打消"找熟人"的思维，正规急诊就诊。现如今，"找熟人"成为

"中国特色"，医疗行业也不例外。然而就是初期找熟人的过程中往往错失黄金救治时间。前面也已举例说明，再举一例。患者男性，57 岁，公务员，因间断胸痛 10 年，加重 1 小时来院。急诊医师建议其检查心电图，患者拒绝。因其曾经确诊"反流性食管炎"10 年，自认为仍是"反流性食管炎"发作，自行找"熟人诊查"，带口服药返家。1 小时后再次被 96120 接来我院，轻度躁动，多汗，血压 94/55mmHg。急查心电图提示"前壁心肌梗死"。即给予抗凝，扩张冠脉等治疗，完善术前检查，收入心脏内科行介入治疗。

经急诊诊查后，即使是急诊科不能确诊，不能解决的病情，也会推荐最合理的临床路径。

有一部分人误以为，同样是输液，在院内、院外都一样，院内在哪个科都一样。其实这是错误的。同一个人，同样的疾病，在不同的地方效果是不同的。不然医院也就没有级别之分，内科系统也就没有必要分专科了。所以建议大家听从急诊科医生的分诊意见，已取得更好的治疗效果。

6. 提供病史简明扼要、重点突出。急症患者到急诊后，急诊医生要在短时间内对患者病情做出评估。提供病史最好的方法就是回答医生的问题。我们也一直在训练如何艺术性的提出问题，以提高与患者或患者家人交流的效果。

7. 每一位医生都欢迎真诚的交流，但如果在抢救过程中不要频繁的打断医生。当医生正在根据患者的表现和其家人提供的病史资料快速的思考每一个可能的诊断和应采取的措施的时候，思路突然被打断，会影响诊疗过程。诊疗到一个阶段时，医生会和患者及其家人交流沟通，回答每一个问题。

8. 醉酒和思维异常的人最好不要陪同就诊。患者女性，36 岁，因发热、咳痰、胸闷 7 天来我院就诊。在诊查过程中，患者爱人突然对医生大打出手，破口大骂。在保卫科和巡警赶到后将其制服并被带到派出所进一步处理。原来患者家人认为心脏在胸部正中，急诊医生在为患者心脏听诊时，听诊器的听筒偏左侧。患者家人以为医生在抚摸患者左侧乳房，所以火气大发。然而心脏听诊，其中三个听诊区在左侧乳房的内上侧、内侧、下缘。此事件导致急诊医师工作中断 30 分钟。

9. 经诊疗后，急诊科医生会根据患者病行情收入到不同的专业科室。病情危重者应入住急诊 ICU。

部分人对急诊 ICU 存在误解，认为急诊 ICU 收治的都是"临终患者"，也有人认为急诊 ICU 的收费标准高等，其实并非如此。收费标准是政府物价部门统一制定的，收治对象也有着严格的收治标准。

三、急诊 ICU 的收治标准

急性、可逆、已经危及生命的系统、器官功能不全，经过急诊 ICU 的严密监护和加强治疗，有可能挽救其生命的患者。

存在各种高危因素，具有潜在的生命危险，经过急诊 ICU 的严密监护和随时有效治疗，有可能减少死亡风险的患者。

在慢性器官功能不全的基础上，出现急性加重且危及生命，经过急诊 ICU 的严密监护和加强治疗，有可能恢复到原来状态的患者。

第十篇

体检指导与回访篇

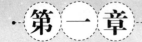

体检中心简介

　　沧州市中心医院体检中心暨沧州市体检中心经河北省卫生厅批准，于2002年7月16日成立。

　　沧州市体检中心无论是规模设备配置还是检查质量，在河北省内均名列前茅，在沧州范围内处于领先水平，共有专业人员30名，其中高职3名，中职及相关专业科室业务骨干数十名为兼职人员，涉及超声、心电图、放射、护理、检验、内科、外科、五官等专业。该中心为3层独立体检楼，与普通就诊患者分离，环境优雅，方便舒适，设有登记室、X线检查室、体液检查室、心电图室、采血室、超声检查室、经颅多普勒检查室、网络咨询室、五官诊室、妇科诊室、内科诊室、外科诊室、档案室，拥有智能心电图机4台、高档彩超7台、全自动电子血压计2台以及尿液分析仪、肿瘤筛查仪、X线机、经颅多普勒等高档设备，使常规健康体检真正实现了一站式服务。同时，体检中心依托中心医院的强大后盾，与相关专业科室实现了资源共享，为一些体检人员的大型特殊检查提供便捷的服务。

　　体检中心为方便体检人员的检查需求，针对不同人群制定了多种类型的体检套餐组合，体检医师均为高年资专家亲自检查，并根据体检结果给出体检结论和相应的建议。

　　体检中心目前既可以承担全市行政机关、企事业单位、学校等团体体检，也可以为零散的个人体检提供相应的服务，同时体检中心为每位空腹体检者提供免费早餐、必要的导医服务、免费健康咨询。

　　体检中心设计了适合不同年龄、不同要求的项目组合：

　　1. 组合项目A：适合20～50岁一般身体状况较好的青、中年系统体检。

　　血糖、血脂、肝功能、肾功能、乙肝五项、血常规、糖化血红蛋白、尿常规、胸透、心电图、肝胆胰脾B超、双肾B超、血压。

　　特点：项目简洁、经典，但涵盖了身体多个重要系统，包含了现代青、中年因生活习惯不健康，作息不规律造成的三高、脂肪肝、肾结石等疾病。

2. 组合项目 B：适合 50 岁以上中、老年一般人群系统体检。

血糖、血脂、肝功能、肾功能、乙肝五项、血常规、肿瘤筛查、胃功三项、幽门螺杆菌血清检测、糖化血红蛋白、尿常规、胸透、心电图、肝胆胰脾 B 超、双肾 B 超、甲状腺彩超、血压、骨密度、血管硬化检测。

特点：在上述组合项目 A 的基础上添加了针对老年人的骨质疏松、血管硬化、胃病等常见病的检测，同时针对老年人患肿瘤的风险增高，增加了肿瘤筛查。

3. 组合项目 C：

女：生化全项、乙肝五项、丙肝抗体、血常规、肿瘤筛查、风湿三项、幽门螺杆菌血清检测、糖化血红蛋白、胃功三项、尿常规、胸透、心电图、肝胆胰脾彩超、双肾彩超、心脏彩超、盆腔彩超、血压、骨密度、血管硬化检测、甲状腺彩超、甲功七项、特异性生长因子、肿瘤异常蛋白检测、头 CT、TCD、上消化道造影。

男：生化全项、乙肝五项、丙肝抗体、血常规、糖化血红蛋白、肿瘤筛查、风湿三项、幽门螺杆菌血清检测、胃功三项、尿常规、胸透、心电图、肝胆胰脾彩超、双肾彩超、心脏彩超、前列腺输尿管膀胱彩超、血压、骨密度、血管硬化检测、甲状腺彩超、甲功七项、特异性生长因子、肿瘤异常蛋白检测、头 CT、TCD、上消化道造影。

特点：在上述组合项目 B 的基础上对各系统的检查进一步细化，多种检查升级，着重增加了头部的检查，适合需要详尽检查和特殊要求的人群。

4. 妇科专科组合项目：适合育龄妇女。

盆腔 B 超、妇科内检、乳检、HPV（人乳头瘤病毒核酸检测 15）、TCT（宫颈液基薄层细胞检测）、HPV（人乳头瘤病毒核酸检测 23）、乳腺彩超。

特点：适合育龄妇女常见病、发病率的筛查和预防。

5. 肿瘤筛查组合项目：

女：胸透、肝胆胰脾 B 超、双肾 B 超、盆腔 B 超、乳腺彩超、妇科内检、TCT、血常规、肿瘤筛查血清学检测（AFP、CEA、CA19-9、SCC、CY21-1、CA125、CA153）。

男：胸透、肝胆胰脾 B 超、双肾 B 超、前列腺输尿管膀胱 B 超、血常规、肿瘤筛查血清学检测（AFP、CEA、CA19-9、SCC、CY21-1、tPSA）。

特点：检查针对肿瘤的好发部位，常见肿瘤表达的异常糖蛋白，适合肿瘤筛查。

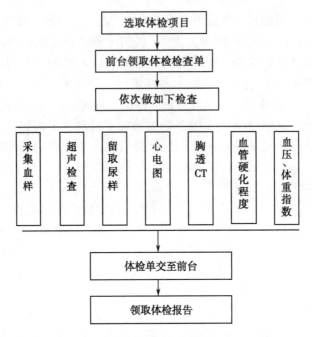

体检流程示意图

备注：根据具体的检查项目不同领取报告的时间会不同。

第二章

自己看懂体检报告

第一节　心　脏

　　心脏是人和脊椎动物身体中最重要的一个器官，主要功能是提供压力，把血液运行至身体各个部分。人类的心脏位于胸腔中部偏左，体积约相当于一个拳头大小，重量约 350g。女性的心脏通常要比男性的体积小且重量轻。

　　心脏的常规体检项目主要包括心电图、心脏彩超、血液生化检验等。

　　1. 心电图：心电图主要反映心脏电的活动状态，是诊断心脏病的重要工具之一，但应当知道并非所有心脏病都有异常心电图表现，而不正常的心电图也不一定都是心脏病，因此不能期望所有心脏病一经描记心电图即可得出诊断。心电图只是诊断中的手段之一。医生要根据病史、查体及其他检查资料，配合心电图，经过综合分析才能正确的诊断心脏病。

　　心电图能解决的问题有：各种心律失常，绝大多数心律失常只有依靠心电图才能做出正确的诊断；冠心病、心肌梗死，心电图不但能诊断心肌梗死，而且能确定是急性心肌梗死或陈旧性心肌梗死；心肌炎及心肌病；心包炎；心房及心室肥大，心电图能诊断左心房、右心房，左心室、右心室肥大；诊断电解质紊乱，如低钾血症、高钾血症及低钙血症等；其他疾病对心脏的影响；药物中毒，有些药物容易中毒，而其中毒表现主要在心脏，可用心电图发现，如洋地黄、奎尼丁等；心脏手术、心导管检查术时易发生心律失常，可用心电图监测发现，以得到及时处理，有些严重心脏病可随时发生严重心律失常而危及生命，用心电图监测可得到及时抢救性的治疗。

　　正常心电图的心律为窦性心律，窦性心律的心电图诊断包括：P 波为窦性，即在 Ⅱ、Ⅲ、aVF 直立，在 aVR 倒置，P-R 间期 >0.12 秒；P-P 间期（或 R-R 间期）为 0.60~1.00 秒，即心率为 60~100 次/min。

常见异常心电图：

（1）窦性心动过速：成人及6岁以上儿童心率超过100次/min，2~6岁超过120次/min，婴儿超过150次/min，即为窦性心动过速，常见于情绪激动、运动之后、发热、贫血、甲状腺功能亢进、心肌炎、心力衰竭等。窦性心动过速的心电图诊断：P波符合窦性心律的特点（P波在Ⅱ、Ⅲ、aVF直立，在aVR倒置）。P-P间期<0.60秒，即心率>100次/min（成人）。

（2）窦性心动过缓：窦性心律每分钟低于60次，称为窦性心动过缓。窦性心动过缓可见于正常人，如睡眠时、运动员等；亦可见于甲状腺功能减退、冠心病、病态窦房结综合征、应用洋地黄、心得安等药物时。窦性心动过缓的心电图诊断：P波符合窦性心律的特点；P-P间期（或R-R间期）>1.0秒，即心率<60次/min。

（3）窦性心律不齐：窦性心律不齐有两种，呼吸性窦性心律不齐，表现为吸气时心率加快，呼气时心率减慢，常见于正常人，尤以心动过缓时及儿童较为常见；非呼吸性窦性心律不齐，即不受呼吸影响的窦性心律不齐，可见于冠心病、洋地黄等药物的影响。

窦性心律不齐的心电图特点有：P波符合窦性心律的特点；P-P间期（或R-R间期）不等，在同一导联中相差0.12秒以上。

（4）房性期前收缩：正常人的心脏搏动，首先由窦房结发放冲动，然后依次下传到心房、房室结及心室，先后引起心房及心室搏动。凡是发生在窦房结以外部位的冲动，均称为异位冲动，如果冲动发自于心房且提前出现引起心脏搏动称为房性前收缩或叫房性过早搏动，简称房性早搏。其心电图特点为：在一系列心电图上见到提早出现的P'波，其形态与窦性P波不同；P'-R间期>0.12秒；提早P'波后面的QRS波群形态一般与窦性P波后面的QRS波群相同；期前收缩后有一较长的间歇期，但包括期前收缩的两个P-P间期小于窦性P-P间期的两倍，称为不完全代偿间歇期。

（5）室性期前收缩：从心室发出的冲动且提前出现引起心脏搏动称为室性期前收缩，或称室性早搏，是最常见的心律失常。其心电图特点为：在一系列心电图上见到提前出现的QRS波群，提前的QRS波群形态畸形宽大，QRS时间>0.12秒；提前的QRS波群之前无P波，后面的T波与QRS波群的主波方向相反；有完全代偿间歇期，即包括期前收缩的两个P-P间期（或R-R间期）等于窦性P-P间期（或R-R间期）的两倍；室性期前收缩亦可呈二、三、四联律。期前收缩有时无代偿间歇期，在两个正常窦性心动之间出现一个期前收缩，这样就使心跳增加一次，称为间歇性期前收缩。

（6）心房扑动：心房扑动是速度更快的房性心律失常，其心电图特点为：P波消失，被F波所代替，F波连续出现呈锯齿状，速率为250~350

次/min；F 波与 QRS 波群常有一定比例，多为偶数，如 2∶1、4∶1 等，即 2 个 F 波或 4 个 F 波后出现 1 个 QRS 波群，有时也可为 3∶1 或 5∶1 的奇数比例。

（7）心房颤动：心房颤动为比较多见的心电图是最快速的房性心律失常，常见于二尖瓣狭窄、冠心病等。其心电图特点有：P 波消失被"f"波所代替，"f"波的特点是波幅大小不等、形态各异，频率 400~600 次/min；QRS 波群形态为室上型，间距不等，无任何规律，振幅也往往各不相同。

（8）Ⅰ度房室传导阻滞在心电图上主要表现为 P-R 间期延长，即 P-R 间期 >0.20 秒，Ⅰ度房室传导阻滞可见于迷走神经张力增强、心肌炎及洋地黄等药物作用。

（9）Ⅱ度房室传导阻滞的心电图有两种类型，即莫氏Ⅰ型和莫氏Ⅱ型，前者心电图特点为 P-R 间期逐渐延长，直至有一次 P 波不能下传到心室即 P 波后无 QRS 波群，然后再是 P-R 间期逐渐延长直至 QRS 波群脱落。后者心电图特点为无 P-R 间期逐渐延长而突然在 P 波后无 QRS 波群。Ⅰ型预后好，Ⅱ型易演变为Ⅲ度房室传导阻滞，预后较差。

（10）Ⅲ度房室传导阻滞：Ⅲ度房室传导阻滞是心房到心室之间的传导障碍发展到最严重阶段，即心房激动完全不能传到心室，心房和心室由两个各自独立的起搏点所控制。在心电图上 P 波与 QRS 波群完全无关，P-P 间期小于 R-R 间期，即心房速率快，心室速率慢且规则。

（11）左心室肥厚：见于高血压性心脏病、冠心病、主动脉瓣狭窄、主动脉瓣或二尖瓣关闭不全等疾病。心电图特点：QRS 波群电压增高，如 RV_5 >25mm 或 $RV_5 + SV_1$ >40mm（女 >35mm）或 RaVL >12mm 或 RaVF >20mm；电轴左偏；以 R 波为主的导联，特别 V_5 导联 ST 段压低及 T 波倒置。

（12）左束支传导阻滞：左束支传导阻滞常见于心肌炎、冠心病、心肌梗死等。其心电图特点：QRS 时间延长达 0.12 秒以上；V_5、V_6 的 QRS 波群为宽大有切迹的 R 波或顶部平坦，Ⅰ、aVL 的 QRS 波形态和 V_5、V_6 相同；凡宽大有切迹的 R 波，其后面的 ST 段压低及 T 波倒置。

2. 心脏彩超：唯一能动态显示心腔内结构、心脏搏动和血液流动的检查，对人体没有任何损伤。心脏探头就像摄像机的镜头，随着探头的转动，心脏的各个结构清晰地显示在屏幕上。比如先天性心脏病，其总数不少于 100 种的畸形都能用心脏彩超显示出来。我们能在屏幕上看到残留的孔洞以及通过该孔的血流；能看到瓣膜的增厚、开口减小及通过该瓣口的高速血流；能看到心脏结构左、右及前、后位置上的变化，以及由此造成的血流路径的改变；能看到异常位置的心脏伴发的各种畸形。

临床上 M 型超声心动图和二维超声心动图可实时观察心脏和大血管结

构，对心包积液、心肌病、先天性心脏病、各种心瓣膜病、急性心肌梗死的并发症（如室间隔穿孔、乳头肌断裂、室壁瘤、假性室壁瘤）、心腔内附壁血栓形成等有重要诊断价值。对心脏肿物、冠心病、心包疾患、高血压性心脏病、肺源性心脏病、人工瓣膜随访、大血管疾患也有辅助诊断价值。多普勒超声可探测血流速度和血流类型，因而对有分流和反流的心血管疾病诊断帮助很大，可进行定量或半定量分析，与 M 型和二维超声心动图相结合益处更大，还能较准确地提供左室收缩和舒张功能的定量数据。

3. 心脏的血液生化检查：心脏的血液生化检查主要包括心肌酶谱和肌钙蛋白的检查，对心肌酶检查，检查心肌酶主要是确定心肌缺血坏死或细胞膜通透性，主要用于心肌梗死和心肌炎的诊断；肌钙蛋白主要是确定心肌缺血坏死，用于心肌梗死的诊断。心肌酶谱主要包括乳酸脱氢酶（LDH）、门冬氨酸氨基转移酶（AST）、肌酸激酶（CK）、肌酸激酶同工酶（CK-MB），α-羟丁酸脱氢酶等。其中肌酸激酶同工酶（CK-MB）和肌钙蛋白 I 对急性心肌梗死的诊断最具特异性，如升高明显需心内科专科诊治。

对于比较严重的冠心病、心律失常、风湿性心脏病、心肌病等需临床科室专科检查和诊治。

第二节　肝　　脏

肝脏是身体内以代谢功能为主的一个器官，并在身体里起着去氧化，储存肝糖，分泌性蛋白质的合成等的作用。肝脏也制造消化系统中的胆汁。

肝脏的常规体检项目主要包括血液生化检验和肝脏超声检查。

1. 血液检验项目：主要包括肝功能和肝炎病毒的检查

（1）肝功能：丙氨酸氨基转移酶、门冬氨酸氨基转移酶、总蛋白、白蛋白、球蛋白、总胆红素、直接胆红素。

1）胆红素：未结合胆红素在肝细胞内转化，与葡萄糖醛酸结合形成结合胆红素。肝细胞受损之后，直接胆红素偏高，或者胆道有问题的时候，直接胆红素就不能排入肠道，使得直接胆红素偏高。

2）丙氨酸氨基转移酶（ALT）：一种参与人体蛋白质新陈代谢的酶，它广泛存在于人体各种组织、器官、肌肉、骨骼中，以肝脏细胞的细胞浆中最多。ALT 的升高只表示肝脏可能受到了损害。除了肝炎，其他很多疾病如脂肪肝，服用多种药物等都能引起谷丙转氨酶升高。

3）白蛋白（又称清蛋白，Alb）：是由肝实质细胞合成，是血浆中含量最多的蛋白质，占血浆总蛋白的 40%～60%。各种肝脏蛋白补偿功能受损，则造成制造的不足，会导致白蛋白偏低，例如急慢性肝病。还常见于营养状态不太好、肾源性低蛋白血症、营养不良性低蛋白血症或消化道疾患。

（2）乙肝五项检查：乙肝五项检查是用来判断是否感染乙肝，粗略估计病毒复制水平的初步检查。包括表面抗原（HBsAg）、表面抗体（抗HBs）、e抗原（HBeAg）、e抗体（抗HBe）、核心抗体（抗HBc）。

1）HBsAg-表面抗原：是乙肝病毒的外壳蛋白，本身不具有传染性，但它的出现常伴随乙肝病毒的存在，所以它是已感染乙肝病毒的标志。

2）HBsAb-表面抗体：一般简称表面抗体，保护人体不再受乙肝病毒感染，故称表面抗体为保护性抗体。是否康复或是否有抵抗力的主要标志。

3）e抗原（HBeAg）：一般通称e抗原。为病毒复制标志，持续阳性3个月以上则有慢性化倾向。

2. 肝脏超声波检查：超声检查可以清晰地显示肝脏的形态结构，可以精确的显示肝脏的多种病变，是一种简单、有效、无创的检查方法，但易受胃肠胀气、食物的影响；对于一些病变的定性诊断需结合CT和核磁影像等。肝脏超声检查常提示的疾病：

（1）脂肪肝：是指由于各种原因引起的肝细胞内脂肪堆积过多的病变。脂肪性肝病正严重威胁国人的健康，成为仅次于病毒性肝炎的第二大肝病，已被公认为隐蔽性肝硬化的常见原因。一般而言，脂肪肝属可逆性疾病，早期诊断并及时治疗常可恢复正常。长期大量饮酒者戒酒，营养过剩、肥胖者严格控制饮食，糖尿病患者积极有效地控制血糖，适当增加运动，促进体内脂肪消耗，多吃青菜、水果和富含纤维素的食物等措施常可奏效。

（2）肝囊肿：通俗点说就是肝脏中的"水泡"。绝大多数的肝囊肿都是先天性的，即因先天发育的某些异常导致了肝囊肿形成。大多数肝囊肿并无症状，常在体检时发现。但也有一些患者感到腹部不适或疼痛，这可能是由于囊肿位置表浅易与膈肌或腹膜摩擦所致。巨大肝囊肿也可挤压周围脏器，使患者感到腹部不适或胀满、甚至影响消化和呼吸。事实是肝囊肿甚少自发破裂。但肝囊肿患者仍需定期随访，每年做1~2次B超是需要的。

（3）肝血管瘤：是肝脏的良性肿瘤。以肝海绵状血管瘤最常见。海绵状血管瘤一般单发，约10%左右为多发，可分布在肝一叶或双侧。患者一般无自觉症状。肝血管瘤常在B超检查时偶然发现，其大小和形状及数量均不一定，往往属先天性。如果静止不发展，无任何自觉症状，一般无生命危险。4cm以上者约40%伴腹部不适，有肝肿大、食欲缺乏、消化不良等症状。肝血管瘤内可有纤维组织、机化血栓，可因反复血栓形成造成肿瘤肿胀、引起肝包膜牵拉胀痛。因本病无明显症状，仅表现为肝内占位性病变，故不典型的血管瘤在临床上要注意与肝癌相鉴别。92%血管瘤加强

CT 确诊和鉴别。

肝脏不明原因的占位性包块需进一步加强 CT、核磁等检查，甲胎蛋白（AFP）对肝细胞肝癌的诊断和鉴别有重要意义。

第三节 肾 脏

肾脏是脊椎动物的一种器官，属于泌尿系统的一部分，负责过滤血液中的杂质、维持体液和电解质的平衡，最后产生尿液经由后续管道排出体外；同时也具备内分泌的功能以调节血压。

肾脏的检查体检常规项目主要包括血液生化检验和肾脏超声检查。

1. 肾功能：肌酐、尿素氮、血尿酸、钠、钾、氯、二氧化碳结合力。

（1）肌酐（Cr）：是肌肉在人体内代谢的产物，每 20g 肌肉代谢可产生 1mg 肌酐。肌酐主要由肾小球滤过排出体外。当急、慢性肾小球肾炎等使肾小球滤过功能减退时，血肌酐可升高。同时应在已知内生肌酐清除率的基础上穿插着测定血肌酐作为追踪观察的指标。尿素氮与肌酐同时测定更有意义，如两者同时升高，说明肾脏有严重损害。

（2）尿素氮（BUN）：是人体蛋白质代谢的主要终末产物。通常肾脏为排泄尿素的主要器官和血肌酐一样，在肾功能损害早期，血尿素氮可在正常范围。当肾小球滤过率下降到正常的 50% 以下时，血尿素氮的浓度才迅速升高。某些生理情况下，例如高蛋白饮食可造成暂时性、轻度高氮质血症。

（3）血尿酸（UA）：体内的老旧细胞，还有食物，尤其是富含嘌呤的食物（如动物内脏、海鲜等）是尿酸的主要来源。2/3 尿酸经肾脏随尿液排出体外，1/3 通过粪便和汗液排出。血尿酸增高可见于痛风、急性或慢性肾小球肾炎、肾结核、肾盂积水、子痫、慢性白血病、红细胞增多症、摄入过多含核蛋白食物。

2. 肾脏超声波检查：超声检查可以清晰地显示肾脏的形态结构及血流灌注，可以精确地显示肾脏的多种病变，是一种简单、有效无创的检查方法；对于一些占位性病变的定性诊断需结合 CT 和核磁影像等，对于肾炎的诊断局限性较大，需病理检查。体检时肾脏超声检查常提示的疾病如下：

（1）肾结石（calculus of kidney）：指发生于肾盏、肾盂及肾盂与输尿管连接部的结石。多数位于肾盂肾盏内，肾实质结石少见。肾是泌尿系形成结石的主要部位，其他任何部位的结石都可以原发于肾脏，输尿管结石几乎均来自肾脏，而且肾结石比其他任何部位结石更易直接损伤肾脏，因此，早期诊断和治疗非常重要。根据结石成分的不同，肾结石可分草酸钙结石、磷酸钙结石、尿酸（尿酸盐）结石、磷酸铵镁结石、胱氨酸结石及嘌呤结石六类。不论你的结石属于哪一类，最重要的预防之道是提高水分的摄取量。水能稀释尿液，并防止高浓度的盐类及矿物质聚积成结石。

（2）肾积水（hydronephrosis）：肾盂积水是由于尿路阻塞而引起的肾盂肾盏扩大伴有肾组织萎缩。尿路阻塞可发生于泌尿道的任何部位，可为单侧或双侧。阻塞的程度可为完全性或不完全性，持续一定时间后都可引起肾盂积水。以输尿管存在结石引起者最为常见，常需临床治疗。

（3）肾囊肿（renal cyst, cyst of kidney）：是肾脏内出现大小不等的与外界不相通的囊性肿块的总称，常见的肾囊肿可分为成人型多囊肾、单纯性肾囊肿和获得性肾囊肿。肾囊肿常偶然被发现，大多数肾囊肿不引起任何症状，个别因囊肿压迫邻近血管，造成局部缺血和肾素增高而出现高血压，如引起腰部胀痛或尿频、尿急、尿痛、尿血等泌尿系感染时，一般囊肿均较大，直径在 5cm 以上。该病不会导致肾功能减退。单纯肾囊肿的自然变化缓慢。

（4）肾错构瘤（hamartoma of kidney）：又称为肾血管平滑肌脂肪瘤，是由异常增生的血管、平滑肌及脂肪组织按照不同比例构成的，是一种良性肿瘤。错构瘤不仅仅可以发生在肾脏，还可以出现在脑、眼、心、肺、骨等部位。绝大多数错构瘤患者没有明显的症状。一些比较大的错构瘤，因为压迫十二指肠、胃等器官而出现消化道的不适症状。单侧肾错构瘤为良性病变，预后良好。对于双侧、多发病变常需结合临床治疗。

如超声发现不明原因的占位性病变则需进一步检查。

第四节　血　　管

动脉硬化是动脉的一种非炎症性病变，可使动脉管壁增厚、变硬，失去弹性、管腔狭窄。动脉硬化是随着年龄增长而出现的血管疾病，其规律通常是在青少年时期发生，至中老年时期加重、发病。男性较女性多，近年来，本病在我国逐渐增多，成为老年人死亡主要原因之一。

动脉硬化的表现主要决定于血管病变及受累器官的缺血程度，对于早期的动脉硬化患者，大多数患者几乎都没有任何临床症状，都处在隐匿状态下潜伏发展。对于中期的动脉硬化患者，大多数患者都或多或少有心悸、胸痛、胸闷、头痛、头晕、四肢凉麻、四肢酸懒、跛行、视力降低、记忆力下降、失眠多梦等临床症状，不同的患者会有不同的症状。

引起动脉硬化的病因中最重要的是高血压、高脂血症、抽烟。其他诸如肥胖、糖尿病、运动不足、紧张状态、高龄、家族病史、脾气暴躁等都会引起动脉硬化。

心脑血管疾病的发生在逐年上升，并且年龄年轻化。由于现代人生活习惯、工作压力、饮食结构的改变，以及个人遗传因素的影响，当我们在没有症状的情况下就要进行早期检查、早期治疗，就可以减少心肌梗死、脑血管意外、猝死等发生，提高生活质量，延长寿命。

血管体检常规项目主要包括血液生化检验、超声检查、动脉硬化检测、血压监测等，以头、颈血管的检查为主：

1. 颈动脉彩超：颈动脉超声检查可为动脉粥样硬化的诊断提供一种无创、简便、重复性好的方法。颈动脉彩超不仅能清晰显示血管内中膜是否增厚、有无斑块形成、斑块形成的部位、大小、是否有血管狭窄及狭窄程度、有无闭塞等详细情况，并能进行准确的测量及定位，还能对检测动脉的血流动力学结果进行分析。特别是可检测早期颈动脉粥样硬化病变的存在，使患者得到及时预防和治疗；对中重度颈动脉狭窄和闭塞的及时确诊。因此，颈动脉超声是诊断、评估颈动脉壁病变的有效手段之一，在动脉粥样硬化的流行病学调查和对动脉粥样硬化预防、治疗试验的有效性评价中起着关键作用。

颈动脉彩超常提示颈动脉斑块：颈动脉斑块是颈动脉粥样硬化的表现，好发于颈总动脉分叉处，目前认为与老年人缺血性脑卒中的发生密切相关。

许多颈动脉硬化性疾病患者临床上没有任何神经系统症状或仅有一些非特异性表现，如头晕、头痛、晕厥等。严重者可有短暂性脑缺血发作甚至是缺血性脑卒中。其引起缺血性脑卒中的机制可能为：斑块增大致颈动脉管径狭窄引起颅内低灌注及斑块脱落形成栓子，导致颅内动脉栓塞。临床上，通过对颈动脉的狭窄程度及斑块的形态学测定，来对颈动脉斑块进行评价，判断其危害性。

颈动脉斑块的形成，受多种因素影响。其中年龄 >60 岁、男性、长期吸烟史、高血压病史、糖尿病史及高脂血症等是颈动脉斑块形成的危险因素。

2. 动脉硬化检测：应用动脉硬化检测仪可同步测量四肢动脉血压、同步显示脉搏波波形。通过脉搏波传导速度（PWV）测定，可以得知血管硬化状况，把握血管的僵硬度和弹性；通过脚踝-上臂指数（ABI）测定，可以得知血管阻塞状况，判断有无下肢动脉的狭窄（阻塞）。完全从 ABI 和 PWV 来评估动脉硬化，有着高准确度和高可靠性，可重复性好。使动脉硬化可以在早期得以检查，适用于长期头晕不适症状者，尚未明确诊断；有活动后或静息状态下胸闷、心悸等心前区不适症状，尚未明确诊断者；被诊断为高血压、高脂血症、糖尿病，或具有肥胖、长期吸烟、高脂饮食，缺乏运动等心脑血管疾病高危险因素者；冠心病、心绞痛、心肌梗死患者；有心血管疾病家族史患者。

3. 经颅多普勒超声：经颅多普勒超声（TCD）就是人们熟知的脑血流图检查，它借助脉冲多普勒技术和2MHz发射频率，使超声声束得以穿透颅骨较薄的部位，直接描记脑底动脉血流的多普勒信号，以获取脑底动脉的血流动力学参数，来反映脑血管功能状态。血流速度反映脑动脉管腔大小及血流量。血流量一定时，血流速度与管腔大小成反比；脉冲指数反映脑血管外周阻力的大小，此值越大，脑血管外周阻力越大，反之则阻力越小。音频信号及频谱图波形反映脑血管局部的血流状态。

经颅多普勒超声的临床应用范围广泛：诊断脑血管狭窄和闭塞-判定病变范围和程度（包括颅内血管、颈内、颈外、颈总动脉和椎动脉）；诊断血管痉挛-判定病变的部位和程度（尤其对蛛网膜下腔出血的监测）；评判锁骨下动脉闭塞性病变和窃血综合征；探测颅内压增高；诊断非动脉粥样硬化性脑供血动脉狭窄（如烟雾病、大动脉炎）。

4. 多种血液生化检测与心脑血管疾病的发生密切相关，包括血脂检验、血糖等。

（1）高脂血症：高脂血症与心脑血管疾病的发生密切相关。一般成年人空腹血清中总胆固醇超过5.72mmol/L，甘油三酯超过1.70mmol/L，可诊断为高脂血症，而总胆固醇在5.2～5.7mmol/L者称为边缘性升高。可有四种结果：

1）高胆固醇血症：血清总胆固醇含量增高，超过5.72mmol/L，而甘油三酯含量正常，即甘油三酯＜1.70mmol/L。总胆固醇是指血液中所有脂蛋白所含胆固醇之总和。人群总胆固醇水平主要取决于遗传因素和生活方式。肝脏是合成和贮存的主要器官。体内的胆固醇80%由体内生成，20%由食物中摄取。其中，低密度胆固醇是导致心脑血管疾病，也就是动脉粥样硬化的元凶。如果血液中LDL-C浓度升高，它将沉积于心脑等部位血管的动脉壁内，逐渐形成动脉粥样硬化性斑块，阻塞相应的血管。因此，LDL-C常被称为是"坏"胆固醇，降低LDL-C水平，则预示可以降低心脑血管疾病的危险。

2）高甘油三酯血症：血清中甘油三酯含量增高，超过1.70mmol/L，而总胆固醇含量正常，即总胆固醇＜5.72mmol/L。甘油三酯高的危害最直接体现在动脉粥样硬化上。甘油三酯高的后果是容易造成"血稠"，即血液中脂质含量过高导致的血液黏稠，在血管壁上沉积，渐渐形成小斑块，即我们平时说的动脉粥样硬化。而血管壁上的这些块状沉积会逐渐扩大面积和厚度，使血管内径变小、血流变慢，血流变慢又加速了堵塞血管的进程，严重时血流甚至被中断。

3）混合型高脂血症：血清中总胆固醇和甘油三酯含量均增高，即总胆固醇超过 5.27mmol/L，甘油三酯超过 1.70mmol/L。其临床意义包含了上述两种指标的意义。

4）低高密度脂蛋白血症：血清高密度脂蛋白-胆固醇（HDL-胆固醇）含量降低 <0.90mmol/L。高密度脂蛋白是颗粒最小的血浆脂蛋白，它运载周围组织中的胆固醇，再转化为胆汁酸或直接通过胆汁从肠道排出，所以高密度脂蛋白是一种抗动脉粥样硬化的血浆脂蛋白，是冠心病的保护因子。俗称"血管清道夫"。具有"抗动脉粥样硬化性脂蛋白"的美称。血浆高密度脂蛋白含量的高低与患心血管病的风险呈负相关，低高密度脂蛋白血症则患心、脑血管疾病的风险增加。

（2）高血糖：血液中的糖分称为血糖，绝大多数情况下都是葡萄糖（Glu）。体内各组织细胞活动所需的能量大部分来自葡萄糖，所以血糖必须保持一定的水平才能维持体内各器官和组织的需要。正常人在空腹血糖浓度为 4.1~6.0mmol/L。空腹血糖浓度超过 6.0mmol/L 称为高血糖，血糖浓度低于 4.1mmol/L 称为低血糖。短时间、一次性的高血糖对人体无严重损害。比如在应激状态下或情绪激动、高度紧张时，可出现短暂的高血糖；一次进食大量的糖类，也可出现短暂高血糖；随后，血糖水平逐渐恢复正常。然而长期的高血糖会使全身各个组织器官发生病变，导致急慢性并发症的发生。如失水、电解质紊乱、营养缺乏、抵抗力下降、肾功能受损、神经病变、眼底病变、心脑血管疾病、糖尿病足等。控制高血糖势在必行。

5. 血压检测：正常人的血压随内外环境变化在一定范围内波动。在整体人群，血压水平随年龄逐渐升高，以收缩压更为明显，但 50 岁后舒张压呈现下降趋势，脉压也随之加大。高血压系指循环系统内血压高于正常而言，通常指体循环动脉血压增高，是一种常见的临床综合征。通常是以低于 140/90mmHg 为正常，而高于 160/95mmHg 为高血压。因它是在不知不觉中发生，故称"悄悄的杀手"。高血压得不到及时有效的控制，心、脑、肾三个重要生命器官就会受到致命性打击，从而产生严重的并发症。虽然很多人患有高血压，但是对于高血压的真正危害却并无太多了解。高血压是引发心脑血管病的首要因素，还会引起多种并发症。老年人因为年老体弱，对高血压的抵抗能力更低。因此，提高对高血压病的认识，对早期预防、及时治疗有极其重要的意义。

第五节　胃

　　胃的多种疾病与幽门螺杆菌有关，幽门螺杆菌是胃病致病的"元凶"。幽门螺杆菌（Hp）是一种螺旋形、微厌氧、对生长条件要求十分苛刻的细菌。1983 年首次从慢性活动性胃炎患者的胃黏膜活检组织中分离成功，是目前所知能够在人胃中生存的唯一微生物种类。幽门螺杆菌引起的幽门螺杆菌病包括由幽门螺杆菌感染引起的胃炎、消化道溃疡、淋巴增生性胃淋巴瘤等。幽门螺杆菌病的不良预后是胃癌。幽门螺杆菌存在广泛，世界有多半人口受到过幽门螺杆菌的感染，而在有些国家几乎 90% 的人都感染过这种细菌。人们通常是在幼年时就受到感染，5 岁以下达到 50%。幽门螺杆菌寄生在胃黏膜组织中，这种细菌感染首先引起慢性胃炎，并导致胃溃疡和胃萎缩，67% ~ 80% 的胃溃疡和 95% 的十二指肠溃疡是由幽门螺杆菌引起的。严重者则发展为胃癌。据此，专家们认为，及早发现幽门螺杆菌感染者，及时而有效的应用抗生素杀灭幽门螺杆菌，对预防和控制胃癌有重大意义。

　　幽门螺杆菌体检项目：

　　尿素［^{14}C］或［^{13}C］呼气试验：Hp 可产生高活性的尿素酶。当患者服用 ^{14}C 标记的尿素后，如患者的胃内存在 Hp 感染，胃中的尿素酶可将尿素分解为氨和 ^{14}C 标记的 CO_2，^{14}C 标记的 CO_2 通过血液经呼气排出，定时收集呼出的气体，通过分析呼气中 ^{14}C 标记的 CO_2 的含量即可判断患者是否存在幽门螺杆菌感染。与临床上常用的是胃镜下黏膜活检的快速尿素酶试验相比较具有准确率高（快速尿素酶试验的准确率只有 70% ~ 85%，而 ^{14}C 或 ^{13}C 尿素呼气试验其准确率达 95% 以上）、无痛、无创、快速简便、无交叉感染的优点。

　　适用人群：消化不良初诊者，临床怀疑有幽门螺杆菌感染者；急慢性胃炎和胃、十二指肠溃疡者、黏膜相关性淋巴组织淋巴瘤患者；预防胃癌或有胃癌家族史者；幽门螺杆菌根除治疗后疗效评价和复发诊断者；长期使用 NSAID（非甾体抗炎药）类药物者等均是而 ^{14}C 或 ^{13}C 尿素呼气试验检查的适应人群。

　　安全性：^{14}C 尿素呼气试验应用于临床十几年，未见到明显的不良反应报道。专业性评估报告证实 ^{14}C 呼气试验对患者和操作人员的辐射危险可忽略不计，临床上可以安全使用。

第六节 肿瘤的早期发现

肿瘤标志物的检测已广泛应用于临床和体检，肿瘤标志物是反映肿瘤存在的化学类物质。它们或不存在于正常成人组织而仅见于胚胎组织，或在肿瘤组织中的含量大大超过在正常组织里的含量，它们的存在或量变可以提示肿瘤的性质，借以了解肿瘤的组织发生、细胞分化、细胞功能，以帮助肿瘤的诊断、分类、预后判断以及治疗指导。

但因目前尚未发现100%特异性和100%灵敏度的肿瘤标志物，肿瘤与肿瘤标志物之间不是一一对应关系，它们只是相关性。

目前体检中常用的几种肿瘤标志物：

癌胚抗原（CEA）是一种存在于结肠癌、正常胚胎肠道、胰腺和肝内的一种蛋白多糖复合物。可广泛存在于内胚叶起源的消化系统癌，也存在于正常胚胎的消化管组织中，在正常人血清中也可有微量存在。癌胚抗原是一个广谱性肿瘤标志物，它能向人们反映出多种肿瘤的存在，对大肠癌、乳腺癌和肺癌的疗效判断、病情发展、监测和预后估计是一个较好的肿瘤标志物。若与CEA升高有关的肿瘤切除后，观察CEA水平可用于该肿瘤复发的检测。

甲胎蛋白（AFP）是一种糖蛋白，是诊断原发性肝癌的特异性肿瘤标志物，正常情况下，这种蛋白主要来自胚胎的肝细胞，胎儿出生后约2周甲胎蛋白从血液中消失，因此，正常人血清中甲胎蛋白的含量尚不到$20\mu g/L$。原发性肝癌患者血清中AFP升高可达$250\mu g \sim 6mg/ml$，甚至达到$9mg/ml$，相当于正常人的数十倍乃至数万倍。一般认为，定性法阳性或定量$>400ng/ml$、$>200ng/ml$，持续8周，而谷丙转氨酶（SGPT）正常，并排除妊娠和生殖腺胚胎瘤，原发性肝癌的诊断确立。特别应用在早期亚临床肝癌的诊断并及时手术可大大提高患者的存活率。

胰腺、肠癌相关抗原（CA-199）指一种与胰腺癌、胆囊癌、结肠癌和胃癌等相关的肿瘤标志物，又称胃肠道相关抗原。CA-199对胰腺癌有较高的灵敏度和较好的特异性，其阳性率在85% ~95%之间。正常人体组织含量很低；在消化道恶性肿瘤，尤其是胆囊癌、胰腺癌患者血清中，CA-199含量明显增高，但早期诊断价值不大，主要作为病情监测和预示复发的指标。此外，对消化道疾病鉴别诊断（如胰腺癌与胰腺炎；胃癌与胃溃疡）亦有一定价值。

CA125最常见于上皮性卵巢肿瘤（浆液性肿瘤）患者的血清中，80%的卵巢上皮性肿瘤患者血清CA125升高，但近半数的早期病例并不升高，故不单独用于卵巢上皮性癌的早期诊断。90% 患者血清 CA125 与病程进展有关，故多用于病情检测和疗效评估。黏液性卵巢肿瘤中不存在。

95% 的健康成年妇女 CA125 的水平 ≤40U/ml，若升高至正常值的 2 倍以上应引起重视。另外，CA125 也可见于结核性腹膜炎患者的血清检查中，且 CA125 水平呈数十倍升高，输卵管腺癌、子宫内膜癌、宫颈癌、胰腺癌、肠癌、乳腺癌和肺癌患者 CA125 的水平也会升高。

CA15-3 是乳腺癌的最重要的特异性标志物。30% ~ 50% 的乳腺癌患者的 CA15-3 明显升高，其含量的变化与治疗效果密切相关，是乳腺癌患者诊断和监测术后复发、观察疗效的最佳指标。CA15-3 动态测定有助于 II 期和 III 期乳腺癌患者治疗后复发的早期发现；当 CA15-3 大于 100U/ml 时，可认为有转移性病变。

前列腺特异抗原（PSA）是由前列腺腺泡和导管的上皮细胞分泌的一种单链糖蛋白，是临床常规用于前列腺良性与恶性疾病诊断与鉴别诊断及前列腺癌患者术后随访的重要指标。血清中的 PSA 主要以结合形式存在，通常以 f-PSA 与结合 PSA 的和，即总 PSA（t-PSA）代表血清总的 PSA 水平。血清 PSA 测定精确度性高、稳定、重复性好，而且是无创的，有助于前列腺癌早期诊断，监测治疗反应及判断预后。也可用于高危人群（50 岁以上男性）前列腺癌的普查。

随着年龄的增长，前列腺本身体积增大，血清 PSA 也会相应升高。临床上常需根据患者年龄调整 PSA 正常值。参考值（Tandcm-R 法）为 40 ~ 49 岁：0 ~ 2.5ng/ml；50 ~ 59 岁：0 ~ 3.5ng/ml；60 ~ 69 岁：0 ~ 4.5ng/ml；70 ~ 79 岁：0 ~ 6.5ng/ml。

鳞癌抗原（SCC）是子宫颈鳞癌的首选肿瘤标志物，它的 Cutoff 值一般在 2.5μg/L，SCC 参与正常和恶变时的蛋白分解调控，子宫颈鳞癌时明显升高。另外，部分肺癌、胃癌、卵巢癌患者该指标也会升高。

cyfra21-1 是细胞角蛋白 19 的可溶性片段，一种主要用于检测肺癌的肿瘤标记物，尤其对非小细胞肺癌（non-small cell lung cancer，NSCLC）的诊断具有重要价值。

多种细胞因子可评估各类增殖类疾病恶变风险。TK$_1$（细胞质胸苷激酶）与细胞增殖密切相关，新生儿和肿瘤患者血清中高水平的 TK 含量可能就反映出复制期细胞凋亡的数量，可用于评估各类增殖类疾病恶变风险：处于过度增殖的增殖类疾病是肿瘤形成的第一步。基于 TK$_1$ 与细胞增殖的密切关系，能够灵敏地检查出 TK$_1$ 浓度的变化，从而发现恶性增殖风险，为肿瘤的预防提供增殖信息，适用于健康人群的肿瘤预防检测。

肿瘤特异性生长因子（tumor specific growthFanctor，TSGF）是恶性肿瘤

及其周边毛细血管大量扩增的结果，并随着肿瘤的形成和增长逐渐释放到外周血液。它不仅带有恶性肿瘤的特异性，而且在癌肿形成的初期就释放到血液中，并达到一定浓度，而与非肿瘤血管增生无明显关系。通过化学显色和分析技术，可以检测当细胞发生恶性转化时含量升高的 TSGF。因此，这个指标可以用来作为体检指标，是一种适合群体肿瘤普查的过筛试验，适宜人群包括：①40 岁以后体检。②无明确原因迅速消瘦。③有某些肿瘤家族史，具有家族性或遗传性肿瘤。

第十一篇

新技术项目介绍

一、脑梗死急性期溶栓治疗

缺血性脑卒中就是我们常说的脑梗死，是指由于多种原因造成脑动脉血管阻塞，导致脑组织缺血、缺氧性坏死，进而出现神经功能障碍、失语、偏瘫等。目前我国缺血性脑卒中发病率呈井喷趋势，世界公认最有效的治疗措施是在急性脑梗死发病后 4.5 小时内进行静脉溶栓治疗。

去年以来，我院开展 rt-PA 静脉溶栓，取得良好的效果，急性脑梗死患者到院后 40 分钟左右就能进行静脉溶栓治疗，极大地提高了脑血管再通率，显著降低了致残率。

那是否所有的急性脑梗死患者都能进行溶栓治疗？事实并非如此。脑梗死溶栓治疗的前提是患者必须在发病后及时赶到医院，在完成了头 CT、心电图、血常规、凝血常规、血糖、肝肾功能检查无禁忌证的情况下，经患者或患者授权家属签字同意承担溶栓治疗的风险后才能进行溶栓治疗。目前，我国急性脑梗死溶栓率并不高，原因是多方面的，主要是由于患者和家属对脑梗死的早期症状不认识、不了解，甚至于对自身健康不够重视，以至于部分患者虽然明知道自己患上脑梗死，但由于症状轻微而没有引起重视，当病情加重时，不得不到医院就诊，但此时已经错过了 4.5 小时的溶栓时间窗，无法接受规范的溶栓治疗，而造成终生残疾，明显降低了生活质量，同时给家庭和社会造成了严重的负担。如果超过这个时间再进行溶栓治疗，患者脑组织已经缺血坏死，出现不可逆损害，而且出血的风险明显增高。

溶栓治疗的机制，就是通过应用重组组织型纤溶酶原激活剂（rt-PA），使血管内血栓溶解，血管再通，从而挽救缺血的脑组织，恢复脑功能。全世界的缺血性卒中治疗指南都将 rt-PA 静脉溶栓治疗作为第一推荐的治疗手段。目前，我院是市区内唯一一家拥有此种药品的医院，并且开通了溶栓绿色通道，拥有完整的溶栓规范化流程。

溶栓治疗需要团队合作的精神，患者入院后需要完成病史的询问、查体、头颅 CT、抽血检验等检查评估以及溶栓前谈话、签字等一系列工作，这就需要值班医生、护士以及检验科、影像科的全力配合，开通绿色通道，做到早识别、早就诊、早溶栓，就能早获益。

溶栓治疗后的康复训练不容忽视，现代康复理论和实践证明，偏瘫患者早期进行科学规范的康复治疗能够明显减轻肢体功能上的残疾，提高患者日常生活能力和生活质量。康复治疗应尽早进行，脑梗死患者只要神志清楚，生命体征平稳，病情不再发展，72 小时后即可进行，康复训练量由小到大，循序渐进。我院神经科拥有各种康复训练器械，完全能满足患者康复训练的需要。

因此，患者一旦发病，要立刻到有溶栓治疗条件的医院就诊，并且在该溶栓的时候要当机立断，不能犹豫不决，这样才能保证很好的治疗效果。

二、颈动脉溶栓治疗急性脑梗死

动脉溶栓具有操作简单、安全可靠、方便易行、溶栓见效快等优点。穿刺针的选择：选择长 20～30cm，内径 1.2mm，外径 1.4mm 的套管针（此套管针为作者发明研制，获国家专利，专利号为：zl00 2 06719.6。另外可选用 21GTenfion 软导管行颈动脉直接穿刺，亦可采用 7 号头皮针直接穿刺。穿刺针的选择参考 CT 片病灶部位、大小及是否做脑血管造影而定。穿刺方法：患者仰卧，肩部垫一薄枕，颈部伸直拉长，穿刺局部常规消毒，局麻，穿刺时取喉结与双侧胸锁乳突肌交点处上 1.5cm 为穿刺点。使用套管针穿刺时，首先将内导管插入金属外导管内，使其尖端平齐，后持套管针以与颈动脉水平缘成 45°角方向进针，见内导管内动脉波动回血即可将内导管送入血管内，进行造影或溶栓。

药物选择：一般采用尿激酶 10 万～30 万 U，或采用 t-PA 50mg 或选用东菱克栓酶、国产降纤酶等，加入生理盐水 30～60ml，加压注射，30 滴/min，其用药量大小，可根据造影及溶栓情况决定。

病例选择：年龄 <75 岁；无意识障碍，但对基底动脉血栓形成患者，由于预后极差，即使昏迷较深也不禁忌；脑 CT 排除颅内出血，且无明显神经系统功能缺损相对应的低密度影。

溶栓治疗时间选择：可在发病 6 小时内进行，但若为进展性卒中，可延长至 12 小时。

三、脑超声波治疗各种脑病

脑超声波治疗是由美国引入国内治疗的新技术，应用于神经系统疾病的临床治疗，尤其是应用于脑血管疾病的治疗，可有效地起到软化血管、改善脑组织供血、激活休眠的神经细胞、促进神经细胞功能分化和神经通路重建的作用，为神经系统疾病提供了有利的手段。

1. 脑超声波治疗的特点：

（1）脑超声波治疗无创伤、无痛苦，患者易于接受。

（2）电脑控制对脑部扫描照射，因而达到对脑中枢病灶进行安全、有效治疗的目的。

（3）明显加强药物的疗效，减少用药量，因而大大减少了不良反应。

（4）治疗中可消融血管内的脂肪斑块，改善脑血流，促进神经功能恢复。

（5）灵活的治疗设置，可针对不同的患者或病情采用不同的治疗模式进行强化治疗，更具针对性。

2. 治疗机制：

（1）高频震荡效应：扩张血管，改善血液供应消融动脉粥样硬化物，降低胆固醇及甘油三酯水平，促进血栓溶解。

（2）温热效应：预防和解除小动脉痉挛增加毛细血管网的开放数，促进侧支循环的建立，有利于血瘀的吸收。

（3）理化效应：激活神经元细胞，增强线粒体有氧氧化能力，提高生物酶的活性，促进神经细胞网络重建。

（4）脑超声波与肢体电疗同时进行，通过电极贴片将脉冲电场直接作用在患者的肢体上，使肢体神经在电场刺激下腕伸肌或脚踝背屈肌随着电脉冲的频率伸曲动作，可有效防止肌肉萎缩，增加肌力，达到脑和肢体同步治疗和康复。

3. 适应证：

适用于成人脑中风前兆期、中风后康复、脑血管硬化脂肪斑块形成以及因各种原因造成的脑部供血不足等病症；同时适用于神经痛、颈椎病、神经衰弱等症。

四、神经干细胞治疗

干细胞是一类具有分裂潜能和自我更新能力的母细胞，它可以通过不对等的分裂方式产生神经组织的各类细胞。神经干细胞（NSCs）是指来源于神经组织或能分化为神经组织，具有自我更新能力和多向分化潜能的一类细胞。近年来，神经干细胞研究成为治疗神经退行性疾病和中枢神经系统损伤的热点。移植入宿主体内的神经干细胞能够向神经系统病变部位趋行、聚集，并能够存活、增殖、分化为神经元和（或）胶质细胞，从而促进宿主缺失功能的部分恢复。

神经干细胞的特征：

1. 自我更新：具有自我增殖、更新能力是神经干细胞的一基本属性。神经干细胞具有两种细胞分裂方式，对称分裂和不对称分裂，从而维持细胞库的稳定性。

2. 多向分化潜能：神经干细胞可以定向分化成神经元，星形胶质细胞和少突胶质细胞，其分化方向和局部微环境密切相关。

3. 低免疫原性：神经干细胞是一种未完全终端分化的比较原始的细胞，

不表达成熟神经细胞（神经元、胶质细胞）的细胞抗原，可以不被机体的免疫系统识别。

4. 良好的组织融合性：大量的动物实验结果证明，神经干细胞可以与宿主神经组织良好的融合，并且在宿主内长期存活并发挥功效。

神经干细胞治疗神经系统疾病，如帕金森氏病、脑瘫、脊髓损伤、运动神经元病、各种痴呆、脑出血脑梗死后遗症、脑外伤后遗症；一氧化碳中毒迟发性脑病，脊髓空洞症，多系统萎缩等。

干细胞治疗的其他系统疾病，包括免疫及代谢系统疾病，如糖尿病、皮肌炎、肌无力，心血管病变、血液病，肝病、肝硬化、股骨头坏死等。

国内外临床多家医院经几万例及我们近百例疗效观察，疗效显著，无任何毒副作用；而且临床操作方便，患者容易接受。我们所治疗的 14 例一氧化碳迟发型脑病疗效显著，其论文被国家级杂志录用。

五、穴位注射治疗头面神经痛及肢体偏瘫

1. 枕大神经痛的穴位注射：发作时开始一侧或双侧后枕疼痛，继而或同时有向头顶部、前额部、耳上或耳后、颞侧（太阳穴及周围）放射性疼痛，如过电样或线状分布性疼痛，俗称串痛。此种头痛为枕神经痛，分枕大神经痛及枕小神经痛，通常病因由劳累、平素枕头过高、颈椎病等引起，导致枕神经受压或粘连，出现疼痛，严重时可导致失眠、恶心、呕吐等情况；目前治疗上除药物及理疗外，可采取穴位注射治疗，即将药物经风池穴（枕神经分布区）注入，麻醉神经，并行局部神经减压术，解除压迫或粘连，达到治疗的目的。

2. 偏瘫的穴位注射：患者急性脑血管病发病后通常会出现肢体偏瘫，在治疗的过程中，除药物输液治疗、肢体康复训练外，通常可以应用药物行穴位注射（肩髃、曲池、内关、足三里等穴位），通常注射营养神经药物，既起到营养神经的作用，同时经过穴位注射刺激脑部神经元。同时还可应用脑超声治疗仪，该治疗仪可刺激偏瘫肢体运动，同时超声探头可刺激颈部脑血管扩张，增加脑供血，辅助药物治疗，促进肢体及脑细胞恢复。

六、重型颅脑损伤颅内压监护的应用

重型颅脑损伤患者病情危重，临床表现复杂，进展速度快，短期内即因颅内压增高，导致颅内灌注压降低，脑血流量减少，因缺血、缺氧而造成中枢神经系统功能障碍，甚至引起脑疝，危及生命。颅内压增高是继发性脑损伤的重要原因，而在创伤性颅脑损伤患者，颅内压 >20mmHg 才是降

颅压指征。动态观测颅内压的变化，根据颅内压的高低，可及时准确的分析病情，在继发性脑损害症状明显以前采取有效措施，对判断脑内挫伤、血肿变化，脑水肿情况和指导治疗，估计预后等各方面都有重要的参考价值，尤其是在变化迅速的重型颅脑损伤患者中，能够及早诊断、及早治疗，对降低病死率有重要的意义。

颅内压监护仪是用来连续测量人体颅内压的医用仪器，光纤监测探头可监测硬膜外、硬膜下、蛛网膜下腔、脑实质及侧脑室的压力。光纤探头将感受到的患者颅内压转换为差动光信号传递给监护仪，监护仪经光电转换、信号反馈，经测量后将患者颅内压在监护仪面板上显示。在无颅内压监护时，所有急性重型颅脑损伤患者均使用脱水剂，由于应用不合理，非但不能达到降低颅内压的目的，反而会带来不良反应，如水电解质平衡紊乱、肾功能衰竭等。运用颅内压监护仪，可以为治疗决策提供依据，避免无谓的使用可能导致严重不良反应的脱水剂和其他降颅压措施，也有助于评估患者预后，提高治愈率。

七、颈动脉狭窄治疗技术

颈动脉狭窄治疗技术包括两种手术方式，分别为颈动脉内膜剥脱术和颈动脉支架植入术。对于选择哪一种手术方式，这需要有经验的神经外科医生根据患者的具体情况来决定。

1. 颈动脉内膜剥脱术：即通过外科手术将颈动脉内的斑块和血栓剥除的方法。术后 1~2 天患者即可恢复正常生活。颈动脉内膜剥脱术严重的手术并发症是脑卒中发作，但是发生率低，一般小于 2%。其次是周围神经损伤、心脏意外等。

2. 颈动脉支架植入术：这是颈动脉内膜剥脱术的一种较有希望的替代疗法，只需在局麻或轻度全麻下，行股动脉穿刺，将金属支架植入狭窄的颈动脉内，支撑狭窄部位，起到使血流通畅的目的。它避免了颈部手术切口及其引起的脑神经损坏、血肿压迫等并发症。因其创伤较小，恢复快，对于那些年龄大、身体条件差不能耐受颈动脉内膜剥脱术的患者仍可考虑行此手术。另外，颈动脉内膜剥脱术后再狭窄、颈动脉狭窄部位靠近颅底而使手术难度加大、放射线所致颈动脉狭窄。

八、血管内治疗

具有创伤小、手术时间短、疗效确切、并发症少及术后恢复时间短等优点，广泛应用于出血性和缺血性脑血管病的治疗，具有常规开颅手术无可比拟的优势。适合神经介入治疗的脑血管病病变等情况，是很好的支架植入适应证。

大多数颅内动脉瘤适合行血管内的栓塞术，尤其是多发动脉瘤和手术入路无法达到者；绝大部分脑脊髓血管畸形和硬脑膜动静脉瘘要行血管内栓塞治疗；血管内栓塞治疗几乎是治疗外伤性颈内动脉海绵窦瘘（TCCF）的唯一可靠手段；脑膜瘤、血管母细胞瘤等富血管病变外科手术前的栓塞治疗，可减少手术中的出血量，从而降低致残率，提高手术的安全性；血管内成形术和支架植入术已成为缺血性脑血管病新的重要治疗手段之一，特别对于脑供血动脉狭窄引起的一过性脑缺血发作（TIA）内科保守治疗无效的患者，该手术可挽救缺血脑组织，避免狭窄脑血管突然闭塞引起的脑梗死，大大提高了患者的生活质量；动脉内药物灌注溶栓治疗和超选择脑动脉局部化疗，不仅拓宽了治疗领域，而且使患者寿命延长、生存质量提高，显示了其独特的优点。

九、癫痫显微外科治疗

早期癫痫手术主要以合并肿瘤病变的患者为主，近年来，癫痫手术逐渐为以癫痫为主要症状的非肿瘤性患者为主，如海马硬化、灰质异位、脑软化、LG 综合征、Sturge-Weber 综合征等。开展手术有颞前叶及海马切除术、致痫灶切除术、胼胝体切开术、低功率电凝热灼术等，手术疗效较好。

十、显微血管减压治疗

对面肌痉挛、三叉神经痛、舌咽神经痛等有肯定疗效，有效率达 90% 以上，具有创伤小、恢复快、疗效确切等特点，能达到根治目的。微血管减压术的开展、成熟，为三叉神经痛和面肌痉挛患者解除痛苦带来了福音，本手术为国际公认的原发性三叉神经痛及面肌痉挛首选的手术方法，也是目前唯一能够根治上述疾病的术式。

本手术采取微创手术方式，手术切口为患侧耳后小切口，仅为 3cm 左右，颅骨钻孔，高倍显微镜下找到压迫神经根的责任血管（可为一根或多根），游离责任血管后用垫棉与神经隔离，对正常脑组织无损伤。颅骨钻孔缺损处以钛合金补片修补。本手术创伤小，费用低廉，效果良好。

十一、高血压脑出血的微创治疗

微创穿刺引流术能在短时间内及时解除血肿对脑组织的压迫，减轻脑出血继发的病理改变，达到提高患者治愈率和生存质量的目的。与传统的开颅手术相比具有明显的优势：手术操作简便，无须特殊设备及贵重器材，尤适合基层医院开展；不开颅，费用低；本组病例均在局麻下操作，可避免全麻气管插管的并发症；整个操作系统密闭性强，感染几率低；对脑组织损伤轻、机体干扰少，适合于全身情况差及高龄患者；术前准备及手术时间短，可在早期短时间内清除血肿，迅速解除血肿对周围脑组织压迫，减轻继发脑水肿、脑缺氧，保护神经功能，提高生存质量。临床上对于一些已发生脑疝者，单独采用微创穿刺引流术，虽然不能获得较好的效果，但可减少部分血肿量，迅速降低颅内压，为开颅手术赢得宝贵时间。

十二、脊柱神经外科

采用显微外科技术，对髓内占位病变、髓内血管病变有着丰富的经验和手术技巧，先后开展了高颈段脊髓肿瘤、髓内巨大肿瘤、椎间孔内外哑铃型肿瘤手术；对于颈椎病、椎管狭窄、腰椎间盘突出等脊柱退行性病变进行微侵袭手术治疗，尽可能地使用非融合技术，使患者能在创伤最小化的同时最大化的恢复神经功能。

十三、神经内镜技术

随着神经内镜系统工艺制造的提高，使它向小型、高分辨和立体放大方向发展，内镜的导入方式也已从起初的徒手导入发展到立体定向导入，近年来更发展为与神经导航结合。内镜和显微外科结合起来，通过内镜可进行照明、冲洗、吸引、止血、切割、球囊扩张及摄影、录像等复杂操作，不仅使神经内镜外科更加准确、安全，而且大大拓宽其应用范围。现代神经内镜不仅应用于脑积水的治疗，而且已广泛应用于脑室系统、脑实质、蛛网膜下腔、颅底和脊髓内外病变的处理。

十四、经鼻入路微创切除垂体瘤

垂体瘤是一种常见的生长缓慢的颅内良性肿瘤，诊断治疗不当，会给患者、家庭和社会造成巨大的影响。我院开展经鼻入路微创切除垂体瘤取得了良好的治疗效果，也积累了丰富的临床诊治经验。

此种方法通过一侧的鼻腔就能完整切除肿瘤，手术切口位于鼻腔内，面部外表不留任何手术痕迹，而且和以往的开颅手术相比具有手术和麻醉时间短、并发症少、不良反应少、恢复快、死亡率低等特点，住院周期也大为缩短，一般为 5~7 天，极大地降低了患者的治疗费用。

十五、脑起搏器手术治疗——帕金森病患者的新希望

帕金森病是一种慢性进展性疾病，患者的病情随着时间的推移逐渐恶化，严重影响患者的工作能力和生活质量。

脑起搏器手术是较重帕金森病患者的最佳治疗方法，即脑深部电刺激（DBS），是通过神经调控技术治疗帕金森病的一种新技术，能明显改善僵直、震颤、运动迟缓，减轻步态、平衡及肌张力障碍，有效控制起立、开步、转身、翻身等困难。

脑起搏器手术时机的选择：①病程 5 年以上。②以震颤为主，并且是明确的帕金森病，在治疗意愿强烈的情况下，可以提早到 3 年。③目前药物用量大，药物控制空间不足。④药物对症状控制的效果明显减退。⑤出现明显的运动波动或异动症。⑥病情已严重影响到患者的生活质量。

十六、眩晕治疗专业组——头晕患者的福音

头晕是脑血管疾病最常见的临床症状，其患病率、发病率均高，是最主要的门诊就诊原因之一。

为了帮助更多的眩晕、头晕头昏患者重获健康，我院借助中国人民解放军总医院眩晕中心的协助，成立了由神经内、外科专家组成的眩晕治疗专业组。专业组继承了经典的眩晕理论，积极学习并应用国内外最新的研究成果，开展了各种眩晕、头晕头昏及平衡障碍疾病的药物和康复治疗。特别是在持续性眩晕、头晕头昏症、良性位置性眩晕（耳石症）、前庭神经元炎、突聋合并眩晕、脑血管病性眩晕、颅内肿瘤、脑干或小脑感染、偏头痛性眩晕、外伤、药物及焦虑抑郁引起的头晕等疾病的治疗方面均取得了良好效果。

十七、脑老化与认知障碍诊疗专业组

随着人类平均寿命的逐渐延长，老年脑退行性疾病几乎成为威胁老年人身体健康的首要问题。其中阿尔茨海默病（AD）又称老年痴呆症、老年认知障碍症，与帕金森病（PD）分别位居第一位和第二位。随着我国人口老龄化进程的加速，两者发病率均逐年上升，且位居全球首位，已成为继心脑血管疾病、肿瘤之后的威胁老人的健康"杀手"，并且日益受到社会的广泛关注。

由于公众对此类疾病的认识不足、重视不够，使许多患者丧失了早期发现、早期干预的时机，以致患者得不到及时正确诊治，病情逐渐恶化，最终致生活不能自理，给家庭和社会带来沉重的负担。

为使患者得到及时、规范化的诊治，中心医院成立了"脑老化与认知障碍诊疗专业组"，专门研究此类疾病的临床特点、诊治新进展等，力求做到"三早"（早发现、早诊断、早治疗）及"三化"（规范化、合理化、个体化）处理，从而减轻患者临床症状，延缓病情进展，最大限度提高患者生活质量。

参考文献

1. 贾建平. 神经病学. 第6版. 北京：人民卫生出版社，2008.

2. 王维治. 神经病学. 第2版. 北京：人民卫生出版社，2013.

3. 南登崑. 康复医学. 第5版. 北京：人民卫生出版社，2013.

4. 中华医学会神经病学分会脑血管病学组. 中国脑出血诊治指南2014. 中华神经科杂志，2015，48（6）：435-444.

5. 中华医学会神经病学分会脑血管病学组. 中国蛛网膜下腔出血诊治指南2015. 中华神经科杂志，2016，49（3）：182-191.

6. 燕铁斌，窦祖林主编. 实用偏瘫康复. 北京：人民卫生出版社，1999.

7. 张通. 脑卒中功能障碍与康复. 北京：科学技术文献出版社，2006.

8. 励建安，王彤. 康复医学. 北京：中国科技出版社，2002.

9. 王焕君. 脑血管病预防. 北京：人民卫生出版社，2006.

10. 王焕君. 干细胞与神经疾病治疗. 湖北：湖北科学技术出版社，2016.

11. 吴逊，林庆. 神经病学. 癫痫和发作性疾病. 北京：人民军医出版社，2001.

12. 王维治. 神经病学. 北京：人民卫生出版社，2006.

13. 中华医学会. 临床诊疗指南. 北京：人民卫生出版社，2007.

14. 中华医学会神经病学分会脑电图与癫痫学组. 抗癫痫药物应用专家共识. 中华神经科杂志，2011.

15. 李秀玉. 2009-2011年宣武医院抗癫痫药物用药情况监测分析. 医院综述，2013.

16. 赵云清. 老年性癫痫的临床特点及其治疗预后. 现代诊断与治疗，2013.

17. Fisher RS，Van Emde Boas W，Blume W，et al. Epileptic seizures and epilepsy：definitions proposed by the International League Against Epilepsy（ILAE）and the International Bureau for Epilepsy（IBE）. Epilepsia，2005.

18. 郭章玉，崔元孝. 脑电图在抗癫痫药物治疗中应用的研究进展. 山东医药，2012.

19. 梁益，孙红斌. 视频脑电图监测在抗癫痫药物治疗停药中的指导价值. 癫痫与神经电生理学杂志，2014.

20. Glauser T，Ben-Menachem E，Bourgeois B，et al. Updated ILAE evidence review of antiepileptic drugefficacy and effectiveness as initialmonothe rapy for epileptic seizure sand syndromes. Epilepsia，2013.

21. 陈虹，陈瑛. 癫痫治疗对儿童认知功能影响的研究进展. 中华全科医师杂志，2012.

22. 卢忠英，郁莉斐，龚晓妍等. 儿童难治性癫痫生酮饮食治疗依从性与安全性分析. 中国实用儿科杂志，2013.

23. Thomas SV, Syam U, Devi JS. Predictors of seizures during pregnancy in women with epilepsy. Epilepsia, 2012, 53 (5): e85-88.

24. 赵继宗. 神经外科学. 北京：人民卫生出版社，2007.

25. 托孟提斯. 师蔚，王芳茹译. 神经病学与神经外科学鉴别诊断. 西安：世界图书出版公司，2002.

26. 格罗斯曼. 王任直译. 神经外科学. 北京：人民卫生出版社，2002.

27. 石祥恩. 临床简明神经外科学. 北京：科学出版社，2005.

28. 田增民. 现代立体定向神经外科学. 北京：中国科学技术出版社，1997.

29. 江涛，刘佰运，马杰等. 神经外科主治医生 1111 问. 北京：中国协和医科大学出版社，2009.

30. 张亚卓. 神经内镜手术技术. 北京：北京大学医学出版社，2004.

31. 赵继宗. 脑外科手术集彩色图谱-颅内动脉瘤. 北京：中国中医药出版社，2001.

32. 赵继宗. 颅脑肿瘤外科学. 北京：人民卫生出版社，2004.

33. 朱贤立，马廉亭. 鞍区神经外科学. 郑州：河南科学技术出版社，2007.

34. M. G. 亚萨吉尔. 凌锋，鲍玉海译. 显微神经外科学. 北京：中国科学技术出版社，2006.

35. 尤曼斯. 王任直译. 尤曼斯神经外科学. 北京：人民卫生出版社，2009.

36. 蒋宇钢. 神经外科手术及有创操作常见问题与对策. 北京：军事医学科学出版社，2008.